Axel Burkart

Faszination Rudolf Steiner
Sein Werk und seine Bedeutung für unser Leben

2019

Impressum

© 2019 Verlag Zukunft Mensch

1. Auflage 2019

Autor: Axel Burkart

ISBN 978-3-96743-000-4

Zitate von Rudolf Steiner mit freundlicher Genehmigung der Rudolf Steiner Nachlassverwaltung Bibliografische Informationen der Deutschen Bibliothek. Die Deutsche Bibliothek verzeichnet diese Publikation in der Deutschen Nationalbibliografie; detaillierte bibliografische Daten sind im Internet unter http://dnb.ddb.de abrufbar.

Ursprüngliche Auflage: Heinrich Hugendubel Verlag, Kreuzlingen/München 2008

Gestaltung und Produktion: Holger Koalick - Titel Gestaltung und typografische Design: Davide Zavatti

Verlag Zukunft Mensch
Schulstraße 7b
83454 Anger / Aufham
Germany

Verlag und Autor sind zu erreichen unter:
www.akademie-zukunft-mensch.com
info@akademie-zukunft-mensch.com

Inhalt

Danksagung

In jedem von uns wohnt eine tiefe Sehnsucht, was den Meisten von uns jedoch gar nicht bewusst ist. Deshalb leben wir dieses innere Verlangen aus als ein Streben nach äußeren Dingen wie Reichtum, Macht, Prestige, Statussymbolen und Ruhm. Doch all dies kann unser geheimes Sehnen nicht stillen, das dringende Bedürfnis, erkannt und geliebt zu werden, unsere eigene innere Größe zu entdecken. Die Sehnsucht, zu erkennen, wer und was wir sind, uns selbst unsere Göttlichkeit zu enthüllen.

Mein Dank gilt allen jenen, welche die Tore des Geistes für die großen Erkenntnisse über unsere Welt öffneten: den Eingeweihten und Sehern aller Zeiten. Durch ihr Wirken haben sie es mir erst ermöglicht, dieses Buch zu schreiben.

Mein besonderer Dank geht (natürlich!) an Rudolf Steiner: Er hat die Welt so reich beschenkt und sein ganzes Leben, auch in den schwersten Stunden seiner Krankheit, in den Dienst des Wohles aller Menschen und der Zukunft der gesamten Menschheit gestellt. Eine gewaltige Tat, ohne Frage, und es steht zu hoffen, dass auch dieses Buch dazu beitragen möge, das Erbe Rudolf Steiners in seiner wahren, umfassenden Bedeutung zu erkennen und zu würdigen.

Mein Dank gilt auch jenen Menschen, die das Wissen Steiners gegenüber den Anfeindungen einiger diktatorischer Systeme über zwei Weltkriege in die heutige Zeit hinüber gerettet und dafür gesorgt haben, dass seine Erkenntnisse nahezu vollständig schriftlich niedergelegt wurden.

Wir freuen uns sehr, dass das Buch im Verlag Zukunft Mensch wieder erschienen ist. Der Verlag gibt mit diesem Buch dem breiten Publikum ein weiteres Werk an die Hand, das die Aufgabe hat, möglichst vielen Menschen einen Zugang zu dem lebenswichtigen Wissen Rudolf Steiners und einer neuen Wissenschaft für die Menschheit, der GEIST-WISSENSCHAFT, zu eröffnen.

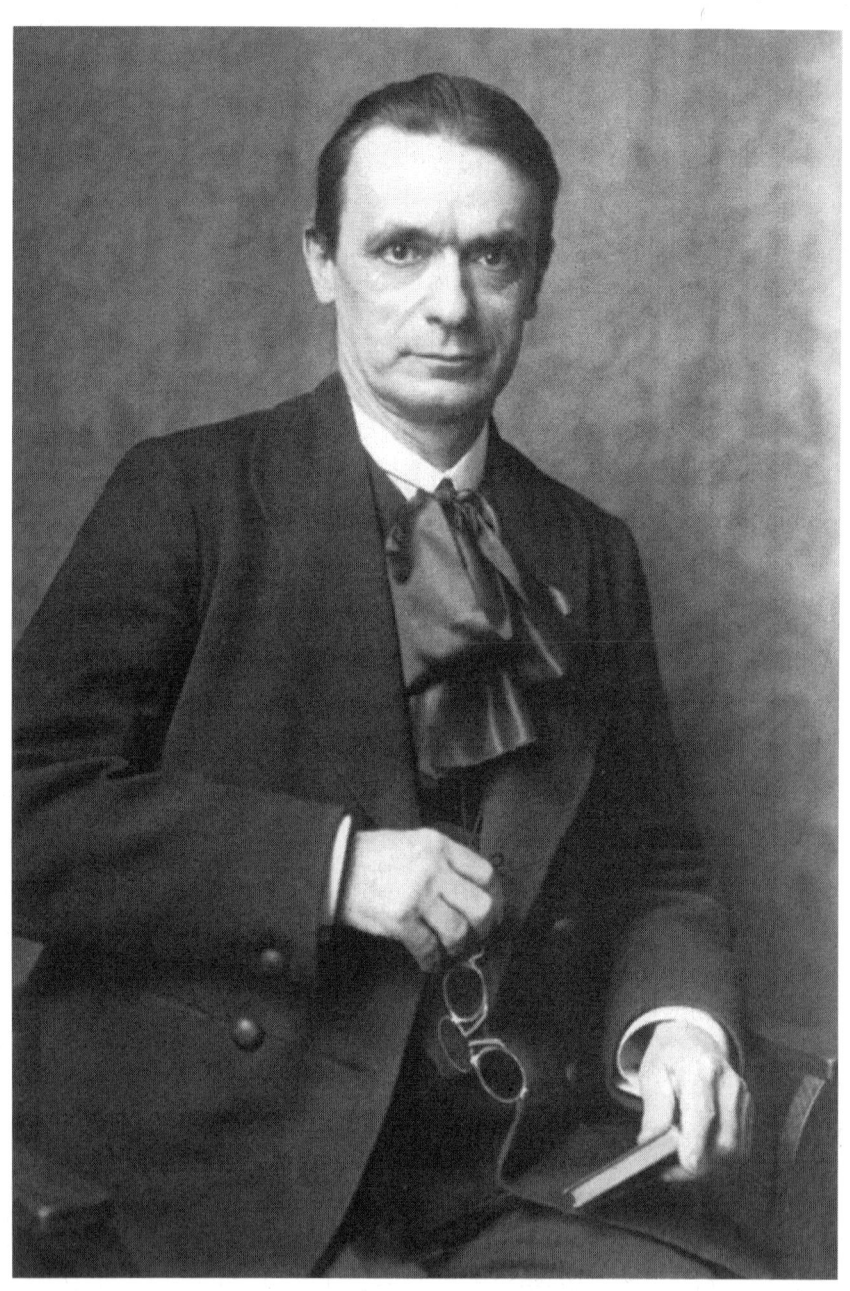

Dr. Rudolf Steiner

Vorwort

> *„Wer sind wir?*
> *Woher kommen wir?*
> *Wozu sind wir hier?*
> *Und wo gehen wir hin?*
> *Warum sind wir hier? Das ist die ultimative Frage."*
> **aus dem Film „What the bleep do we know?"**

„What the bleep do we know?". Dieser Film aus dem Jahr 2004 machte weltweit Furore und Karriere. Er begeisterte Millionen von Menschen. Weshalb? Weil er uns Einblick bot in die faszinierende Welt der modernen Quantenphysik und Neurophysiologie mit all ihren Ergebnissen über uns Menschen, unsere Gefühls- und Gedankenwelt und uns gleichzeitig Gott wieder näher brachte, jedoch letztlich eine Fülle offener Fragen und auch große Verwirrung hinterließ. Daher möchte ich diesen Film als aktuellen Anlass nehmen, aus den Erkenntnissen Rudolf Steiners Antworten abzuleiten, die dieser Film offenbar nicht geben konnte.

Wir alle sind konfrontiert mit einem gewaltigen Wandel unserer Welt, durchaus mit zahlreichen negativen Aspekten, die teilweise sogar ausgesprochen bedrohlich wirken. Immer mehr Menschen stellen deshalb die Kernfrage nach dem Sinn des Lebens und wollen wissen: Was sind die wahren Ursachen all dieser Entwicklungen? Wie können wir diese Probleme lösen? Können wir sie denn überhaupt lösen? Diese Fragen ragen noch hinaus über jene unseres Alltags, die bei uns allen noch im Vordergrund stehen: Reicht mein Einkommen? Behalte ich meinen Arbeitsplatz? Wie kann ich meine Partnerschaft erhalten oder wie finde ich eine erfüllte Partnerschaft? Wie löse ich die Probleme mit meinen Kindern? Wie gehe ich meine gesundheitlichen Schwierigkeiten an? Oder auch „nur": Wie kann ich mich geistig und seelisch weiterentwickeln? Dazu treten die großen Fragen nach Gott und den Wissenschaften und Religionen: Gibt es Gott? Und wenn ja, was ist das für ein Gott? Wer war Christus? Welche Rolle spielen der Papst und die christlichen Kirchen? Welche Religion hat recht?

Wir Menschen stehen heute inmitten einer Gesellschaft, die weltweit zusammenwächst und die erkennen muss, dass es keine Isolierung mehr gibt und wir gemeinsam irgendwie den Weg eines friedvollen und konstruktiven Miteinander finden müssen. In all diese Sinn- und Lebensfragen hinein greift die entscheidende Frage: Wo finden wir die Antworten auf unsere Fragen und wie einen Ausweg aus unseren persönlichen und globalen Schwierigkeiten? Finden wir beides in der Naturwissenschaft, wie es uns so viele Naturwissenschaftler glauben machen wollen? Finden wir sie in einer der Religionen? In einer der vielen Philosophien? In einer der neuen Heilslehren? Beim Dalai Lama oder den indischen Yogis? Welche politische Partei bietet uns wirkliche Lösungen an? Der oben genannte Film machte aus seiner Sicht deutlich, dass die moderne Wissenschaft keine Antwort geben kann, ja er will uns sogar glauben machen, dass die Menschheit grundsätzlich keine Antworten darauf finden kann. Wir können da die sehr berechtigte Frage stellen: Welcher Geist will uns das suggerieren? Und schon sind wir beim Thema: GEIST.

Im Rahmen all dieser Diskussionen erscheint dann ein Name, der für etwas völlig Neues steht, obwohl der Mensch selbst bereits seit über 80 Jahren tot ist: Rudolf Steiner, aktuell wie nie zuvor, denn gerade in diesen Tagen hat sich die hohe Politik wieder mit ihm befasst, worauf ich später noch eingehen werde. Als dieses Buch beim Verlag in die Planung kam, war die Aktualität gerade nicht so groß wie jetzt, ein Grund mehr, dieses Buch herauszubringen.

Im Jahr 2003 erschien von mir Das Große Rudolf Steiner Buch (1), um Interessierte an die Person Rudolf Steiner und sein Werk in einer zusammenfassenden Form heranzuführen. Nun steht als Fortsetzung Faszination Rudolf Steiner an, ein Buch, das einerseits eine andere Einführung sein soll, andererseits eine Weiterführung des ersten Werkes. Ich weise daher an einigen Stellen auf das erste Werk hin, um mich nicht zu sehr zu wiederholen. Die Leser, denen speziell das Thema der „Liebe" aus spiritueller Sicht am Herzen liegt, möchte ich Hauptsache Liebe (2) empfehlen, worin ich dieses Mysterium beschrieben habe.

Das vorliegende Werk soll also – soweit dies in dem beschränktem Umfang eines für Jedermann lesbar bleibenden Buches möglich ist – die Person und das Werk eines großen und derzeit auch wieder brandaktuellen und in einigen Kreisen höchst umstrittenen Geistes dem Leser nahe bringen, so dass jeder Einzelne sich selbst ein Bild von dem Wert des Steinerschen Werkes für sich und für unsere Welt machen kann.

Ich möchte in diesem Buch eine Reise mit Ihnen unternehmen, eine Reise in die fernen Welten unseres Universums und dann wieder das innere Universum unserer Seele und unseres Geistes. Es wird dies keine einfache Reise sein, kein „Charterflug mit geistigem Pauschalarrangement", denn ich werde Sie fordern. Ich möchte Sie herausfordern und Ihnen Mühen abverlangen, auch weil ich weiß, dass wir nur durch Anstrengung weiterkommen. Ich freue mich daher sehr über Ihre Begleitung auf dieser ungewöhnlichen Abenteuerreise durch zwei Universen, ein äußeres und ein inneres.

1. KAPITEL

Das Geheimnis von Adam und Eva

"Wir haben die großen Mythen der Menschheit längst als solche erkannt."
SPIEGEL 32/07 | „Kein Gen für Faulheit"

Gleich zu Beginn möchte ich mit Ihnen ganz weit zurück zu zwei Namen, die wir alle kennen. Beginnen wir bei – Adam und Eva! Da gibt es so ein altes Buch – ich meine die Bibel – mit der Geschichte unserer Stammeltern. Hier stellt sich für uns aufgeklärte, moderne Menschen, aber auch christlich/religiös Gläubige doch sicher die Frage: Was ist denn eigentlich an dieser Erzählung dran? Religiöse Legende? Oder schlichter Unsinn? Handelt es sich um einen der vielen alten Mythen, die wir nach Überzeugung unserer Wissenschaftler längst als solche „enttarnt" und hinter uns gelassen haben? Weshalb wurde diese Schöpfungsgeschichte oder Genesis in der Bibel niedergelegt und von wem? Welche Bedeutung soll und kann sie eigentlich für uns haben? Ein einziges Elternpaar für die gesamte Menschheit – das ist doch erstens gar nicht möglich und zweitens: Woher sollen die Verfasser der Bibel das denn gewusst haben? „Niemand kann so etwas behaupten", müssen wir doch als moderne, aufgeklärte Menschen sagen.

Rudolf Steiner hat zu dieser Geschichte viel enthüllt, und ich möchte Sie gleich zu Beginn mit einem interessanten Text von ihm konfrontieren. So erhalten Sie einen ersten Eindruck von Inhalt und Form seiner Ausführungen:

Wenn wir so durch die Akasha-Chronik bis in die ältesten Zeiten zurückblicken, so liefert uns merkwürdigerweise die Akasha-Chronik

auch wunderbare Belege für alles, was wir sonst in der biblischen
Urkunde finden, was wir überhaupt in den religiösen Urkunden finden.
Wir lernen dann erst diese religiösen Urkunden in der richtigen Weise
verstehen.

Was war es zum Beispiel für die äußere Wissenschaft für eine Frage,
ob es denn wirklich eine Wahrheit ist, was man in der Bibel liest
über ein «einziges Menschenpaar», Adam und Eva, von dem die
ganze Menschheit abstammen sollte! Das war eine Frage, die ganz
besonders die Zeit der Mitte des neunzehnten Jahrhunderts vom
naturwissenschaftlichen Standpunkte aus viel beschäftigt hat ...
114, 18.09.1909, S. 81

Während der lemurischen Epoche gab es in der Tat eine Zeit, von
der man – wenigstens annähernd – sagen kann: Es war ein einziges
Menschenpaar, ein Hauptpaar vorhanden, welches sich die Stärke
behalten hatte, diese widerspenstige Menschensubstanz zu bezwingen
und sich auf der Erde zu verkörpern, gleichsam durchzuhalten durch
die ganze Erdenzeit. Das war aber auch die Zeit, als sich der Mond von
der Erde trennte.
114, 18.09.1909, S. 83

Das hat Rudolf Steiner (1861-1925), Doktor der Philosophie,
Begründer seiner ANTHROPOSOPHIE, im Jahr 1909 geäußert. Was ist
davon zu halten? Er behauptet, die Aussagen der Bibel seien korrekt.
Jedoch enthalten seine Abhandlungen und Vorträgen noch viel
mehr, weit über die Bibel hinausreichende Dinge. An anderer Stelle
erläutert er beispielsweise, woher die Menschen des Altertums dieses
Wissen hatten und wie er selbst darauf gekommen ist. Zudem führt er
an, was zu jener alten Zeit im sogenannten Paradies und dann später
geschehen ist. Er zeigt auch auf, worin das Paradies wirklich bestand
und was unser berühmter „Sündenfall" war. Denn wenn die Bibel
recht hat mit Adam und Eva, dann müsste konsequenterweise auch
der Sündenfall Realität sein?! Dann hat es den Sündenfall wirklich

gegeben und auch jenen Luzifer, der die beiden Menschen damals „versucht" hat. Welche Geheimnisse verbergen sich also in den Biblischen Geschichten? Hier habe ich zwei Quellen zu Adam und Eva angeführt: einmal die uralte Heilige Schrift und zum anderen einen Natur- und Geisteswissenschaftler des 19./20. Jahrhunderts. Wie sollen wir als moderne, gebildete Menschen mit derartigen Aussagen Steiners umgehen? Ist das vielleicht nur blühender Unsinn, weshalb wir gleich von vorneherein an sagen können, Rudolf Steiner müsse ein Phantast gewesen sein?

Lassen Sie sich überraschen: In der SZ vom 19.5.07, und damit höchst aktuell, schreibt der bekannte amerikanische Schriftsteller Jeremy Rifkin über das Genographische Projekt, eine globale Studie der National Geographic Society und der Firma IBM. Darin wird der genetische Zusammenhang der gesamten Menschheit untersucht. Rifkin, der an der Studie beteiligt war und seine Gene zur Verfügung gestellt hatte, berichtet nun unter der Überschrift:

„Die afrikanische Eva - Mit DNS auf der Suche nach den Ahnen
Eine einzige Familie
Am Interessantesten an meinem Ahnenprofil ist aber, dass ich mit allen anderen Menschen, die heute auf der Erde leben, exakt den gleichen Urvater und die gleiche Urmutter teile. Wir stammen alle von einem Ur-Adam und von einer Ur-Eva ab; dadurch gehören wir praktisch einer einzigen großen Familie. Dieser verblüffende genetische Fakt verändert die Perspektive der Menschen grundlegend. Jetzt wissen wir: Wir sind alle miteinander verwandt!"

Er erklärt auch genau, wie dies von den Genforschern über die sogenannte mitochondriale DNS der Frau nachgewiesen wurde und fährt fort:

„Wie Forscher des Genographischen Projektes herausgefunden haben, stammen scheinbar alle zurzeit auf der Erde lebenden Menschen von einer einzigen Frau ab, einer ´mitochondrialen Eva´, die vor 150

000 Jahren in Afrika lebte. Sie war zwar nicht der einzige weibliche Mensch damals–– in Afrika gab es zu der Zeit bereits mehrere tausend Frauen – doch ihre DNS war die einzige, die sich von damals bis heute von Müttern auf Töchter weitervererbt hat.

Genetiker entdeckten auch einen „Adam des Y-Chromosoms" – wiederum in Afrika –, der vor etwa 60 000 Jahren gelebt hat. Zwar gab es zu dieser Zeit auch schon mehrere tausend weiterer männlicher Menschen, doch seine DNS war wiederum die einzige, die überlebte, indem sie stets von Generation zu Generation seitens der Väter an ihre Söhne weitergegeben worden ist."

Rufen wir uns das einmal ganz bewusst vor unser geistiges Auge! Wir erleben hier tatsächlich etwas Sensationelles: Es gibt da eine alte (Geschichts-) Quelle, die Bibel, in Teilen schon vor Jahrtausenden entstanden. Darin heißt es, wir alle stammten von einem einzigen Elternpaar ab. Und im 21. Jahrhundert kommen unsere modernen Genetiker zu Forschungsergebnissen, die der Bibel recht geben – auch wenn bei den Genetikern die beiden Ur-Eltern zeitlich weit auseinander liegen, die Botschaft ist im Prinzip dieselbe! Die Autoren der Bibel verfügten also tatsächlich über Kenntnisse, die sie unserer Meinung nach gar nicht hätten haben können. Was aber war die Quelle ihres Wissens, woher stammte es?

Zudem finden wir bei einem europäischen wissenschaftlich gebildeten Geist mit besonderen Erkenntnisfähigkeiten wie Rudolf Steiner zu Beginn des 20. Jahrhunderts dieselben Aussagen. Alle drei stimmen also im Wesentlichen überein. Damit scheint klar zu sein, dass hier eine wirkliche Tatsache aufgedeckt und wissenschaftlich bestätigt wurde. Bibel, Rudolf Steiner und Genetiker stimmen überein!

Faszinierend ist auch, dass unsere modernen Wissenschaftler heute mit den Mitteln der Genforschung bis an den Ursprung der Menschheit zurückgehen können, obwohl dieser viele Jahrtausende zurück liegt. Welch gewaltige Leistung des menschlichen Geistes! Anhand von DNS-Bausteinen aus dem Erbmaterial heute lebender

Personen haben unsere Genetiker herausbekommen, dass wir doch alle von einem einzigen Elternpaar abstammen. Das allein ist ja schon spannend genug – , aber, woher in aller Welt, wussten das die Autoren der Bibel? Stimmt es vielleicht doch, was so manche (etwa Zecharia Sitchin in seinen Büchern) behaupten, dass wir durch Genmanipulationen, durch Außerirdische entstanden sind?

Was für Geheimnisse stecken hinter der Tatsache, dass die Menschen bereits vor Jahrtausenden die Tatsache ihrer Abstammung von einem Elternpaar kannten? Woher hatten sie dieses Wissen? Die Verfasser der Bibel waren ja keine Genetiker, denn diese Wissenschaft gehört in die jüngere Neuzeit (oder liegt gar Sitchin richtig?). Aber eines ist unumstößlich sicher: Es steht in der Bibel, die vor Jahrhunderten bzw. Jahrtausenden entstanden ist! Und jenen Skeptikern, die noch immer behaupten, die Bibel mit ihrer Schöpfungsgeschichte, das wären alles Mystifizierungen, Erfindungen und Legenden, können wir heute ganz klar entgegenhalten: Nach den Ergebnissen modernster Forschungen sind sie das ganz offensichtlich nicht! Die Menschen damals besaßen bereits Kenntnisse, die unsere modernen Forscher mit ihren heutigen wissenschaftlichen Mitteln erst wieder neu beleben. Sämtliche ganz dem Zeit-Geist entsprechenden Behauptungen von Wissenschaftlern, in der Art „wir hätten die alten Mythen entzaubert und sie eben als solche entlarvt" (s. obiges Zitat und Folgekapitel), eben jene Statements, in unseren Magazinen wie dem SPIEGEL immer wieder lustvoll zitiert, werden durch andere, mindestens ebenso moderne Wissenschaftler widerlegt. Daran lässt sich auch klar erkennen, wie wenig hier interdisziplinär gearbeitet wird bzw. wie gering der Einblick vieler Wissenschaftler in die Bereiche und Forschungen von Kollegen ist... Also, die Mythen sind offensichtlich keine Mythen! Demzufolge stimmt einfach nicht, was wir diesbezüglich in der Öffentlichkeit immer wieder zu lesen und zu hören bekommen. Wir vermitteln folglich unseren Kindern auch nicht die Wahrheit, wenn wir behaupten, die alten Geschichten der Heiligen Schrift wären alle Legenden und Mythen, ausschließlich als Gleichnisse gedacht oder gar nur der Phantasie ihrer Verfasser entsprungen. Auch Troja war ein Mythos, bis ein Mann namens Heinrich Schliemann auf dem Plan erschien, Wissen, eine innere Überzeugung und Durchhaltevermögen besaß und so Troja schließlich entdeckte. Adam und Eva waren ein Mythos, bis das Genographische Projekt seine Ergebnisse vorlegte.

Das Spannende an diesen Erkenntnissen ist aber doch, dass wir hier erleben, wie sich die große Kluft zwischen Wissenschaft und Religion plötzlich schließt! Sie existiert nicht länger. Die alten religiösen Dokumente werden durch die Erkenntnisse der modernen Wissenschaft bestätigt. Das ist etwas ganz Wunderbares, was hier geschieht, und es wird auch Thema des ganzen Buches sein. Die Brücke zwischen Geist und Materie, Religion und Wissenschaft, Gott und Natur ist errichtet und Rudolf Steiner einer ihrer großen Architekten.

Steiner schöpfte offensichtlich aus derselben geheimnisvollen Quelle wie jene Alten, die Verfasser der Bibel. Und er nennt uns diese Quelle: die Akasha-Chronik. Was aber ist diese Akasha-Chronik, aus der er sein Wissen ableitet? Was hat es auf sich mit der lemurischen Epoche? Was bedeutet es, auf der Erde zu inkarnieren, „Fleisch zu werden", zu verkörpern? Was steht hinter dem Satz, dass Erde und Mond sich trennten? Alle diese Rätsel und die Antworten darauf sollen Inhalt dieses Buches sein.

2. KAPITEL

Worum es geht

> *"Meine Religion besteht aus einer tiefen Bewunderung des unerschöpflichen Höchsten Geistes, der sich in den winzigen Einzelheiten zeigt, die wir mit unserem hinfälligen, schwachen Geist wahrzunehmen vermögen."*
> **Albert Einstein, 1879-1955**

Albert Einstein glaubte also an einen Höchsten Geist! Und nun hören wir einen anderen Wissenschaftler zum selben Thema:

„Das Geheimnis des menschlichen Geistes ist im Wesentlichen entschlüsselt. Nicht zur Gänze. Aber aus evolutionstheoretischer Sicht besteht kein Zweifel daran, dass das, was Sie als Geist bezeichnen, dem Gehirn entspringt beziehungsweise eine Systemeigenschaft des Gehirns ist. Wir sprechen hier von hoch komplizierten, neuronalen Mechanismen, die unter bestimmten Rahmenbedingungen zu verschiedenen Bewusstseinszuständen führen."

So der Wissenschaftstheoretiker und Evolutionsbiologe Franz Wuketits von der Universität Wien ebenfalls höchst aktuell in der SZ vom 17.8.07. Er glaubt nun überhaupt nicht an einen Höchsten Geist und widerspricht Einstein. Er ist ein Vertreter des Materialismus, das heißt, er sieht den Geist aus der Materie entspringen. Unser Geist, unsere Gedanken, unsere Gefühle, unsere Liebe, sie alle sind nur „Systemeigenschaften des Gehirns". Was haben nun diese Meinungen und Aussagen mit uns und unserem Buch zu tun? Nun, wir werden sehen, diese weit verbreitete wissenschaftliche Meinung ist jene Vorstellung, die verantwortlich für die Probleme unserer Welt ist.

In jüngster Zeit ist in Deutschland eine Diskussion über ein „bedingungsloses Grundeinkommen" entflammt. Das Fernsehen hat das Thema aufgegriffen. In den Talkshows tritt vor allem jener Mann in Erscheinung, der das Ganze ins Rollen gebracht hat: der erfolgreiche Unternehmer und Eigentümer der dm-Ladenkette, Professor Goetz Werner, der sich selbst – und noch dazu öffentlich – als „Anthroposoph" bezeichnet.

Man tut sich in der heutigen Zeit hart im Umgang mit diesem Begriff, überhaupt mit allem, was man mit der ANTHROPOSOPHIE verbindet, jenem Wissenssystem, das Rudolf Steiner Anfang des 20. Jahrhunderts der Welt übergeben hat. Doch macht man bei näherem Hinsehen eine interessante Feststellung: Man kommt um die Anthroposophie tatsächlich gar nicht herum! Überall begegnet sie einem: in den Waldorfschulen, in den Demeter-Produkten, in der biologisch-dynamischen Landwirtschaft, mit dem Sekem-Projekt in Ägypten und seinem alternativen Nobelpreisträger, Dr. Ibrahim Abouleish, in den Mistel-Präparaten Iscador der Anthroposophischen Medizin für die Krebshandlung, in den Produkten der Firma Weleda, mit der GLS-Genossenschaftsbank in Bochum, und nun auch mit dem „bedingungslosen Grundeinkommen". Dann lesen wir in einem weiteren ganzseitigen Artikel der Süddeutschen Zeitung vom 05.04.2007 über einen Porsche-Erben unter der Überschrift:

„Jesus Cayenne. Porträt eines Porsche-Sprösslings:
Peter Daniell Porsche ist aus der Art geschlagen: Der Enkel ist kein
Autonarr, er ist Anthroposoph."

Peter Daniell Porsche hat 6,5 Millionen Euro „locker gemacht", um eine Schule für seelisch bedürftige Kinder vor den Toren Salzburgs zu errichten, ein Mensch also, der soziale Verantwortung übernimmt, der mit seinem Erbe Gutes in der Welt bewirken will. Er selbst sagt dazu:

„Schon als Kind wollte ich etwas Soziales machen. Etwas Sinnvolles

mit dem Geld anfangen... Ich will meinen Reichtum teilen, statt nur wieder eine neue Yacht zu kaufen."

Da hat die große Porsche-Familie dann doch geseufzt und gesagt:
„Wenn wir alle so wären wie du, lieber Daniell, dann würde es uns heute nicht so gut gehen."

Er antwortete:
„Wenn alle in der Wirtschaft so wären, dann würde es allen auf der Welt gut gehen."

Und das vor dem geistigen Hintergrund seines Großvaters Ferdinand Porsche, der nicht nur die Firma gegründet, sondern auch unseren berühmten, heißgeliebten Volkswagen entwickelt hat.

Hinter Rudolf Steiner und seiner ANTHROPOSOPHIE muss also doch etwas ganz Besonderes stecken – und dieses Einzigartige ist Thema dieses Buches. Kann Rudolf Steiner aber auch eine Bedeutung für Sie ganz persönlich haben? Was haben Sie mit Anthroposophie zu tun? Besitzt sie irgendeinen Wert für Ihr Leben? Warum sollten Sie sich möglicherweise damit befassen? Diese Fragen möchte ich Ihnen gerne beantworten.

Ich möchte aufzeigen, dass die Anthroposophie selbst und die Beschäftigung damit Ihnen und jedem anderen Menschen etwas zu geben imstande ist, womit Sie und wir alle wirklichen, tiefen Seelenfrieden finden können. Das hat nichts damit zu tun, dass es sich etwa um eine neue Heilslehre handelte. Nein, nach meiner ganz persönlichen Überzeugung ist es sogar weit mehr als das: Es ist eine grundlegende Wissenschaft zur Erhaltung und Heilung der Welt. Nicht von ungefähr haben viele religiöse und politische Organisationen wie die Kirchen, die Nazis, die Kommunisten versucht, dieses Wissen und seine Verbreitung durch Verbote zu unterdrücken. Denn das zentrale Thema bei Rudolf Steiner ist unser aller Freiheit, die Freiheit unseres Geistes, unserer Gedanken und Entscheidungen, ganz umfassend die

Freiheit des Menschen, Ihre und meine. Das macht sein Wissen und die von ihm begründete neue Wissenschaft, die ANTHROPOSOPHIE, so überaus wichtig für uns.

Dabei geht es auch um ganz praktische Dinge. Haben Steuern etwas mit Ihnen zu tun? Mietpreise, Energiekosten, das Bildungswesen, das Gesundheitssystem? Was verbirgt sich hinter all unseren Systemen und weshalb sind sie so und warum nicht anders und besser?

Alles, was unser Leben direkt betrifft: Steuern, Zinsen, Preise, der Arbeitsplatz, die Krankenkassen, das Schulsystem, aber auch die zahllosen Kriege, die religiös motivierten Gewaltverbrechen in der Welt, die Globalisierung, all das beruht auf geistigen Ideen und deren Verbreitung über die verschiedenen Kanäle unserer Gesellschaft. Das sind Tatsachen, die jeder sehr leicht selbst nachprüfen kann.

Zugleich heißt das, geistige Ideen, Visionen, und deren Durchsetzung sind die Dreh- und Angelpunkte unseres Lebens. Wurde und wird Rudolf Steiner deshalb so bekämpft, weil er Gedanken und Erkenntnisse in die Welt gesetzt hat, die dazu angetan sind, uns in unserer Freiheit, unserer geistigen Mündigkeit, zu bestärken?

Unsere Zukunft basiert auf dem geistigen Fundament, das wir heute errichten! Die Anthroposophie und ihre Ideen sind nun fast hundert Jahre alt und es liegt an uns, sie (endlich) aufzugreifen oder nicht. Die Zukunft wird uns die Rechnung für unsere Entscheidung präsentieren, so wie die Gegenwart meiner Ansicht nach bereits deutlich zeigt, dass Steiners Ideen in den letzten Jahren nicht ausreichend Beachtung erfahren haben. Unsere Gegenwart heute war die Zukunft unserer Vorfahren, unserer Eltern und Großeltern. Diese waren nicht imstande, sich den neuen Ideen zu öffnen – kein Wunder unter dem Gegendruck der beiden Weltkriege. Wie weit können wir Kinder und Enkel uns heute Steiners Gedankengut zuwenden? Werden wir in der Lage sein, dessen Wert zu erkennen und seine Ideen – wo nötig – zu rehabilitieren und sie zu unser aller Nutzen umzusetzen? Können wir vielleicht nicht doch aus der Geschichte lernen?! Wir werden es auf unserer Reise in diesem Buch also durchaus mit aktuellen, brisanten politischen und gesellschaftlichen Themen zu tun bekommen, aber auf der Reise in den Kosmos auch einer Fülle lebendiger Wesen, geistiger Wesen, begegnen. Und auf der Reise in unser Inneres werden wir dieselben Wesen wieder treffen. Der Kreis wird sich schließen und uns wird ein erstes Licht über unsere eigene Größe als Menschen aufgehen. Wir werden in ersten Ansätzen begreifen, wozu wir berufen sind, worin unsere Lebensaufgabe besteht: Selbst zur Sonne zu werden sowie unsere Wärme und unser Licht nicht nur für uns selbst, sondern auch für unsere Mitmenschen auszustrahlen.

Wir werden eine erste Ahnung davon bekommen, wer wir in Wirklichkeit sind. Viele Meister und Erleuchtete haben seit Anbeginn der Menschheit davon gesprochen. Doch zu allen Zeiten finden sie andere und neue Worte dafür. Mit Rudolf Steiner ist eine Seele gekommen – ein geistiger Seher und Eingeweihter –, der uns vor eine völlig neue und faszinierende Schau der großen Weltereignisse wie auch unseres eigenen Lebens und unserer Lebensaufgaben als Menschen stellt. Derzeit würdigen viele Menschen auf der Welt dieses Wissen. Doch es sind immer noch wenige im Vergleich zur großen Masse. Weshalb das? Weil die Beschäftigung damit anstrengend ist! Und weil es in die Tiefe geht, hinein in Sphären, vor denen viele Menschen Angst haben oder zumindest davor zurückscheuen. Es geht im gesamten Werk Rudolf Steiners um unsere Seelen, ihre Freiheit und deren Bedrohung in der heutigen Zeit.

Wenn wir heute in die Welt blicken, so erkennen wir einerseits in der Globalisierung mit all ihren Folgen einen deutlichen Ausdruck der verheerenden geistigen Einstellung, die im 19. Jahrhundert aufkam, die Welt in zwei Kriege stürzte und die heute unsere Menschlichkeit bedroht, ja auffrisst. Diese (Un-)Geisteshaltung nennen wir Materialismus. Dieser bedroht uns, ja er bedroht uns in unserer gesamten Existenz als Menschheit, und es war ein großes

Verdienst Rudolf Steiners, dass er uns auf dieses Phänomen mit all seinen Ursprüngen, spirituellen Hintergründen und die tödlichen Konsequenzen hinwies. Dieses Materialismus Herr zu werden, ist unsere eine große Aufgabe und wird ein zentrales Thema des Buches sein. Mit seinem Wissen hat uns Rudolf Steiner einen Weg dazu aufgezeigt und auch einen Weg, mit der Materie und ihren Gesetzen im täglichen Leben sinnvoll umzugehen.

Der Materialismus nahm seinen Anfang um 1840, das folgende Zitat ist ein anschauliches Beispiel für diese Denkweise:

„Die Gedanken stehen zum Gehirn etwa im selben Verhältnis wie die Galle zur Leber."

(Karl Vogt, „Physiologische Briefe an die Gebildeten aller Stände, 1845).

Aus dieser Sicht sind Gedanken lediglich ein Stoffwechselprodukt des Gehirns, also rein auf der Ebene des Materiellen hervorgebrachte Dinge. Das Zitat des Wissenschaftlers Franz Wuketits am Beginn meiner Einleitung zeigt, dass dieses Denken mehr denn je präsent ist. Seine Behauptung: „Das Geheimnis des menschlichen Geistes ist im Wesentlichen entschlüsselt." erinnert an die Aussagen der Physiker gegen Ende des 19. Jahrhunderts, als sie im Vollgefühl der großen Erfolge in Physik und Technik erklärten: „Die Geheimnisse der Welt sind im Wesentlichen entschlüsselt."

Welch ein Irrtum! Und was für eine akademische Arroganz! Es kam das Jahr 1900 und in seiner Folge die Quantenphysik, die alles über den Haufen warf. Heute, 100 Jahre später, sind die Physiker deutlich bescheidener geworden und räumen ein, dass sie nun gar nicht mehr wissen, worin oder woraus die „Materie" eigentlich besteht. Der geistige Hoch-Mut der Physiker vor 100 Jahren erinnert sehr stark an die Statements vieler heutiger Neurowissenschaftler, wie das obige Zitat zeigt.

Jedoch gibt es auch Neurowissenschaftler mit völlig anderen Ansichten. Im erwähnten SPIEGEL-Artikel (Kap. 1) bezieht der Wissenschaftler Gerald Hüther Gegenposition:

„Weil die Medien aber all diese neuen Befunde besonders gern weitergeben, meinen immer mehr Menschen, dass Glück durch eine verstärkte Endorphinausschüttung und Harmonie durch viel Serotonin im Hirn entsteht, dass der Hippocampus für das Lernen und die Amygdala für unsere Gefühle verantwortlich ist. Auch der Glaube an Gene für Faulheit und Sucht, Egoismus und Intelligenz ist inzwischen weit verbreitet. All das dürfen Sie getrost vergessen."

Während der eine Wissenschaftler sich offenbar völlig dem Materialismus verschrieben hat, folgt der andere gedanklich lieber Albert Einstein, wobei er jedoch in seiner Arbeit als Neurowissenschaftler zu anderen Schlüssen kommt. So wird ersichtlich, dass unter den Wissenschaftlern keinerlei Klarheit herrscht, dafür aber heftige Auseinandersetzungen um das zentrale Thema der Menschheit geführt werden. Ich gehe bereits an dieser Stelle so dezidiert auf diese Problematik ein, weil sie so große Bedeutung für unser aller Leben besitzt, auch wenn uns das normalerweise nicht präsent ist. Parallel, oder besser: als Gegenpart, zu dem erstarkenden Materialismus und zu den Auseinandersetzungen in der Wissenschaft lässt sich ein großer Aufbruch der Spiritualität feststellen. Viel Wertvolles, Schönes, Kluges und Zukunftsträchtiges ist hier in den letzten Jahrzehnten entstanden, was die Hoffnung weckt, die Menschheit könnte gerade noch einmal „mit einem blauen Auge davonkommen". Doch auch in der Welt der Spiritualität und Esoterik lauern große Gefahren, gerade weil wir uns da in geistige Sphären hineinbegeben, die machtvoller sind als die materiellen. Auch hier kommt uns Rudolf Steiner zu Hilfe, indem er uns diese Gegebenheiten bewusst macht und Wege aufzeigt, die Gefahren zu erkennen, zu bannen und die geistige Welt zu meistern. Auch davon wird in diesem Buch die Rede sein, und das kann vielleicht all jenen, die sich mit Spiritualität befassen, als roter Faden dienen für ihren Weg in die geistige Welt.

Worin besteht denn nun die ANTHROPOSOPHIE oder GEIST-WISSENSCHAFT Rudolf Steiners? Sie ist die Mittlerin zwischen der modernen wissenschaftlichen und materiellen Weltorientierung, der Eroberung der Materie und der neuen spirituellen Orientierung, der Eroberung der geistigen Welt. Rudolf Steiner schloss damit die Kluft zwischen der Wissenschaft, die zu unserem modernen Leben gehört, und der Spiritualität – Welten, die normalerweise getrennt sind, sich als Gegensätze verstehen und nicht zueinander finden. Damit schlug Rudolf Steiner auch eine Brücke zwischen den Religionen und der Wissenschaft, der herrschenden Meinung nach heute noch immer angeblich unversöhnliche Antagonisten. Dieses Bindeglied besteht seinerseits in einer neuen Wissenschaft, der GEIST-WISSENSCHAFT, wie ich sie nennen werde – meiner persönlichen Überzeugung nach unsere große Chance zur Behebung der vorhandenen gewaltigen Konflikte unserer Welt und zur Verhinderung weiterer. Keinen geringeren Anspruch reklamiere ich für die GEIST-WISSENSCHAFT Rudolf Steiners und werde ihn in diesem Buch auch ausführlich begründen.

Das Zitat Einsteins belegt als eines von vielen, dass es auch die großen und sogar genialen Naturwissenschaftler im tiefsten Inneren danach verlangt, die Suche nach Gott mit den Erkenntnissen der Naturwissenschaften zu verbinden und Antworten auf die fundamentalen Lebensfragen zu erhalten. Im Werk Rudolf Steiners finden wir sie.

Doch ist es schwierig und mitunter schmerzhaft, den Menschen dieses Wissen nahe zu bringen: Rudolf Steiner musste bereits zu seiner Zeit massive Angriffe gegen seine Wissenschaft und seine Person erleben: Ein großes Lebenswerk Steiners, das Goetheanum, wurde am 31.12.1922, am Abend vor der Einweihung, durch Brandstiftung zerstört und er selbst höchstwahrscheinlich vergiftet, woran er nach einigen Jahren heftigster Krankheit und Schmerzen am 30. März 1925 starb. Doch auch in dieser Leidensphase arbeitete Steiner weiterhin mit gewaltiger Schaffenskraft. Er hatte sogar Feindseligkeiten aus seinen eigenen Reihen zu erdulden, was zeigt, dass viele seiner damaligen Anhänger und Schüler den Meister selbst nicht verstanden haben. Das ist bis heute nicht anders: Persönlich halte ich es für ein Trauerspiel, dass in der heutigen offiziellen Verwaltung des Steinerschen Wissens, der Allgemeinen Anthroposophischen Gesellschaft, Grabenkämpfe ausgetragen werden, die sie zu zerreißen drohen, in jedem Fall aber dem Namen und Werk des großen Mannes enormen Schaden zufügen.

Schaden entsteht auch immer wieder in der öffentlichen Diskussion, wenn Inhalte von Steiner aus dem Zusammenhang gerissen, unvollständig, missverständlich, verzerrt oder gar bewusst verfälscht wiedergegeben werden, um Stimmung gegen ihn zu machen. In aller Deutlichkeit gesagt: Nicht jeder „Auswuchs" an einer Waldorfschule ist auf Steiners Mist gewachsen! Ich kenne die Kritik an Steiner, kenne die Vorwürfe und Anschuldigungen, wie etwa in jüngster Zeit wieder die des Rassismus, kenne die alte und die neue Diskussion und möchte all dem hier in diesem Buch auch gar nicht ausweichen – im Gegenteil, nach 30 Jahren intensiver Beschäftigung mit der Person und dem Werk dieses großen Geistes halte ich mich sogar dafür prädestiniert, Stellung zu nehmen! Aus diesem Grund widme ich dem Thema „Ist Rudolf Steiner gefährlich?" sogar ein eigenes Kapitel (Kap. 23, S. ** ff.).

Meiner Ansicht nach sollten alle Menschen, die Wert und Bedeutung Rudolf Steiners erfasst haben, sein Wissen auf neuen Wegen in die Welt hinaus tragen, damit nicht nur ein kleiner Kreis „Eingeweihter" oder Spezialisten daraus Nutzen ziehen kann. Angesichts all der bekannten und möglicherweise noch zu erwartender Widerstände kein leichtes, aber dringend erforderliches und sinnvolles Unternehmen.

Einer meiner Beiträge besteht in diesem Buch, doch muss ich natürlich einräumen, dass jeder Versuch, das umfangreiche Werk Rudolf Steiners in einem einzigen Band ausreichend zu würdigen, von vornherein zum Scheitern verurteilt ist. Auch ich stehe immer wieder fasziniert vor der Fülle der Erkenntnisse, die Rudolf Steiner der Menschheit hinterlassen hat, und erahne inzwischen ungefähr, wie viel ich selbst noch zu arbeiten habe, um Komplexität und Tiefe seines Werkes auch nur annähernd zu ergründen und es vor allem in meinem eigenen Sein umsetzen zu können. Doch zugleich erscheint mir aus meiner langjährigen Lebenserfahrung heraus dieses Vorhaben, die spirituellen Erkenntnisse über die geistige Welt auf den festen Boden des exakten wissenschaftlichen Denkens der Moderne zu stellen und so dem hohen Anspruch der Wissenschaft in Bezug auf Überprüfbarkeit gerecht zu werden, als absolut unabdingbar, als unverzichtbar für unsere heutige Gesellschaft.

Über die Gesamtausgabe des Rudolf Steiner Verlages hinaus existieren Tausende anderer Bücher zum Thema, wie auch zahllose neue Versuche, sein Wissen in Zusammenfassung zu publizieren. In diesem Buch wird, sofern nicht anders vermerkt, stets Bezug genommen auf die Gesamtausgabe (abgekürzt: GA). Daher ist bei den Originalzitaten Rudolf Steiners immer nur die Nummer der GA angegeben und ggf. der Vortrag, sollte es sich um Vortragsaufzeichnungen handeln. Um den Text dem Verständnis der heutigen Leser leichter zugänglich zu machen, habe ich mir erlaubt, an einigen Stellen Satzumstellungen (selbstverständlich ohne Veränderungen an Sinn und Inhalt) vorzunehmen. Und ich bin mir sehr wohl bewusst, dass ich damit einigen Fachkollegen Ansatzpunkte für Kritik liefere, halte jedoch gleich dagegen, dass ich der Chance, möglichst viele Menschen an das Werk Steiners heranzuführen, den Vorzug gegenüber reiner Buchstabentreue gebe.

Zudem handelt es sich bei den gedruckt vorliegenden Vorträgen Steiners um Wiedergaben von Stenogrammen, ein Verfahren, bei dem sich fast zwangsläufig Fehler einschleichen. Ebenso ist bekannt, dass bei der Edition des Steinerschen Gesamtwerks seitens der Herausgeber bereits zahlreiche Änderungen vorgenommen wurden und der Archiati-Verlag sogar Texte in Neubearbeitung veröffentlicht hat. Und schließlich können interessierte Leser jederzeit selbst die

Originalwerke zur Hand nehmen, um ihr Wissen zu erweitern und zu vertiefen. Mein Ziel ist, auch mit diesem Buch wieder das Interesse einer Reihe von Menschen zu wecken, ihre Neugier auf das kosmische Wissen des Rudolf Steiner. Damit verbinde ich die Hoffnung, meine Leserinnen und Leser mögen daraus den größtmöglichen Gewinn für ihr eigenes Leben ziehen. Am Autor selbst Interessierte finden in Kapitel 26 einige persönliche Worte über mich selbst, meinen Werdegang und meine Motivation für dieses Buch. Vielleicht haben Sie ja Lust, damit in die Lektüre einzusteigen?

3. KAPITEL

Was ist eigentlich unser LEBEN?

> *„Es kommt nicht darauf an, dem Leben mehr Jahre zu geben,*
> *sondern den Jahren mehr Leben zu geben."*
> **Alexis Carrell** | franz. Chirurg und Nobelpreisträger

Eine Kernfrage, die immer mehr Menschen bewegt. Dazu möchte ich Ihnen gerne ein Bild mitgeben, einen Gedanken, und lade Sie ein, sich ernsthaft damit zu befassen.

Wir haben in unserer Zeit eine bestimmte Vorstellung, die wir mit dem Begriff „Leben" verbinden. „Mein Leben". Was verstehen wir eigentlich darunter? Nun, dahinter steht doch das Bild, dass wir leben, wenn wir hier auf diesem Planeten in unserem Körper herumlaufen, atmen, essen, usw. Wenn wir „sterben" endet unser „Leben". Es ist vorbei. Doch was wäre, hätten wir am Ende eine völlig falsche Vorstellung von „Leben"? Wäre das denkbar? Legen Sie doch bitte für einen Moment alle Ihre bisherigen Vorstellungen beiseite, gleich, ob christlicher, katholischer, evangelischer, naturwissenschaftlicher, buddhistischer, islamischer Natur, und seien Sie einfach ein neugieriger, freier und offener Geist. Seien Sie – unbefangen.

Wenn wir uns auf unser Leben vorbereiten, Dinge erlernen, Ausbildungen durchlaufen, Berufskenntnisse erwerben, kurz: Wenn wir „für das Leben lernen", dann ist die Frage: Was ist unser Leben eigentlich? doch von ganz entscheidender Bedeutung. Haben wir jedoch eine falsche Vorstellung vom Leben, sind notwendigerweise auch unsere Vorstellungen über unsere Lebensschulungen falsch. Bis heute sind so viele „Lebensschulen" und „Schulen des Lebens" entstanden, auch in der esoterisch-spirituellen Szene. Doch auf welches Leben bereiten sie vor? Wenn uns jemand auf das „Leben" vorbereitet, der aber selbst gar nicht weiß, was das Leben ist, muss/ kann dann diese Vorbereitung nicht völlig einseitig oder sogar falsch sein? Das meine ich sehr ernst. Wir sprechen doch zu unseren Kindern auch vom „Ernst des Lebens". In diesem Buch möchte ich Ihnen gerne von einem anderen Ernst des Lebens erzählen.

Denken Sie bitte für einen Moment an Ihr normales Leben. Sie bewegen sich eine Zeit lang in Ihrem Haus. Dann steigen Sie in Ihr Auto und fahren einige hundert Kilometer. Plötzlich befinden Sie sich in einer völlig anderen Umgebung, in der Sie erst wieder eine Orientierung gewinnen und damit umgehen lernen müssen. Denken Sie nur an die Astronauten – etwa bei der Mondlandung – an ihre auf uns unkontrolliert und seltsam anmutenden „Gehversuche". Folglich müssen Sie als Autofahrer oder Astronaut erst einmal eine ganz spezielle Ausbildung absolvieren. Sie lernen für Ihr „Leben" auf der Raumstation oder im Auto. Dort „leben" Sie eine Zeit lang und steigen dann wieder aus – kommen auf Ihre Füße zurück. Nun sind Sie wieder auf sich gestellt, ohne Wagen, ohne Rakete. Was nutzen Ihnen nun Ihre sämtlichen Kenntnisse und Erfahrungen im Autofahren oder im bemannten Raumflug Zuhause oder am Arbeitsplatz?

Jetzt stellen Sie sich einen Moment lang die Situation unseres Menschseins insgesamt vor wie das Autofahren. Wir sind die Fahrer und unsere Körper die Autos. Oder wir sind Astronauten, unsere Körper die Raumanzüge und die Erde ist unser Raumschiff. Nehmen Sie sich die Zeit und stellen sich das einmal ganz ernsthaft und unbefangen vor. Gehen Sie nun – rein theoretisch – davon aus, das wäre die Realität. Dann entspräche Ihr Leben auf der Erde doch gleichsam einer Fahrt im Auto. Deshalb ist es auch wichtig, dafür den Führerschein zu erwerben und zu lernen, mit dem Gefährt umzugehen, und je besser wir darin sind, desto besser für dieses Leben. Doch alles, was wir für dieses „Leben" lernen, so wie wir es üblicherweise als unser eigentliches und ganzes Leben betrachten, ist in hohem Maße ‚verlorene Liebesmüh', wenn die Autofahrt vorbei ist und wir aussteigen. Was bedeutet das? Es heißt, unser Leben ist dann überhaupt nicht vorbei! Es bedeutet, unser „Leben" ist gar nicht unser Leben!

Unser Leben wäre demnach ein kosmisches Leben – Marcel, ein zehnjähriger Junge, bezeichnete es einmal als „Großes Leben" – das aus einer „Reise" in einem Körper besteht, dann einem Ausstieg und einem Weiterleben in einer ganz anderen Umgebung. Unser „normales" Leben käme dann nur einer Auto- oder Raumfahrt gleich!

Unser „normales" Leben wäre nur eine Autofahrt. Unser „normales" Leben wäre nur eine Autofahrt. Ich wiederhole dies immer wieder, weil es so wichtig ist, dass wir verstehen, wie einseitig unser bisheriges Denken ist, wie eindimensional unsere üblichen Vorstellungen sind.

Dies würde bedeuten, das Beherrschen des Autofahrens ist sehr wichtig für die Zeit des Autofahrens, doch beschränken wir unsere Kenntnisse darauf, bekommen wir gewaltige Probleme für die Zeit danach – wenn wir „ausgestiegen" sind.

Ist unser Leben in Wahrheit ein kosmisches Leben? Wenn das die wirkliche Realität ist (ich verwende diese Doppelbenennung wie bei einem weißen Schimmel, um zu verdeutlichen, dass wir unter „Realität" nicht unbedingt die Wirklichkeit verstehen) und das Leben auf der Erde nur eine Autofahrt und ein nächstes Leben wieder eine Autofahrt, dann hieße das doch, alles, was wir für unser „Leben" lernen, ist nur für die Zeit im Auto oder im Raumschiff geeignet. Was aber müssten wir dann wirklich lernen? Und vor allem: Wenn wir bei allem Fahrenlernen und Beherrschen des Autos vergessen, weshalb und wozu wir eigentlich im Auto sitzen und wohin wir fahren wollen, dann geraten wir in ernsthafte Schwierigkeiten. Wenn uns auf unserer Fahrt auf einmal das Fahren oder auch das Auto selbst so fasziniert, dass wir uns nicht mehr erinnern, wohin wir wollen, dann ergeben sich für uns gewaltige Probleme. Genau das aber geschieht mit uns Menschen, wenn wir glauben, unser „Leben" auf der Erde sei unser wirkliches Leben. Sei sozusagen „schon alles". Wenn wir uns ausschließlich auf unser „normales" Erdendasein konzentrieren, dann kommt dies dem Vergessen unseres Fahrtziels und -zwecks gleich.

Um diesen Problemen aus dem Weg zu gehen, müssten wir auch lernen, uns auf das Leben nach der Autofahrt vorzubereiten. Und stellen wir uns einmal vor, wir nutzten die Autofahrt dazu, um gewisse Dinge während der Reise zu sehen und zu erleben, um unseren Horizont zu erweitern, seien es neue Umgebungen und neue Länder, dann bekommen wir allmählich eine Vorahnung dessen, was unser menschliches Leben in Wahrheit ist – aus Sicht der Spirituellen Wissenschaft.

Demnach ist unser wirkliches Leben ein „kosmisches Leben", ein „Großes Leben", wie der Marcel es nannte. Das heißt, mit dem Leben auf der Erde ist längst nicht alles vorbei! Es ist nur ein Teil unseres Lebens – ein Lebensabschnitt! – worin wir in einem Auto, sprich Körper, herumreisen. Unser Leben auf der Erde ist nicht unser Leben. Es ist nicht unser Leben. Unser Leben auf der Erde ist nicht unser Leben. Es ist nicht unser Leben. Immer wieder möchte ich das wiederholen, um mir selbst und uns bewusst zu machen, welch irrige Vorstellung wir davon haben mögen, was unser „Leben" ist und was nicht. Diese Fragestellung zieht sich durch das gesamte Buch und die Antwort darauf liefert die Antworten auf alle großen Fragen des Lebens. Für diese Antworten, die ich geben werde gilt: This is the bleep we know. Unser Leben auf der Erde ist an den Körper gebunden, aber eben nur jener Teil unseres Lebens, den wir im Auto verbringen. Denken Sie das bitte für sich selbst einmal durch – in aller Konsequenz.

Denn wenn das alles so ist, und ich gehe in meinem gesamten Buch davon aus, dann stellt sich die Frage: Ja, was müssen wir denn für unser wahres „Leben" lernen? Wozu soll unsere Autofahrt, die wir „Leben" nennen, eigentlich dienen? Was können wir während der Autofahrt alles lernen für das eigentliche Leben danach oder für die nächste Reise? Die nächste Autofahrt wäre ja ein nächstes Leben, natürlich, und da wäre es schon sinnvoll, das Autofahren richtig gut zu beherrschen, auch in immer wieder neuen Umgebungen, in den Bergen mit ihren engen Serpentinen und steilen Abgründen, in Sand- und Geröllwüsten, in Großstädten usw.

Vielleicht steht ja auch einmal eine Fahrt mit einem Amphibienfahrzeug an oder in ganz neuartigen Vehikeln, von denen uns jetzt noch jede Vorstellung fehlt. Eine solche Sichtweise entspricht der spirituellen Weltsicht. Wir haben die Wahl, uns als freie Menschen zu entscheiden, ob wir nur an ein Leben, das jetzige, glauben und meinen, das sei sozusagen alles, oder zu glauben, unser Leben sei in Wahrheit ein „kosmisches Leben". Unabhängig von irgendwelchen „Beweisen" ist es unsere Entscheidung, zu welcher Sichtweise wir tendieren, was uns plausibler erscheint, woran wir glauben wollen und können. Dieser Glaube, unsere „Weltanschauung", ist ganz entscheidend für unser Leben, sowohl für das „kleine" wie auch für das „Große Leben".

Damit kommen wir zum Wert und zu der Bedeutung all der Erkenntnisse Rudolf Steiners für unser kleines und Großes Leben. Er erklärt uns, wie wir unser Auto noch sinnvoller einsetzen können, aber vor allem zeigt er uns auf, wie wir unser Auto verwenden können, um möglichst viel für unser LEBEN zu lernen – für jenes kosmische Leben, das nach der „Autofahrt" auf dem Planeten Erde auf einer ganz anderen Ebene neu beginnt.

Habe ich meine Gedanken klar genug formulieren können? Ist Ihnen bewusst geworden, dass wir vielleicht alle völlig falsche Vorstellungen davon haben, was unser Leben ist? Und dass wir daher unglaublich viel Zeit damit verbringen, unser Auto zu pflegen und immer waghalsiger und verrückter Auto zu fahren, worüber wir aber völlig vergessen, wohin die Reise geht und was es gilt, für das LEBEN zu lernen. Genau darin liegt der Wert der ANTHROPOSOPHIE und der Erkenntnisse Rudolf Steiners. Denn er vermittelt uns Einsichten über unser Leben und unser LEBEN, unser kosmisches Leben. Er erzählt uns, in welchem Zusammenhang das kleine Leben mit dem GROSSEN LEBEN steht, wie das GROSSE LEBEN nach dem kleinen weitergeht, wenn wir aus dem Vehikel Auto oder dem Raumanzug „Körper" aussteigen.

Im Folgenden werde ich unser kosmisches Leben mit LEBEN bezeichnen und mit Leben das, was wir normalerweise auch darunter verstehen. All die sich spirituell gebenden sogenannten Lebensschulen, sprechen sie in Wahrheit wirklich von dem GROSSEN LEBEN und bereiten sie wirklich auf das eigentliche LEBEN vor? Schulen sie wirklich für unser LEBEN, jenes LEBEN, das sich über alle Zeiten ausdehnt? Die Erkenntnis und Bewusstmachung dieses Unterschiedes erscheint mir so wichtig für uns alle – und auch zum Verständnis dieses Buches – weshalb ich ihn hier so ausführlich darstellen wollte und musste.

4. KAPITEL

„Gott" hat gar nicht Himmel und Erde erschaffen!

> *„Ich bin nicht von meinem Geschmack getrieben dahin gegangen [zur Lektüre der Bücher Steiners], sondern weil ich eine Wahrheit dahinter witterte. Ich habe immer gedacht, dass es einen Philosophen der Natur geben müsste, und da war er! Dasselbe ist Goethes 'Faust', aber das habe ich erst durch Steiner verstanden. Ich bin von Steiner zu Christus gegangen, aber ohne Steiner kann ich nicht sein, nicht einen einzigen Tag."*
> **Edith Södergran** | Schriftstellerin (1892-1923)

Wir begannen unsere Reise bei Adam und Eva. Doch laut Bibel nimmt unsere eigentliche Reise ihren Ausgang vorher, bei der sogenannten Genesis, dem Schöpfungsbericht. Die Autoren des Alten Testaments behaupteten ja nicht nur, etwas über unser (aller!) erstes Elternpaar zu wissen, nein, sie beschrieben sogar ziemlich detailliert, auf welche Weise Gott die Welt erschaffen hat: War das nicht diese merkwürdige Geschichte mit den berühmten 7 Tagen? Woher könnte denn ein Mensch etwas über den Beginn der Schöpfung wissen? Wieder ein Mythos, einer von vielen unserer unwissenden Vorfahren? Doch wenn die Autoren mit Adam und Eva und so vielen anderen Erzählungen recht hatten (s. S. **), dann ja vielleicht auch mit ihrer Version vom Schöpfungsbeginn! Und: Die moderne Physik spricht ja vom Urknall, dem „Big Bang", und damit auch schon von jener Urzeit. Vielleicht werden die Physiker eines Tages die ersten Sätze der Bibel ebenfalls als Tatsachen bestätigen, nachdem die Genetiker inzwischen den „Mythos" von Adam und Eva bereits als Wahrheit

„entlarvt" haben. Dann werden wir uns allerdings erst recht fragen müssen, wie unsere Ur-Ur-Ahnen das alles schon wissen konnten. Beginnen wir also unsere Reise nicht erst bei Adam und Eva, sondern dort, wo die christliche und die jüdische Tradition der Bibel beginnen: in der Genesis, dem Schöpfungsbericht im 1. Buch Mose des Alten Testaments. Schon der erste Satz wird unser gesamtes Verständnis der Welt verändern, wenn wir erfahren, was dort wirklich geschrieben steht.

Die Bibel wird das Buch der Bücher genannt, unter anderem, weil es das wohl meist verkaufte der Welt ist. Die Beschäftigung mit der ANTHROPOSOPHIE lehrt einen, dass dieses Werk wirklich die Heilige Schrift der Menschheit ist, nicht nur für die Christenheit. Wie viele „Gläubige" lesen denn noch in der Bibel oder kennen deren ersten Satz auswendig? Und weshalb sollten wir uns überhaupt mit diesem Satz beschäftigen? Reisen wir also zurück in jene ferne Vergangenheit, von der wir nicht wissen, wie weit sie wirklich zurückliegt. Was soll es denn bedeuten, wenn es in der deutschen Übersetzung von Martin Luther heißt (1. Mose, 1,1):

„Am Anfang erschuf Gott Himmel und Erde "

Als Natur- und Geisteswissenschaftler würde ich Martin Luther – wie auch allen anderen Theologen – gerne folgende Fragen stellen: Was heißt denn „Anfang"? Ist das ein willkürlich gesetzter Zeitpunkt? Wann war das? Und was geschah damals? Wodurch wurde es hervorgerufen? Ist es der Urknall der Physik, den Luther natürlich noch nicht kennen konnte? Wann begann alles? Wo liegt der „Anfang" der „Zeit"? Wer oder was ist Gott? Was ist der Himmel? Was haben die Verfasser der Bibel damit gemeint? Und woher sollten sie das alles gewusst haben? Was hat Martin Luther (1483-1546), der große Kirchen-Reformator, darunter verstanden, als er die Bibel erstmals ins Deutsche übersetzt hat? Damals, in der Epoche der „Wiedergeburt", der Renaissance, jener grandiosen Zeit der gewaltigen geistigen Revolution, der Entdeckung Amerikas durch Kolumbus... Wie konnte

Gott einfach so Himmel und Erde entstehen lassen? Soll das wirklich in „sieben Tagen" geschehen sein? Welche Zeitrechnung hat man damals für „Tag" verwendet? Außerdem würde ich fragen: Weshalb spricht Luther in den ersten Sätzen im Singular und wechselt dann plötzlich in den Plural? Wie lauteten denn die Worte im Original, in der Bibel? Welchen Namen hatten die Hebräer in der Frühzeit für Gott und was verbanden sie damit?

Im hebräischen Original steht geschrieben B´reschit bara elohim et haschamajim we´t ha´arez – man beachte das Wort „elohim", das Luther mit „Gott" (Einzahl!) wiedergibt. Vom Gott des Alten Testaments, Jahve, Jehova, ist da allerdings noch nicht die Rede. Was bedeutet also „elohim"? Einige Verse danach geht es bei Luther folgendermaßen weiter:

„Und Gott sprach: Lasset uns Menschen machen." (1. Mose, 1,26).

Und Gott sprach: „Lasset uns machen". Wie kann jemand im Singular von „uns" in der Mehrzahl sprechen? Aus welchem Grund hat Luther das so übersetzt? In einem ganz anderen Zusammenhang (3) habe ich darauf hingewiesen, dass man viele wichtige Begriffe der alten Heiligen Schriften sinnvollerweise gar nicht übersetzen, sondern sie im Original stehen lassen und genau erklären sollte, weil jede Übersetzung, d. h. Übernahme in eine andere Sprache, in einen anderen Begriffszusammenhang, fast notwendigerweise scheitern muss. Denken Sie in diesem Zusammenhang einmal an Begriffe wie Briefing, Breakdance, Marketing oder Joint Venture – natürlich kann man das alles „ins Deutsche bringen", doch wird das meistens holprig und/oder ausgesprochen langatmig! Deshalb bieten Lexika keine Übersetzung, sondern eine Begriffserklärung, nicht selten eine ganze Seite lang. Bestimmte Begriffe aus einer anderen Sprache werden auch deshalb nicht übersetzt, weil dahinter eine Idee, ein Gedanke, ein ganzes Vorstellungsbild steht, das man nicht mit einem einzigen Wort wiedergeben kann. So haben z. B. das deutsche Wort „Kindergarten" wie auch der schreckliche Begriff

„Blitzkrieg" Eingang ins Englische bzw. Amerikanische gefunden...
In den ersten Übersetzungen der Originaltexte des alten Ayurveda
wurden die Begriffe „Vata", „Pitta" und „Kapha" mit „Wind", „Galle"
und „Schleim" übersetzt. Das ist jedoch völlig unzureichend, wie man
längst festgestellt hat. In der neueren Literatur sind diese Begriffe
aus dem Sanskrit einfach beibehalten worden, weil keine deutsche
Übersetzung dafür wirklich Sinn ergibt. Ayurveda-Ärzte erklären, ihr
Wissen stamme ursprünglich von den alten Eingeweihten und Sehern
– und damit aus einer geistigen Schau. Man muss einfach wissen, was
die alten geistigen Seher Indiens, die Rishis, gemeint bzw. was sie
gesehen haben. Ebenso ist es mit der ANTHROPOSOPHIE und Rudolf
Steiner. Er war ein geistiger Seher und die Quelle seines Wissens
war seine geistige Schau, so wie auch die Quelle der modernen
Naturwissenschaftler im Geistigen liegt, im Intellekt, im Verstand,
der allerdings nur über eine begrenzte Reichweite verfügt. Mit diesem
Medium können wir offensichtlich materielle Gesetze erfassen, nicht
jedoch höhere geistige (dazu S. ** mehr). Steiner führt dazu aus:

*Denn es kommt diesem Dokument gegenüber wahrlich zum allergeringsten
Teil darauf an, dass wir imstande sind, moderne Worte an die Stelle der
alten zu setzen. Es kommt vielmehr darauf an, dass wir uns durch unsere
anthroposophische Vorbereitung in den Stand setzen, wenigstens einiges
von dem Stimmungsgehalt nachzufühlen, der bei einem alten hebräischen
Schüler im Herzen und in der Seele lebt, wenn er die Worte in sich lebendig
macht. 122, S. 30*

*Worin besteht das ganz Eigenartige dieser Urworte? ... Es besteht
darin, dass sie in hebräischer Sprache geschrieben sind, in einer
Sprache, die ganz anders auf die Seele wirkt, als irgendeine moderne
Sprache wirken kann. Wenn diese Sprache heute auch nicht mehr so
wirkt, einstmals hat sie so gewirkt, dass, wenn ein Buchstabe durch die
Seele lautete, ein Bild in ihr wachgerufen wurde. Vor der Seele dessen,
der mit lebendigem Anteil die Worte auf sich wirken ließ, tauchten
in einer gewissen Harmonie, ja in einer organischen Form Bilder auf.
122, S. 32*

Ich glaube, fast jedem von uns ist das biblische Wort „tohu wabohu" geläufig. Es steht im nächsten Vers (1. Mose 1, 2) und Luther hat es seinerzeit übersetzt mit:

„Und die Erde war wüst und leer."

Nun wissen wir von Steiner:

Dasjenige, was man die Genesis nennt, beginnt nicht mit der Darstellung irgendeines Sinnlichen." 122, S. 32

Das heißt, die in der Genesis geschilderten Geschehnisse haben sich in einer unsichtbaren, weil rein geistigen Sphäre abgespielt! Daher ist jede konkrete Vorstellung eines Garten Eden in den Grenzen des alten Mesopotamien (des Zweistromlandes, heutiger Irak) völlig verfehlt. Und dann erläutert Steiner tohu wabohu:

Denn was bedeutete dieses tohu wabohu? Der Laut, der da unserem T sich vergleichen lässt, der regt ein Bild des Auseinanderkraftens von einem Mittelpunkt nach allen Seiten des Raumes an, nach allen Richtungen des Raumes.

Der zweite Teil ... ergibt genau das Entgegengesetzte ... Der regt durch seinen Lautcharakter – durch alles das, was wach wird in der Seele bei dem Buchstaben an, der sich mit unserem B vergleichen lässt, Bet – der regt alles das an, was Sie im Bild bekommen, wenn Sie sich eine mächtig große Kugel denken, sich selbst im Inneren vorstellen und nun von allen Punkten, von allen inneren Punkten dieser Hohlkugel wiederum Strahlen nach innen sich denken, nach dem Mittelpunkt hereinstrahlend.

Also Sie denken sich dieses Bild, einen Punkt inmitten des Raumes, von da aus Kräfte nach allen Richtungen des Raumes ausstrahlend, tohu; diese Strahlen sich gleichsam an einem äußeren Kugelgehäuse verfangend, zurückstrahlend in sich selber, von allen Richtungen des

Raumes wieder zurück, dann haben Sie das bohu. Dann, wenn Sie sich diese Vorstellung machen und sich alle Kraftstrahlen erfüllt denken von dem, was gegeben ist in den drei elementarischen Wesenheiten Wärme, Luft und Wasser, wenn Sie sich diese Kraftstrahlen denken, wie sich gleichsam in diesen drei durcheinander wogenden Elementen bilden, dann haben Sie die Charakteristik dessen, was das innerlich Regsame ist. 122, S. 48

Liebe Leser, können Sie anhand dieser Aussage Steiners nachvollziehen, worum es in den alten Heiligen Schriften, in der Bibel, wirklich geht und wie unsinnig es ist, die alten Texte einfach buchstabengetreu übersetzen zu wollen?

Ein anderes aussagekräftiges Beispiel finden wir im Neuen Testament, wo es im ersten Vers des für uns so wichtigen Johannes-Evangeliums (Joh. 1,1) heißt:

„Im Anfang war das Wort, und das Wort war bei Gott, und Gott war das Wort."

Und erneut stehen wir vor einer Frage: Was meint Johannes mit „Wort"? Und wieder stellen wir fest, das ist die deutsche Übersetzung Martin Luthers. Im auf Griechisch verfassten Original steht das griechische Wort „Logos". Dieser Begriff lässt sich jedoch nicht einfach mit „Wort" wiedergeben – nicht ohne eine wenigstens ganzseitige Erklärung dazuzuliefern! Schon allein die Tatsache, dass wir unseren Begriff der „Logik", einer ganzen Wissenschaft und geistigen Grundlage all unseres wissenschaftlichen Denkens, vom griechischen Logos ableiten, zeigt, dass die Übersetzung mit „Wort" niemals ausreichen kann. Wir müssen wissen, was die eingeweihten Griechen darunter verstanden haben!

Im Original der Heiligen Schrift heißt es Elohim. Dieses hebräische Wort bezeichnet eine Mehrzahl, d. h. es handelt sich dabei eindeutig um eine Pluralform. Folglich beginnt die Luther-Bibel bereits mit einer Fehlübersetzung! Richtig müsste es lauten: „Die Götter" – wenn wir Elohim einfach mit „Götter" übersetzten. Dann hätten wir auch eine Übereinstimmung, denn in Vers 26 erscheint die Mehrzahl wieder (und auch später). Danach geht es wieder in die Einzahl über. Demnach müsste es zumindest heißen:

„Am Anfang erschufen die Götter Himmel und Erde."

Wenn wir das Wort „Elohim" nun einfach unübersetzt stehen lassen, ergibt sich nach dem Originaltext:

„Am Anfang erschufen die Elohim Himmel und Erde."

Seltsam! Wo wir doch alle gelernt haben, Judentum und Christentum seien monotheistische Religionen, d. h. Religionen, deren Glaubensinhalt sich auf einen Gott (griech. mónos theós) bezieht. Weshalb erscheint dann aber im Original der Heiligen Schrift eindeutig die Mehrzahl?

Wie erklären die Theologen das denn? Was wird uns da seit Jahrhunderten gelehrt?

Im Judentum hat der eine Gott – neben anderen – den Namen Jehova oder Jahve, sein heiliger, früher „unaussprechlicher" Name lautet JHVH (sprich: Jod-Heh-Wau-Heh), denn das Alt-Hebräische kannte keine Vokale. Deshalb kann aus JHVH sowohl Jahve wie auch Jehova werden. Allein der Hohepriester durfte diesen Namen einmal im Jahr im Allerheiligsten des Tempels aussprechen. Sie werden in diesem Buch erfahren, weshalb dieser Name so besonders, so heilig ist. Er hat etwas mit uns selbst zu tun!

Der Name Jahve taucht erst etwas später im Alten Testament auf, dann, wenn es heißt: „Lasset uns". Dann heißt es: „Jahve-Elohim", später geht es über in das Wort Jahve. Damit lässt sich belegen, dass die Verfasser der Bibel sehr wohl unterschieden zwischen drei Stufen:

den Elohim, Jahve-Elohim und Jahve.

Ziehen wir als Beispiel zum Vergleich einen modernen Text heran, worin es heißt:

1. „Die Regierungsmitglieder einigten sich auf das neue Visa-Gesetz."
Später berichten die Zeitungen:
2. „Die Regierungsmitglieder mit dem Außenminister verabschiedeten im Kabinett das neue Visa-Gesetz."
Wieder später heißt es dann:
3. „Der Außenminister setzt das neue Visa-Gesetz um."

Hier haben wir drei Stufen, genau wie in der Bibel: zunächst eine Gruppe von Regierenden, dann die Gruppe, in der einer hervorgehoben ist, und schließlich eine bestimmte Person aus der Gruppe.

Legen wir dasselbe Prinzip zugrunde für jene, die in der Mehrzahl mit Elohim bezeichnet werden, wird der ganze Bibeltext stimmig und sämtliche Verständnisprobleme wären mit einem Mal gelöst. Dazu müssten wir uns allerdings entschließen, die Bibel wörtlich zu nehmen, alles genau so, wie es geschrieben steht! Mit folgendem Ergebnis: Es gab zunächst eine Gruppe von Wesen, die „Himmel" und „Erde" erschufen, eben jene Elohim, darunter ein Wesen mit einem speziellen Auftrag, das dann schließlich die ‚Regierungsgeschäfte' übernahm. Das hieße weiterhin, es existiert eine geistige Regierung im Universum, die Regierung Gottes, mit einer Hierarchie wie in jeder Regierungsorganisation. Und genau das beschreiben alle spirituellen Seher aller Kulturen und Zeiten, darunter auch Rudolf Steiner! Dieser teilt uns aus seiner geistigen Schau mit (1):

Die Elohim sind eine Gruppe von geistigen Wesen, unter ihnen ist einer mit dem Namen „Jahve" und ab einer bestimmten Zeit wird dieser eine der bestimmende „Gott" des hebräischen Volkes. „Christus" ist einer der Elohim und zwar gewissermaßen ihr Leiter.

44

Im Folgenden werde ich auf die Elohim und ihre geistigen Gefährten noch etwas näher eingehen, zunächst jedoch eine für uns alle entscheidende Frage erörtern.

5. KAPITEL

Was ist Wirklichkeit – Gott oder die Materie?

> *„Ich halte dafür, dass alle organischen Wesen, die je auf dieser Erde gelebt haben, von einer Urform abstammen, welcher das Leben vom Schöpfer eingehaucht wurde."*
> **Charles Darwin, „Über die Entstehung der Arten", 1859**

Heute wird eine (geistige) Auseinandersetzung in der Welt geführt, die im Grunde für alle unsere Probleme und materiellen Kämpfe in der Welt verantwortlich ist. Ich spreche vom Kampf des Materialismus gegen den Spiritualismus, also vom Kampf jener Menschen, die glauben und behaupten, es gäbe keine geistige Welt und „Gott ist tot", contra jene, die glauben oder sogar wissen, dass die geistige Welt Realität ist.

In den USA gibt es seit langer Zeit Gegner der Evolutionslehre von Charles Darwin (1809-1882). Dieser hat in seiner Evolutionslehre dargelegt, dass sich die biologischen Arten und auch der Mensch in langen Prozessen von Zucht und Auswahl (Selektion) entwickelt haben. Damit bezog Darwin Gegenposition zur klassischen Bibellehre, wonach Gott die Erde in sieben Tagen erschaffen hat. Dieser Streit und die weitere Entwicklung unserer Naturwissenschaften, insbesondere der Genetik und Neurowissenschaft, haben dazu geführt, dass die Mehrzahl der Naturwissenschaftler und viele „Normalsterbliche" nun die Existenz Gottes und einer geistigen Welt leugnen. Diese Welt-Sicht nennen wir „Materialismus". „Gott ist tot" – dieser berühmte Satz des deutschen Philosophen und Dichters Friedrich Nietzsche (1844-1900) steht für diese Auffassung. Danach existiert in Wahrheit nur die Materie, und der Geist ist ein rein materielles Produkt. Folglich wären also unsere Gedanken nur Produkte der chemischen Abläufe im Gehirn, des Gehirnstoffwechsels. Das Zitat von Professor Wuketits aus dem gerade vergangenen Jahr 2007 bestätigt das. Der Materialismus mit seiner Behauptung, Gott wäre tot, ist lediglich eine Annahme, eine Meinung, aber (natürlich!) keine wissenschaftliche Tatsache. Wissenschaftliche Tatsache hieße, man hätte mit wissenschaftlichen Mitteln exakt bewiesen, dass die geistige Welt nicht existiert, was aber keineswegs der Fall ist. Die rein materialistische Auffassung ist heute zwar weit verbreitet, wird jedoch längst nicht von allen Wissenschaftlern vertreten. Im Gegenteil: Heute legen zahlreiche Ergebnisse naturwissenschaftlicher Untersuchungen die Existenz einer geistigen Welt fast schon zwingend nahe.

Der Materialismus fußt also auch auf einem Glauben und hat mittlerweile einen quasi-religiösen Status, oder besser: den Status einer „Ersatz-Religion", errungen. Der Gott darin heißt aber nicht „Gott", sondern „Zufall", denn hinter der gesamten Evolution steckt nach materialistischer Sicht letztlich der Zufall. Und ebenso vehement wie eine Religion wird auch er von seinen Anhängern verteidigt... Es ist jedoch durchaus amüsant festzustellen, dass die dem Materialismus anhängenden Wissenschaftler, darunter die modernen Evolutionstheoretiker, einerseits davon ausgehen, es gäbe ausschließlich die Materie und abstrakte Gesetze wie Mutation und Selektion sowie – über allem schwebend – den Zufall, die das Universum, das Leben und den Menschen mit seinem komplexen Bewusstsein hervorgebracht haben – während andererseits andere Naturwissenschaftler, die Kollegen aus der Quantenphysik, unsere „exotischen" Quantenphysiker, herausgefunden haben, dass Materie überhaupt nicht existiert!

Also: Es existiert nur Materie und es existiert überhaupt keine Materie. Das sind die zwei Grundaussagen der modernen Naturwissenschaft... Hören wir dazu einige Quantenphysiker aus dem Film „What the bleep do we know?":

„Was ist Realität? Was ich für real hielt, erscheint mir in gewisser Weise realer als das, was ich für real hielt, was mir jetzt eher unreal erscheint."

„Wir sind konditioniert zu glauben, dass die äußere Welt realer ist als die innere. Dieses neue Wissenschaftsmodell besagt genau das Gegenteil: Was in uns ist, produziert die externen Ereignisse in unserer Welt."

„Der moderne Materialismus beraubt die Menschen der Notwendigkeit eines Verantwortungsgefühls. Auch Religionen tun das oft. Die Quantenphysik ist eine Physik der Möglichkeiten. Wenn man Quantenphysik ernst nimmt, erlegt sie einem die Verantwortung voll auf und gibt auch keine eindeutigen und tröstlichen Antworten."

Quantenphysiker bekennen also ganz klar, der Materialismus entspreche ihren Ergebnissen nicht. Doch berufen sich die Materialisten auch auf die Physik! Zugleich stehen sie im Widerspruch zu den Biologen und Neurowissenschaftlern, die behaupten, nur die externe Welt beeinflusse unser Inneres. Wie sollen wir mit diesem Widerspruch umgehen? Deutlich drastischer wird es noch, wenn wir aus den Aussagen dieser Physiker ableiten können, dass wir geistig hinter der Materie stehen und alles bewirken, also keineswegs der Materie und dem Zu-Fall unterworfen sind, wie uns die materialistischen Biologen glauben machen wollen:

„Das Gehirn kennt nicht den Unterschied zwischen den Dingen, die wie in unserer Umgebung sehen und denen aus unserer Erinnerung. Wir steuern das ganze Abenteuer".

Und dann sagt uns ein anderer Physiker dieser neuen Richtung:

„Wir erschaffen Realität. Wir sind Realität erschaffende Maschinen."

Also sind wir doch Maschinen? Also doch eine materialistische Welt-Sicht? Auf jeden Fall große Verwirrung der unter den größten Wissenschafts-Kapazitäten. Wie sollen wir da als Laien zu einem vernünftigen, sinn-vollen Verständnis der Welt kommen? Die GEIST-

WISSENSCHAFT, die neue Wissenschaft Rudolf Steiners, bietet uns die Möglichkeit, und darin liegt ihre zentrale Bedeutung wie auch ihr zentraler Wert. Die Neurowissenschaftler suchen im Gehirn nach unserem Ich (aus dem bleep-Film):

> *„Obwohl wir versucht haben, eine Antwort zu finden, wir haben danach gesucht, wir haben mit einem Kopf in jeder Öffnung nach einem Beobachter gesucht, aber es war keiner da. Keiner im Gehirn, keiner in den kortikalen, den subkortikalen oder limbischen Regionen. Keiner da, der Beobachter heißt. Und trotzdem haben wir alle die Erfahrung gemacht, Beobachter zu sein, der die Welt draußen beobachtet."*

Dass ich den Geist nicht im Gehirn finde, spricht doch aber nicht notwendigerweise gegen dessen Existenz! Triebfeder dieser Suche ist wohl letztlich wieder der Materialismus, denn man möchte den Geist an einem Ort finden, an einem Ort, wo er materiell nicht zu finden ist, ja nicht zu finden sein kann. Einige Quantenphysiker stehen allerdings doch durchaus im Einklang mit der spirituellen Sichtweise:

> *„In meinem Modell ist der Beobachter der Geist in einem vierschichtigen bio body suit [biologischer Körperanzug], also der Geist in der Maschine. Es ist das Bewusstsein, welches das Fahrzeug antreibt, die Umgebung beobachtet."*

Also ist der Mensch doch keine Maschine, sondern eben „Geist in einer Maschine"! Das jedoch entspricht einer spirituellen Weltsicht...

An dieser Stelle möchte ich für alles Folgende eines ganz klar zum Ausdruck bringen: Ich gehe davon aus, DASS DIE GEISTIGE WELT REALITÄT IST und zwar eine größere Wirklichkeit als die materielle, die ja längst von unseren Quantenphysikern selbst als nicht-wirklich „enttarnt" wurde. Der nun schon 150 Jahre andauernde Streit zwischen Bibelgläubigen und Verfechtern der Evolutionstheorie hat u. a. den Begriff „Kreationisten" hervorgebracht: Dieser bezeichnet eben jene

Menschen, welche an die Kreation (Schöpfung) des Universums innerhalb von sieben Tagen durch einen Gott glauben. Der Vorwurf, ein „Kreationist" zu sein, ist für einen Wissenschaftler heute schon ein beinahe ebenso drastisch wie etwa der des Rassismus. Doch führen mittlerweile nicht mehr die Kreationisten den Kampf gegen den Darwinismus, vielmehr sind es die Vertreter des sogenannten Intelligent Design (ID). Kennzeichnend für diese „neue Richtung" ist die Überzeugung, hinter der Schöpfung müsse eine (höhere) Intelligenz stehen. Doch gerade das bestreiten die Materialisten und versuchen, den Anhängern des ID, vor allem den Wissenschaftlern darunter, auf verschiedene Weisen, etwa durch das Mittel der Diffamierung, einen „Maulkorb" zu verpassen.

Zu dem Thema ist u. a. ein Biologie-Lehrbuch erschienen, das den Versuch eines Brückenschlages übernimmt: „Evolution. Ein kritisches Lehrbuch" von Prof. Siegfried Scherer (41). Zunächst in den Schulen des Bundeslandes Hessen als Lehrbuch zugelassen, wurde es jedoch in Folge der öffentlichen Diskussion verboten. Wer den Biologen Scherer bei einem seiner Vorträge über dieses Thema erlebt, wird Zeuge einer enormen Sachlichkeit, die sich von den ständigen emotional geprägten Ausfällen der Darwinisten wohl tuend unterscheidet. Man erlebt hier einen Wissenschaftler auf seiner Suche nach der Wahrheit und nicht bei der Verteidigung irgendeines Dogmas. Jedem Interessierten seien daher die Bücher und Vorträge (auch auf DVD) von Professor Scherer sehr empfohlen.

Eine ganz wichtige in diesem Buch vorgenommene Unterscheidung ist z. B. die der Makro- gegenüber der Mikroevolution. Unter Makroevolution (im Gegensatz zur Mikroevolution, für die Darwins Gesetze gelten) versteht man in der Biologie die Entstehung grundlegender Neuheiten, d. h. auch neuer Arten. Professor Scherer weist in seinem Buch ausdrücklich auf das Fehlen wissenschaftlicher Beweise dafür hin, dass die Darwinschen Gesetze der Evolution jemals die in der Natur vorkommende Makroevolution hervorgebracht haben. Das bedeutet, die klassische Lehre von Charles Darwin ist – im

Gegensatz zu den Behauptungen ihrer Anhänger – als Erklärungsmodell der Evolution eben nicht hinreichend. Wobei Wissenschaftler wie Professor Scherer und andere, so auch Rudolf Steiner, sich keineswegs grundsätzlich gegen Darwin richten – im Gegenteil. Dessen gewaltige Arbeit und Leistung genießt auch bei ihnen hohe Wertschätzung. Sie wehren sich jedoch gegen Fehlinterpretationen dessen, was Darwin aufgezeigt hat. Und wir haben gesehen, dass die eigentlichen Gegner Darwins unter den modernen Darwinisten zu finden sind, denn er selbst glaubte an die Idee des Intelligent Design! Als Beleg dafür kann das Originalzitat von Darwin am Beginn dieses Kapitels dienen, denn daraus wird ersichtlich, dass Darwin selbst an einen intelligenten Schöpfer glaubte, der die Makroevolution hervorbringt. Darwin und Scherer liegen also durchaus auf einer Linie!

Die modernen Darwinisten hingegen haben ihre eigenen Vorstellungen in die Evolutionslehre eingebracht und sich dadurch – wenigstens in Teilen – von Darwin selbst entfernt. Hier unterscheiden zu können, ist von zentraler Bedeutung für dieses Thema und der ganzen, auch immer wieder unsinnigen Auseinandersetzung. Den „Kern" des Streits, den casus belli, zwischen den beiden Gruppen bildet das Dogma der Kreationisten, wonach Gott die Welt eben in sieben (Erden-)Tagen erschaffen haben soll. Das ist m. E. völlig unsinnig, denn die Schöpfungsgeschichte selbst erzählt etwas anderes: Danach hat Gott (die Elohim) erst nach vier Tagen die „Lichter" (Himmelskörper) zur Zeitmessung an den Himmel gesetzt!

„Und Gott sprach: Es werden Lichter an der Feste des Himmels, die da scheiden Tag und Nacht und geben Zeichen, Zeiten, Tage und Jahre."
1. Mose, 1, 14

Wenn aber erst am vierten „Tag" eine Zeitmessung überhaupt möglich wurde, wie sollten dann vorher „Tage" zählbar sein?! Demnach spricht die Bibel selbst überhaupt nicht davon, dass die Erde in sieben Erden-Tagen entstanden ist. Folglich ist eine solche Behauptung aus der Luft gegriffen und damit gegenstandslos. Wer weiterhin daran festhält, hat entweder die Genesis nicht genau gelesen oder sie falsch verstanden. Die Einwände der Wissenschaftler hiergegen sind völlig berechtigt. Wenn also nicht von „Erden-Tagen" – wovon sprachen die Verfasser der Bibel dann? Nach unseren bisherigen Feststellungen haben sie offensichtlich genau über die Geschehnisse der Urzeit Bescheid gewusst. (In den Kapiteln über die sieben Welten werde ich das noch genauer erläutern.)

Hier sei jedoch zum Thema Genesis noch etwas angemerkt: Nicht nur, dass im Originalwortlaut mit „Gott" die Elohim gemeint sind, wir müssen auch die anderen Begriffe der antiken Autoren kennen und richtig deuten lernen. In den alten Schriften heißt es an der bewussten Bibelstelle „jom", das ist hebräisch und bedeutet tatsächlich „Tag", aber was verstanden die Eingeweihten jener Zeit darunter? Jom ist nach den Erkenntnissen Steiners die Bezeichnung für bestimmte geistige Wesenheiten, und daraus abgeleitet wäre ein Schöpfungstag gewissermaßen die Zeitspanne der Herrschaft dieser kosmischen Wesen. So hat man ja auch schon früher Zeit bzw. Geschichte eingeteilt, in Epochen, etwa anhand der Regierungszeiten von Pharaonen, Königen oder Kaisern, als die Geschichtsschreibung noch nicht annalistisch, d. h. in Jahreszahlen erfolgte. Das ist eine alte Tradition, die zur Entstehungszeit des Alten Testaments bereits existierte – weshalb man die Bibel auch so lesen muss. Im Kapitel 5 über die „Himmelsleiter" erscheinen die „jom" wieder. Demnach kann ein „Tag" auch einen Zeitraum von Millionen Jahren umfassen: „Denn tausend Jahre sind vor dir wie der Tag, der gestern vergangen ist und wie eine Nachtwache" (Psalm 90,4) und „Eines aber sei euch nicht verborgen, ihr Lieben, dass ein Tag vor dem Herrn ist wie tausend Jahre und tausend Jahre wie ein Tag." (2. Petr. 3,8). Eine reale, heute fassbare Zeitspanne können wir dafür natürlich nicht angeben, solange die Erde mit ihrer Umdrehung nicht existiert, denn so lange gibt es keine Tage, und solange sie die Sonne nicht umläuft, keine Jahre! Die Alten hätten also niemals irgendeinen konkreten, „nachmessbaren" Zeitraum nennen können. Rudolf Steiner gibt dazu folgende Erklärung:

Es gibt nirgends im weiten Umkreise der Literatur auch nur das Geringste, was als Beleg dafür dienen könnte, dass man es da, wo das Wort jom steht in der Bibel, zu tun hat mit irgend so etwas wie einer geologischen Periode. Dagegen entsteht allerdings jetzt für uns die Frage: was bedeutet dieses Wort jom, das gewöhnlich mit „Tag" übersetzt wird?

Da möchte ich Sie zuerst hinlenken auf eine alte Lehre, die im Sinne der Gnostiker vorhanden ist. Da hat man gesprochen von Mächten, welche sich an der Entwicklung unseres Daseins beteiligen, die nacheinander in diese Entwicklung unseres Daseins eingreifen, und man nannte diese Wesenheiten Äonen. Man sprach von den Äonen im Sinne der Gnostiker. Mit diesen Äonen sind nicht Zeiträume gemeint, sondern Wesenheiten. Das ist gemeint, wenn dass ein erster Äon wirkt und dann das, was er zu wirken vermag, auswirkt, dann von einem zweiten abgelöst wird ... und nur sehr spät ist der rein abstrakte Zeitbegriff mit dem verbunden worden, was das Wort Äon ursprünglich bedeutet. Äon ist etwas Wesenhaftes, etwas lebendig Wesenhaftes. Und in demselben Sinne lebendig Wesenhaftes, wie es Äon ist, ist sich das, was mit dem hebräischen Wort jom bezeichnet wird. 122, S. 90
Und wenn man es mit aufeinander folgenden sieben solcher jamin zu tun hat, dann hat man es mit sieben einander ablösenden Wesenheiten oder meinetwillen Wesensgruppen zu tun." 122, S. 91

Interpretiert man also die Bibel richtig, ergibt sich kein Widerspruch mehr zu Darwin, und genau das ist das Anliegen wirklicher Wissenschaft. Rudolf Steiner hat in seiner ANTHROPOSOPHIE, speziell in „Die Geheimnisse der biblischen Schöpfungsgeschichte", GA 122, damit das Rätsel der jom geklärt und so die Brücke geschlagen zwischen der modernen Naturwissenschaft und den alten spirituellen Schriften. Wir müssen längst nicht mehr darüber streiten, wer recht hat: die Bibel oder Darwin. Denn sie haben beide Recht. Die neue naturwissenschaftliche Forschung ist heute bereits in der Lage, die Kluft zu schließen und die Existenz der geistigen Welt zu beweisen, wenn sie nur will und aufzuzeigen, dass die Inhalte der Bibel sich durchaus mit der Evolutionslehre in Einklang bringen lassen. Am Beispiel von Adam und Eva ist dies ja bereits überzeugend gelungen. Folglich lässt sich aus der Naturwissenschaft selbst (und dies mit deren eigenen Methoden!) ableiten, dass die geistige Welt Realität ist. Deshalb benötigen wir dringend eine wirkliche Wissenschaft des Geistigen, eben die GEIST-WISSENSCHAFT (s. Kap. 8). Die Erkenntnis, dass die geistigen Wesen Realität sind und alles Existierende geistig wesenhaft ist, bildet die Grundlage der ANTHROPOSOPHIE Rudolf Steiners.

„Realität des Geistigen" heißt, alles entspringt dem Geistigen, so wie beispielsweise sämtliche Autos oder die Häuser, die wir konstruieren und bauen, ihren Ursprung im Geistigen haben, d. h. in den menschlichen Ideen, in der menschlichen Vorstellungskraft. Konsequent weiter gedacht bedeutet dies natürlich, dass wir Menschen selbst geistige Wesen sind und lediglich in einem Körper wohnen, „inkarniert haben", d. h. „ins Fleisch gegangen sind". Zahlreichen Menschen ist diese Vorstellung heute bereits zur Selbstverständlichkeit geworden, doch hält die Mehrzahl das immer noch für undenkbar und unbeweisbar, um nicht zu sagen für „völlig abgedreht", weil der Materialismus immer noch als allein seligmachend in den Köpfen der Menschen herumspukt – und unser Bildungswesen eben auch immer noch vom Gedankengut des Materialismus geprägt ist.

Die Tatsache unserer Existenz als geistige Wesen mit einem „Ich", einem unsterblichen „Selbst", bedeutet auch, dass wir mehrmals auf diese Erde (zurück-)kommen. Diese Entwicklungsgeschichte mit ihren Epochen werde ich zu einem späteren Zeitpunkt ausführlich beschreiben, doch steht eines jetzt schon fest: Jeder von uns war in all diesen Epochen schon einmal dabei, auch in der Zeit des geheimnisvollen Atlantis, auf die ich aber nur kurz eingehen werde.

6. KAPITEL

Was ist die „Himmelsleiter" der Bibel?

> *„Die größte Entscheidung Deines Lebens liegt darin, dass Du Dein Leben ändern kannst, indem Du Deine Geisteshaltung änderst."*
> **Albert Schweitzer**

Die Kernfrage meines Buches lautet: Existiert eine reale geistige Welt oder nicht – und wenn ja, wie erforschen wir sie und welchen Beitrag hat Rudolf Steiner zu ihrer Erforschung geleistet. Den meisten Menschen heute erscheint die Vorstellung einer real existierenden geistigen Welt völlig undenkbar. Doch die ANTHROPOSOPHIE Rudolf Steiners führt uns klar vor Augen, dass es nur eine geistige Welt gibt, demzufolge alles, was wir als „Materie" bezeichnen, auch lebendiger Geist ist. Das ist eine – vor allem in der Konsequenz – derart radikale Weltsicht, dass sogar viele Esoteriker hier nicht folgen können oder wollen, weil sie den Glauben an einen abstrakten „Geist" und eine abstrakte „Energie" vorziehen. Oder fällt dieser Glaube einfach leichter? Gott ist für viele Menschen „die höchste Energie". Dies ist jedoch, mit Verlaub, nur eine subtile und daher noch gefährlichere Form des Materialismus. Aus Sicht der SPIRITUELLEN WISSENSCHAFT gibt es weder Materie noch Energie, wie wir sie uns vorstellen. Es existiert nur der bewusste Geist und der bedeutet bewusste Wesen.

Das ist die radikale, aber auch heilende Vorstellung, die Rudolf Steiner uns nahe bringt, damit wir die Welt wirklich verstehen lernen. Sie steht im Einklang mit allen alten, uns bekannten spirituellen

Lehren. Das Neue an der Steinerschen Lehre ist die wissenschaftliche, d.h. für unseren Verstand nachvollziehbare Form. Das ist sein großes Verdienst. Können wir uns dieser Vorstellung annähern, der Vorstellung, alles um uns herum sei Wesen bzw. wesenhaft? Das Eingangszitat von Albert Schweitzer mag uns als Hinweis dafür dienen, dass die Beschäftigung mit dieser Idee sehr fruchtbar sein könnte.

Die Erkenntnisse Steiners über die wahren Schöpferwesen der Bibel und seine Erläuterungen dazu finden wir über viele seiner Werke verteilt (1). Das spirituelle Christentum begann mit dem Apostel Paulus und steht weiter in dessen Tradition. Es enthält eine genaue Auflistung der göttlichen Wesen und ihrer „Hierarchie". Wir müssen hier unterscheiden zwischen einem äußeren, exoterischen Christentum, das die Kirche nach außen hin umschließt, und einem inneren, esoterischen. Das können wir schon daran erkennen, dass Jesus zum Volk in Gleichnissen sprach und zu seinen Aposteln dann Klartext. Spirituelle oder esoterische Christen – das waren jene Menschen, die wir Eingeweihte nennen. Dazu gehörten neben Paulus mit großer Sicherheit auch die anderen Apostel sowie viele weitere, uns unbekannte bzw. historisch nicht verifizierbare Personen.

Ich fasse mit meinen eigenen Worten zusammen, worum es geht. Sehr interessant ist auch, dass bei diesen Darstellungen eines Rudolf Steiner die sich durch die Sichtweise eines geistigen Sehers und die der offiziellen Wissenschaft ergebenden Konflikte offenbar werden. Rudolf Steiner spricht davon, man könne die Bibel nicht einfach spekulativ auslegen. Die Bibel ist ein Einweihungsdokument, speziell das Neue Testament, das heißt, die Evangelisten haben aus ihrer geistigen Schau das Ereignis Jesu Christi beschrieben. Die GEIST-WISSENSCHAFT hat auch keine Schwierigkeiten damit, dass die Evangelien erst relativ spät entstanden sind, weil diese eben nicht als historische Dokumente abgefasst wurden, sondern aus dem inneren geistigen Erleben der eingeweihten Evangelisten. Und da es verschiedene Grade der Einweihung und damit auch der geistigen

Schau gibt, unterscheiden sich auch die Evangelien. So hatte beispielsweise Johannes nach Rudolf Steiner eine höhere Einweihung als die anderen – weshalb sich am Johannes-Evangelium eine stärker ausgeprägte Spiritualität feststellen lässt, die es deutlich von den Texten der anderen Evangelisten abhebt.

Zu Dionysius schreibt Steiner (z. B. GA 96, 25.03.07, S. 252ff), Paulus habe eine Einweihungsschule gegründet, wo die Christen in die inneren Geheimnisse um das Geschehen von Golgatha eingeweiht wurden. Paulus beauftragte dabei jenen auch historisch bekannten Dionysius damit, das Wissen um die Hierarchie der geistigen Welt zu lehren. Diese Tradition des Geheimwissens bestand schon seit Urzeiten, im Grunde hat sie sich bis zu Rudolf Steiner erhalten. Er selbst erkannte, dass die Zeiten der Geheimhaltung vorüber sein sollten und es nun der geeignete Augenblick war, dieses gesammelte alte Wissen der gesamten Menschheit zur Verfügung zu stellen. Weil wir heutigen Menschen dieses Wissen dringend benötigen, gab Steiner so viel davon an die Öffentlichkeit. Daher bestehen auch etliche Traditionen der geheimen Bruderschaften, vor allem bei den Freimaurern, nicht mehr in ihrer früheren Form und mit ihren einstigen Aufgaben, weil wir uns heute in einer für alle offenen und auch wissenschaftlichen Art mit diesem ehemaligen „Geheimwissen" beschäftigen sollen.

Die Schule des Paulus war die Schule „des Dionysius vom Areopag". Die Wissenschaft spricht von einem „Pseudo-Dionysius", weil sich jene Schriften, die unter dem Namen Dionysius Areopagitus liefen, erst für das 6. Jahrhundert nachweisen lassen. Dieser Umstand kann sich aus der Tatsache herleiten, dass die Esoterischen Schulen ihr Wissen absichtsvoll ganz für sich behielten. In früher Zeit war WISSEN etwas Heiliges, so etwa auch die Mathematik. So erlaubte beispielsweise die strenge Schule der Pythagoräer nicht, mathematisches Wissen einfach so nach außen zu geben. Bedenken wir dabei, dass es ohne Mathematik auch keine Atombombe gäbe, so können wir die Gründe für diese Geheimhaltung durchaus nachvollziehen: Sie entsprang einem großen Verantwortungsbewusstsein für die Welt. Historiker haben also ein Problem mit der Zuordnung der Schriften an einen bestimmten Dionysius. Steiners Erklärung hingegen ist einfach – und wie ich finde – absolut überzeugend: In der Schule des Paulus wurde „Dionysius" vom Eigennamen zum Titel, der auf jeden neuen Lehrer überging. Daher das „Durcheinander" mit den verschiedenen Dionysii: Der Dionysius aus dem Neuen Testament war natürlich ein anderer als der des 6. Jahrhunderts. Die – wann auch immer entstandenen – Schriften wurden erst im 6. Jahrhundert frei- und der Öffentlichkeit übergeben – sozusagen kollektiv unter dem Verfassernamen „Dionysius". Dieser Konflikt wurde auch während der Betreuung dieses Buches offenbar, als die Lektorin, selbst (Alt-)Historikerin, zunächst sehr energisch auf die deutlich andere Position „ihrer" Wissenschaft pochte. Doch zeigte sich in einem von beiden Seiten mit großer Intensität geführten spannenden Diskurs, dass die Kluft zwischen „äußerer" und „innerer" Wissenschaft jederzeit überbrückbar ist. Der Dialog zwischen Vertretern der äußeren Wissenschaft und denen der inneren Wissenschaft ist wichtig – aus Interesse an Wahrheit und Wahrhaftigkeit, aber nicht aus Rechthaberei, und dazu soll auch dieses Buch einen Beitrag leisten. Deshalb wurde hier auch beiden Positionen Raum gegeben. In der offiziellen historischen Forschung liest sich die Geschichte des Dionysius wie folgt:

Paulus hatte einen Schüler mit Namen Dionysios, den er mit seiner Rede auf dem Athener Areopag [„Ares-Hügel", heilige Stätte, alter Gerichtsort] bekehrt haben soll, daher rührt dessen Beiname „Areopagitos".

Einige Männer schlossen sich ihm an und wurden gläubig; unter ihnen war auch Dionysius (Apg. 17, 34).

Jahrhunderte später erschien unter dem Autorennamen Dionysius Areopagita (heute von der Geschichtswissenschaft als Pseudonym des unbekannten griechischsprachigen Verfassers Pseudo-Dionysius genannt) eine Sammlung von Schriften, die mit einiger Sicherheit aus der Zeit zwischen dem Jahr 500 und 532 n. Chr. stammt, jedoch fälschlicherweise dem Dionysios vom Areopag der Apostelgeschichte zugeschrieben wurde. Die Kirche hat diesen Irrtum trotz immer wieder aufkommender Zweifel (diesbezügliche Vermutungen hatte bereits Papst Hypatios im Jahr 532 geäußert) noch jahrhundertelang aufrecht erhalten, da die Urheberschaft eines authentischen Apostelschülers die Bedeutung der Schriften beträchtlich erhöhte und diese daher großen Einfluss auf die mittelalterliche Theologie nehmen konnten. Im 9. Jahrhundert wurden die Bücher ins Lateinische übersetzt und als dritter(!) potentieller Verfasser der Bücher der frühchristliche Märtyrer St. Dionysius aus Paris ins Spiel gebracht. (Der zweifelsfreie Beweis ihrer „Unechtheit" wurde überhaupt erst im 19. Jahrhundert erbracht!) Eine der Abhandlungen trägt den Titel: De caelesti hierarchia („Die himmlische Hierarchie").

Darin werden jene geistigen Wesen aufgeführt, die uns Menschen übergeordnet sind: Demnach stehen die Engel direkt über uns, darüber die Erzengel, es folgen die so genannten Archai (griech. „Urbeginne", „Urkräfte") und dann die Exousiai (griech. „Gewalten") – im Hebräischen Elohim! Eloah bedeutet in seiner semitischen Grundform „Mächtiger" oder „Starker". Dasselbe Wort heißt im Arabischen Allah (der Gott). Daraus lässt sich erschließen, dass der Islam in derselben spirituellen Grundlage wurzelt. In der folgenden Übersicht ist die gesamte geistige Hierarchie dargestellt, die „Weltregierung" des Universums, wie sie von Rudolf Steiner und den Eingeweihten der vergangenen Jahrtausende erschaut wurde. Auch andere Kulturen haben diese Wesen als „Götter" beschrieben, seien es die Sumerer, die alten Inder, Ägypter, Griechen oder Römer. Im Rahmen dieses Buches kann ich nicht im Detail auf diese Übersicht eingehen, werde jedoch in späteren Kapiteln immer wieder darauf zurückkommen.

Vier und fünf Stufen über(!) den Elohim erscheinen die ebenfalls in der Bibel genannten Cherubim und Seraphim. Sie nehmen demnach einen weit höheren Rang ein als die Elohim und sind daher weit mächtiger als jene, die am Anfang „Himmel und Erde erschufen". Wenn wir die Elohim schon als „Götter" betrachten können, was mögen es dann erst für Wesen sein, die „vor dem Angesichte Gottes" stehen? Erst am Ende dieser „Himmelsleiter", das ist ihre Bedeutung, wird jenes Wesen in Erscheinung treten, das wir als den „dreifaltigen Gott" bezeichnen, den „Vater", den Jesus Christus erstmals erwähnt. Die Elohim vom Anfang der Genesis entsprechen daher nicht dem „Gott" unserer heutigen Vorstellung des „Allmächtigen Schöpfers des Himmels und der Erden". Gott steht weit, weit über allen – und wirkt doch direkt, durch diese.

Das Wort „Gewalten" trifft übrigens die Bedeutung des hebräischen Wortes elohim am besten. Dass die Eingeweihten grundsätzlich eine Sprache sprechen, in der sie sich einig sind, erläutert Rudolf Steiner (Text vom Autor zusammengefasst):

Die Personen, die hinter allen Heiligen Schriften stehen, waren die sogenannten „Eingeweihten" und damit Wissende, und unter Wissenden bestehen keine Abweichungen, so wie unter Mathematikern auch keine Abweichungen und Diskussionen darüber geführt werden, dass zwei und zwei vier ist.

Eingeweihte waren zu allen Zeiten jene Personen, die durch harte innere Arbeit und Schulung die Fähigkeit erlangt hatten, in die geistige Welt zu schauen. Dabei erkannten sie die göttliche Hierarchie. Unter uns stehen die Tiere, über uns die Engel. Sie sind mit höheren Fähigkeiten ausgestattet als wir, so wie wir den Tieren gegenüber. Denken wir einmal darüber nach, wie viel mehr Möglichkeiten als die Tiere wir dank unserer Fähigkeiten haben, dann bekommen wir eine Ahnung von der Macht der Engel, vor allem der Erzengel und der Archai, die zwei und drei Stufen über uns stehen.

Wir können Autos, Bauwerke und Technologien erschaffen, die höheren Wesen lebendige Geschöpfe. Weiterhin zählen zu den höheren Wesen vor allem die Elohim, vier Stufen über uns – „unser"

Die Hierarchie der geistigen Welt in einer Übersicht

Die göttliche Trinität

1	}	Vater
2		Sohn
3		Heiliger Geist

Die 1. Hierarchie

1	Geister der Liebe	} Seraphim
2	Geister der Harmonien	Cherubim
3	Geister des Willens	Throne

Die 2. Hierarchie

4	Geister der Weisheit	} Kyriotetes	Herrschaften, Dominationes
5	Geister der Bewegung	Dynameis	Mächte, Virtutes, Tugenden
6	Geister der Form	Exusiai	Gewalten, Elohim, Potestates

Die 3. Hierarchie

7	Geister der Persönlichkeit	} Archai	Urbeginne, Arché
8	Feuergeister	Archangeloi	Erzengel, Boten der Archai
9	Söhne des Lebens	Angeloi	Engel, Boten Gottes

Die 4. Hierarchie auf der Erde

10	Mensch	7
	Tier	6
	Pflanze	5
	Mineralien	4
	3. Elementarreich	3
	2. Elementarreich	2
	1. Elementarreich	1

Heiland, Christus, ist einer von ihnen. Und darüber haben wir es noch einmal mit fünf höheren Mächten zu tun!

Nun regt sich in uns eine leise Ahnung dessen, was derartige Wesenheiten vollbringen können: Sie erschaffen und regieren nicht nur Sonnensysteme, sondern auch Galaxien. Hinter dem ganzen „Durcheinander" und „Trubel" in unserem Kosmos wirken überall großartige geistige Wesen, die sich Planeten, Sonnensysteme und Galaxien als ihre Körper ausgesucht haben. Das ist die große kosmische Schau, die uns die GEIST-WISSENSCHAFT übermittelt. Auch die alten indischen Rishis haben nichts anderes berichtet, nur verwendeten sie andere Namen wie Brahma, Vishnu, Shiva usw. Und – was Steiner uns enthüllt – wir Menschen sind auf dem Weg, ähnliche Schöpferwesen zu werden. Ist das Blasphemie? Nein, wahres Christentum:
   „Ich habe gesagt: Ihr seid Götter" (Joh. 10,34).

So hoch hinaus führt uns Rudolf Steiner und weist ausdrücklich darauf hin, dass erst jenseits der Seraphim, der höchsten Wesen, von jenem die Rede sein kann, den oder das wir als „Gott" bezeichnen mögen. Die GEIST-WISSENSCHAFT geleitet uns zur Erkenntnis unserer wahren Größe als Menschen.

Auch wenn dieses Bild zunächst jenseits all dessen liegt oder zu liegen scheint, was wir gelernt haben: Die Wahrheit ist die Wahrheit. Und wir Menschen versuchen, sie zu finden. Unter den Mathematikern wird, wie schon gesagt, nicht darüber diskutiert, ob zwei und zwei vier ist. Es wird nur darüber diskutiert, weshalb und unter welchen Umständen dem so ist und wie man das herausfinden kann. Dasselbe gilt für die Wahrheiten hinsichtlich der geistigen Welt und der Eingeweihten. Es geht nicht mehr um die Frage nach deren Existenz – die ist geklärt. Dieses Stadium haben wir in der Wissenschaft schon lange hinter uns gelassen, und nur noch die Verfechter des Materialismus klammern sich den an alten, wissenschaftlich längst überholten Vorstellungen fest. Heute geht es darum, dass wir uns auf den Weg machen, den Weg in die geistige Welt, und zwar auf eine gesunde Art und Weise, denn ein falscher Einstieg kann sehr ungesund sein. Und diesen Weg hat uns meiner Ansicht nach Rudolf Steiner gewiesen.

Im vorliegenden Kapitel haben wir bereits einen gewaltigen Ausgriff in die geistige Welt vollzogen, den ich Ihnen ohne weitere große Vorbereitung zugemutet (und zugetraut!) habe. Wie bereits ausgeführt, gehe ich von der Existenz einer geistigen Welt aus und auch davon, dass die GEIST-WISSENSCHAFT jene wirklich neue Wissenschaft zur Erforschung der geistigen Welt ist. Es wäre eine große Aufgabe unserer modernen Wissenschaft, und ihrer würdig, diese Erkenntnis auf ihren Wahrheitsgehalt bzw. auf ihre Beweiskraft hin zu überprüfen und die GEIST-WISSENSCHAFT in unserer Gesellschaft zu etablieren. Wer sich tiefer hineinbegeben möchte in die Geheimnisse der geistigen Welt, der findet in den Werken Steiners das gesamte dazu nötige Grundlagenwissen. Es sind dies in erster Linie die Theosophie (GA 9), die Geheimwissenschaft im Umriss (GA 13) und Wie erlangt man Erkenntnisse der höheren Welten? (GA 10).

Als Voraussetzung für jedes Studium der Geisteswissenschaften wie Psychologie, Philosophie, der GEIST-WISSENSCHAFT, aber auch der Naturwissenschaften können folgende Werke gelten: Die Philosophie der Freiheit (GA 4), Grundlinien einer Erkenntnistheorie der Goetheschen Weltanschauung (GA 2) und Wahrheit und Wissenschaft (GA 3). Die ersten Werke geben einen Überblick der geistigen Welt und zeigen den Schulungsweg, diese Welt zu erobern, die letztgenannten bilden die philosophische und erkenntnistheoretische Basis für jeden Wissenschaftler und Suchenden. Ohne das kann kaum jemals versteh-bar sein, was unser Geist und die Macht unseres Denkens im Rahmen der geistigen und der materiellen Welt bedeuten. Alle zusammengenommen legen die Werke das Fundament der GEIST-WISSENSCHAFT – und jeder Interessierte kann sich dieses Wissen selbst aneignen.

7. KAPITEL

Von Kraljevec über Schwarze Löcher zum Klimawandel

> *Das Zerbrechen beginnt allerdings bei dem dünnsten Elemente, bei der Wärme. Und im fünften nachatlantischen Zeitraum hat man nur die Gelegenheit, durch weiteres, immer weiteres Ausbilden der bloßen intellektualistischen Gedanken die Wärmeatmosphäre der Erde zu verderben.*
> **Rudolf Steiner** | 222, 23.03.23

In diesem Buch beziehe ich sehr grundsätzlich Position, dazu gehören fünf zentrale oder Kern-Aussagen. Erstens: Es existiert eine reale geistige Welt. Zweitens: Wir Menschen besitzen alle das Potential, d.h. die grundsätzliche Fähigkeit, in die geistige Welt zu schauen, müssen diese Fähigkeiten aber schulen". Das Ergebnis ist der geistige „Seher". In meinen Ausführungen über das Hellsehen (Kap. 13, S. **) werde ich etwas näher darauf eingehen. Drittens: Es gibt dazu einen systematischen Schulungsweg, den Rudolf Steiner aufzeigt und der sich wesentlich von modernen esoterischen Strömungen unterscheidet, weil er der sichere und gesunde Weg der Höherentwicklung unseres Bewusstseins ist. Dieser Weg wurde stets als der Weg der Einweihung bezeichnet.

Viertens: Es hat zu allen Zeiten und in allen Kulturen Eingeweihte und Seher gegeben, die gewissermaßen aus ihrer geistigen Schau heraus zu den spirituellen Leitfiguren der anderen Menschen wurden. Nur vor diesem Hintergrund können wir die alten Kulturen, die Pharaonen, die Hohepriester, die Druiden, die griechischen

Seherinnen wie Pythia und Kassandra, die Magier, Alchimisten, usw. wirklich verstehen, und dann klärt sich auch das Gesamtbild unserer Kulturgeschichte. Fünftens: Rudolf Steiner gelang es, diese jedem Menschen innewohnenden Fähigkeiten bei sich selbst auf ein einmaliges Niveau zu bringen, weshalb sich aus seinen Erkenntnissen und seinem Schulungsweg eine neue Wissenschaft für die Menschheit herausgebildet hat: die GEIST-WISSENSCHAFT.

Auf die elohim bin ich bereits kurz eingegangen und darauf, dass Christus, der Sohn Gottes, diese Elohim repräsentiert. Das gesamte Mysterium Christi steht im Mittelpunkt der Schau Steiners. Er enthüllt uns die kosmische Tat jener Wesenheit Christus, die kein Mensch war, aber zu einem Menschen wurde. Christus (von griech. chrízein: salben, also „der Gesalbte") inkarnierte mit der Taufe im Jordan im Körper des Jesus von Nazareth, wirkte drei Jahre in diesem Körper und wirkt seit seiner Auferstehung als Wesen in uns, da er heute die ganze Erde als seinen Körper besitzt. Der Christus wirkt in allen Menschen – unabhängig von ihrem jeweiligen Glaubensbekenntnis. Diese fundamentale Erkenntnis könnte zu einem raschen Ende aller Religionskriege führen, nähmen die Menschen sie nur endlich an! Christus hat nichts mit Religion im üblichen Sinne, d. h. im Sinne einer „Glaubensverwaltung" in der Art der Kirchen zu tun. Er wirkt. Und jeder, der tätige Nächstenliebe praktiziert, ist ein Christ! So wie man den barmherzigen Samariter mit Fug und Recht als den ersten Christen bezeichnen darf, weil er einem Menschen in Not half, unabhängig von dessen Religion und Herkunft, Rasse oder Stammeszugehörigkeit. In diese kosmischen Dimensionen führt die geistige Schau Rudolf Steiners. Nachdem ich in diesem Buch unmöglich sämtliche Geschehnisse um (den) Christus behandeln kann, das Thema ist entschieden zu umfangreich, lade ich interessierte Leser dazu ein, in Werk (1) Weiteres nachzulesen.

Vielleicht stellen Sie sich jetzt (oder schon länger?) die Frage: „Wie können wir überprüfen, ob all die Aussagen Steiners einen Wahrheitsgehalt haben und wie hoch dieser ist?" Dafür gibt es drei ganz einfache Anhaltspunkte: den eigenen Verstand, das eigene Wahrheitsgefühl und die eigene Lebenspraxis. Aussagen eines modernen Sehers – so wie grundsätzlich jede Behauptung – müssen sich mit dem gesunden Menschenverstand nachvollziehen lassen. Das ist ein entscheidendes Kriterium. Zudem müssen sie unserem tiefsten Wahrheitsgefühl standhalten, und vor allem mit der materiellen Wirklichkeit des Lebens übereinstimmen. In der empirischen Wissenschaft nennt man diesen letzten Teil „die Überprüfung durch das Experiment". Das sind die drei Universal-Instrumente unserer Seele, die aus den drei Kräften des Denkens, Fühlens und Wollens resultieren. Wir sollten sie einsetzen bei allen Themen, die uns begegnen, sie führen uns über die Ebene des Glaubens in die Regionen des Wissens.

In diesem Kapitel möchte ich Sie mit einigen Aussagen Steiners konfrontieren, an denen deutlich wird, dass seine geistige Schau bis in die moderne Wissenschaft hineinreicht und seine Ergebnisse durch diese bereits bewiesen sind. Daraus können Sie Rückschlüsse ziehen auf die hohe Qualität seiner seherischen Fähigkeiten und auf den Wahrheitsgehalt seiner Aussagen über die geistige Welt. Am Ende werde ich auch auf die höchst aktuelle Thematik des Klimawandels eingehen, zu dem Steiner eine verblüffende Aussage trifft, wie im Eingangs-Zitat schon angesprochen. Zunächst möchte ich Ihnen jedoch die Person Rudolf Steiner näher bringen, indem ich Ihnen ein wenig vom Leben dieses Mannes erzähle. Wer mehr darüber wissen möchte: Es gibt eine ganze Zahl guter Steiner-Biographien (s. a. im Literaturverzeichnis). Eine kurze Autofahrt hinter der ungarischen Grenze, im heutigen Kroatien, liegt das kleine Städtchen Kraljevec. Im Jahr 1861 war es Teil des großen österreichischen Kaiserreiches. Rudolf Steiner wurde am 25. Januar dort geboren, weil sein Vater als Beamter der österreichischen Bahn nach Kraljevec versetzt worden war. Sucht man im heutigen Ort das Geburtshaus Steiners, findet man nur ein kleines Schild an der Hauptstraße, dessen Hinweis allerdings so unklar ist, dass man sich durchfragen muss: Ein freundlicher alter Mann geleitet einen dann in eine kleine, Rudolf Steiner gewidmete Studierstube. Mehr gibt es dort nicht zu sehen. Der kleine Erinnerungsraum passt in seiner Schlichtheit zu dem bescheidenen Leben, das Rudolf Steiner trotz seines gewaltigen Werkes immer geführt hat.

Die Familie lebte nur eineinhalb Jahre in Kraljevec und kehrte dann in ihre eigentliche Heimat, nach Niederösterreich, zurück.

Ich stamme nicht aus Ungarn, sondern ich stamme wirklich aus Niederösterreich, und zwar in ältester Abstammung aus Niederösterreich, aus einer urdeutschen Familie. 176, S. 89

Mit diesen Worten verweist Steiner auf seine Herkunft. Ein ureuropäischer Geist war Rudolf Steiner und im damaligen Zentrum des Weltgeschehens mit der Entwicklung der ganzen Welt verbunden.

Rudolf Steiner war kein robustes Kind, im Gegenteil. Die Hebamme hatte das Kind schlecht abgenabelt und der kleine Junge deshalb viel Blut verloren. Angesichts dieser äußerst schwachen körperlichen Konstitution ist die Größe seines Lebenswerkes umso bemerkenswerter. Auch die familiären Verhältnisse waren sehr bescheiden: Oft gab es nur das Nötigste zu essen, weshalb sich erst der Junge und später der junge Mann auch hier selbst behaupten und lernen musste, mit wenig auszukommen. Eine Stärke seines Vaters lag in dessen freiem Geist, der den Jungen in keiner Weise einengte. Als dem kleinen Rudolf kirchlicherseits Prügel drohten, weil die Kinder zu spät zum Ministrieren gekommen waren, setzte der Vater dem damals für alle katholischen Buben üblichen Ministrantendienst für seinen Sohn ein Ende, weil er jegliche Art körperlicher Züchtigung verabscheute.

Rudolf Steiner war zwar katholisch getauft, doch seine Familie modern, aufgeklärt und weltoffen. Schon als Kind entdeckte Steiner „gewisse Schattenseiten des katholischen Klerus", wie er es formulierte. Nirgends war ihm „eigentliche Frömmigkeit oder

Religiosität vorhanden". Genau das, was heute so viele Menschen aus den Religionsgemeinschaften treibt...

In das siebente Lebensjahr Rudolf Steiners fällt eine Begebenheit, die ihm eine Fähigkeit vor Augen führt, die sein Leben bestimmen und über die er als Kind nicht mehr sprechen wird: Der kleine Rudolf hatte am Bahnhof in Pottschach, dem damaligen Wohnort der Familie Steiner, plötzlich seine Tante, die Schwester seiner Mutter, geistig gesehen. Diese hatte ihm ihren Selbstmord offenbart und ihn eindringlich um Hilfe für ihr neues Leben nach dem Freitod gebeten. Also ließ der Junge die Eltern wissen, die Tante habe sich das Leben genommen. Daraufhin sprach der Vater – seiner Weltoffenheit zum Trotz – den Jungen mit „dummer Bua" an.

Er hatte seine Eltern vom Freitod der Tante unterrichtet und dafür Unglauben sowie abschätzige Bemerkungen geerntet. Einige Tage später erhielt die Familie dann einen Brief, worin diese von dem tragischen Ereignis unterrichtet wurde, was Steiner jedoch erst einige Jahre später erfuhr. Rudolf Steiner wurde sich mehrerer Dinge bewusst: Erstens gab es eine geistige Welt, zweitens war er in diese Welt lebendig eingebunden, drittens konnte er diese auch ganz natürlich wahrnehmen und viertens mit niemand darüber sprechen. Das geht auch heute noch vielen Kindern und Erwachsenen so. Doch hat sich die Situation durch die enorme Zunahme und leichte Erreichbarkeit psychologischer wie auch esoterischer Literatur u. ä. in den letzten Jahrzehnten bereits beträchtlich verändert, um nicht zu sagen: ins Gegenteil verkehrt, weshalb es in gewissen Kreisen heute „normal" zu sein scheint, Kinder in den esoterischen Himmel zu heben und ihnen besondere „geistige Fähigkeiten" als „Indigokinder" oder „Kristallkinder" usw. anzudichten. In vielen Fällen werden hier leider Kinderseelen in große Gefahr gebracht. Rudolf Steiner hatte mit Einsamkeit zu kämpfen, die ein Resultat seiner seherischen Fähigkeiten bzw. des Umstandes war, dass er mit niemandem darüber sprechen konnte. Auch dies war eine spezielle Herausforderung an seine Seele.

Der Knabe hatte niemanden in der Familie, zu dem er von so etwas hätte sprechen können, und zwar weil er schon dazumal die herbsten Worte über seinen dummen Aberglauben hatte hören müssen.
B 83/84, S. 6

Steiner über sich und dann über seinen Bezug zur geistigen Welt:

Von Anfang an war mir das nicht eine bloße Form, sondern tiefgehendes Erlebnis. Das war umso mehr, als ich damit im Elternhaus ein Fremdling war.

Er lebte ohne Anteil an seiner häuslichen Umgebung, wie er selbst sagte:

Ich sah sie, aber ich dachte, sann und empfand eigentlich fortwährend mit jener anderen Welt. 28, S 28

Die seherischen Fähigkeiten Steiners beschränkte sich jedoch keineswegs auf den Kontakt mit Verstorbenen! Daher werde ich Ihnen nun einige seiner zahlreichen Erkenntnisse präsentieren, die bis in die moderne Astrophysik hineinreichen – und damit belegen, dass auch die Naturwissenschaften umfassend von Steiner profitieren könnten. Anstatt die Existenz GEIST-WISSENSCHAFT auszublenden oder sie gar zu bekämpfen, sollten die Wissenschaftler sich lieber – gerade auch zu ihrem eigenen Nutzen – damit befassen. Das Thema BSE beispielsweise habe ich bereits in (1) angesprochen. Der folgende Exkurs führt uns weit in die Physik, er gehört zu einem Vortrag Steiners aus dem Jahr 1909, worin er sich der Frage widmet, was eigentlich mit all unseren Erfindungen und Produkten geschieht, mit all den Gedanken, die wir uns gemacht haben:

Nun könnten Sie sich ja zunächst einmal vorstellen, dass unsere Erde sozusagen ein öder Schutthaufen würde, wenn der Mensch sie verlässt. Sie könnten es damit vergleichen, dass eine Stadt von der gesamten Bevölkerung verlassen wird. Sie wissen, wie eine solche Stadt nach kurzer Zeit schon aussieht, wie sie nach und nach zu einer Art von Erdhügel wird. Die Anschauung alter, vom Erdreich sozusagen und von außen tritt sie wieder auf. aufgenommener Städte gibt ja ein hinlängliches Bild davon. So ist es in der Tat heute. Aber so wird es nicht mit der Zukunft der Erde sein.

Dasjenige, was Sie zu einer Beantwortung der Frage führen kann, wie es mit der Zukunft unserer Erde sein wird, das kann die folgende Betrachtung geben: Was eigentlich bedeuten für die Erdenentwicklung Menschen, wie zum Beispiel Leonardo da Vinci, wie Raffael oder andere große Genien auf diesem oder jenem Gebiete? Was bedeutet es für die Erdenentwicklung, dass von Raffael oder Michelangelo jene wunderbaren Kunstwerke hervorgebracht worden sind, die da Tausende und aber Tausende von Menschen heute noch erfreuen? Aber vielleicht hat der eine oder andere von Ihnen, meine lieben Freunde, eine gewisse Wehmut empfunden beim Anblick des Abendmahles von Leonardo da Vinci, wenn er sich vor dem Bilde in Mailand fragen musste, wie lange es mit dieser Wundertat des Leonardo da Vinci noch dauern wird. Denn man soll nicht vergessen, dass zum Beispiel Goethe auf seiner ersten italienischen Reise dieses Kunstwerk noch in seinem vollen Glanz hat sehen können und dass wir das jetzt nicht mehr in dem Maße können. Also seit dieser Zeit Goethes bis heute ist es mit diesem Kunstwerk dahin gekommen innerhalb der äußeren materiellen Welt, dass es diese wehmütige Empfindung hervorruft. Es wird eben für Leute, die so viel später nach uns leben wie wir nach Goethe, gar nicht mehr da sein.

So ist es mit alledem, was Menschen auf der Erde schaffen und was in physischer Materie auf der Erde verkörpert ist. So ist es aber auch im Grunde genommen für die Erde selbst, ja auch mit den menschlichen Gedankenschöpfungen. Versetzen Sie sich einmal im Geiste in jene Zeit, wo die Menschen vergeistigt werden aufgestiegen sein in höhere Sphären. Gedanken im heutigen Sinne – ich will gar nicht sagen wissenschaftliche Gedanken, denn die werden nach dreihundert bis vierhundert Jahren schon keine Bedeutung mehr haben –, aber Gedanken der Menschen überhaupt, wie sie für die Erde eine Bedeutung jetzt haben, wie sie aus einem Gehirn hervorkommen, sie haben natürlich keine Bedeutung für die höheren Welten, sondern nur für die Erde. Aber der Mensch hat die Erde verlassen. Was ist mit alledem geworden, was die Menschen nun geschaffen haben im Verlaufe von Jahrhunderten und Jahrtausenden auf unserer Erde? 110, 18.04.09, S. 155ff

Dieser Vortrag konfrontiert uns mit Themen, die unserer Gedankenkraft das Äußerste abverlangen. Hier erhalten wir eine Ahnung vom eigentlichen Sinn unseres Daseins. Erst einmal erfahren wir, dass wir Menschen in höhere Sphären aufsteigen, dass unser Leben also keineswegs mit dem Tod beendet ist.

Was zunächst geistig in Betracht kommt, das ist natürlich die Evolution einer Individualität. Leonardo da Vinci ist höher gestiegen durch das, was er geleistet hat – das ist sein Höhersteigen. Wir aber fragen uns: Bedeuten die großen Gedanken, die großen Impulse, welche die gewaltigen Schöpfer dem Erdenstoff einprägen, bedeuten sie für die Zukunft der Erde nichts? Wird die Zukunft die Erde zu Staub zerbröckeln und das, was der Mensch aus der Erde gemacht hat, wird das mit dem Erdendasein verschwinden? Sie bewundern den Kölner Dom. Gewiss wird nach einer verhältnismäßig kurzen Zeit nicht ein Stein mehr auf dem anderen liegen; aber dass einmal der Mensch diesen Gedanken des Kölner Domes in Stein ausgedrückt hat, bedeutet das nichts für die ganze Erde? 110, 18.04.09, S. 155ff

Zum anderen geht daraus hervor, dass wir eine geistige Weiterentwicklung erfahren, durch das, was wir leisten. Unser Leben hat sehr wohl einen höheren Sinn als nur diese kurze Existenz hier auf der Erde oder das, was wir von hier aus der Nachwelt hinterlassen. Durch unser Denken und Tun hier auf diesem Planeten entwickeln wir uns selbst in der geistigen Welt weiter! Wo vernehmen wir sonst eine solche Botschaft? Wo hören wir, dass unser kurzes Erdenleben einen übergeordneten, weit reichenden, Wunder-vollen Sinn hat, der eben nicht auf die Zeitspanne unseres Erden-Daseins beschränkt ist? In den Naturwissenschaften und im Materialismus? Da ist jeder von uns nur ein Häufchen Materie, das „zufällig" entsteht und dann wieder vergeht, ohne jeden tieferen Sinn. Da bringt es auch nichts, sich für die Welt einzusetzen, denn wozu?

Im offiziellen Christentum? Dort wird zwar vom Ewigen Leben gesprochen, aber es bleibt völlig abstrakt. Die Eingeweihten mit ihrem höheren Wissen hingegen sagen uns: Da ist ein großen Sinn in und hinter deinem Leben. Deshalb lohnt es sich unbedingt, zu leben, zu lernen, sich zu entwickeln, sich für andere einzusetzen, kreativ zu sein, schöpferisch zu sein. Wir erfahren, dass wir Mitwirkende sind an einem großen Plan und dass das, was wir geistig leisten und mit unseren Händen erarbeiten, nicht verloren geht:

Sehen Sie, ein Planet wird in der Tat im Laufe seiner Entwicklung immer kleiner und kleiner, er zieht sich zusammen. Das ist so das Schicksal der Materie des Planeten; aber das ist nicht alles, das ist nur etwas, was sozusagen das physische Auge und physische Instrumente am Planeten betrachten können. Es gibt eine Entwicklung auch des Materiellen über diesen Punkt hinaus. Und jetzt wollen wir diese Entwicklung des Materiellen über diesen Punkt hinaus einmal ins Auge fassen, und ich komme auf das, wovon ich gesagt habe, dass es für einen Gegenwartsverstand schwer, vielleicht gar nicht begreiflich ist. Es ist nun so, dass die Erde sich fortwährend zusammenzieht. Dadurch drängt sich die Materie von allen Seiten nach dem Mittelpunkte. Und jetzt sage ich, selbstverständlich mit vollem Bewusstsein, dass es ein Gesetz von der Erhaltung der Kraft gibt, aber auch im vollen Bewusstsein der jedem Okkultisten bekannten Tatsachen: es drängt sich die Materie gegen den Mittelpunkt immer mehr und mehr zusammen, und das Eigenartige ist, dass die Materie im Mittelpunkte verschwindet.

Um es ganz anschaulich zu machen: denken Sie sich, Sie hätten ein Stück Materie, das würde immer mehr und mehr in den Mittelpunkt hineingedrängt – im Mittelpunkt verschwindet es; es wird nicht nach der anderen Seite hinübergedrängt, es verschwindet tatsächlich im Mittelpunkt in nichts!

So dass Sie sich vorstellen können, dass die ganze Erde einstmals, indem sich die materiellen Teile gegen den Mittelpunkt zusammendrängen, in den Mittelpunkt hinein verschwindet. 110, 18.04.09, S. 155ff

Diese Beschreibung erscheint uns zunächst als völlig unsinnig. Wie kann sich ein ganzer Planet in einen Punkt zusammenziehen und dann verschwinden? In der Mathematik ist die Idee eines einzigen Punktes bekannt und in der Physik nennt man das Zusammenziehen der Materie in einem Punkt eine „Singularität". Eine Singularität ist ein mathematischer Begriff, der genau das Zusammenziehen in einen mathematischen Punkt bezeichnet. Unfassbar daran ist, dass dies materiell natürlich nicht geht, denn in der Materie gibt es keinen „Punkt". Alles in der Materie hat seine Ausdehnung, doch ein Punkt hat keine Ausdehnung. Trotzdem kennt die Physik diese Singularitäten, und das „Un-Sinnige" ist in der Physik heute bereits Standard.

Eine solche Singularität in der Physik, genauer: in der Astronomie, ist beispielsweise das sogenannte Schwarze Loch. Ein Schwarzes Loch ist nichts anderes als das „Zusammenziehen der Masse eines Sternes in einen einzigen Punkt". Demnach beschreibt Steiner in seinem Vortrag ein Schwarzes Loch.

Sein Text stammt aus dem Jahr 1909. Die Idee dunkler Sterne, die Licht verschlucken, was Schwarze Löcher bekanntlich tun, ist schon älter. Doch berechnete Robert Oppenheimer erst 1939, dass beim Kollaps eines Sterns ein „Schwarzes Loch" entsteht, jenes Phänomen also, das Steiner beschreibt. Folglich hat die Physik 30 Jahre nach Steiner die Richtigkeit seiner Erkenntnis, seiner Schau, bewiesen. Dem Begriff Schwarzes Loch selbst begegnet man erst ab 1968, vorher sprach man von „dunklen Sternen". Im Internet-Lexikon Wikipedia steht über Schwarze Löcher:

„In der Mitte des Schwarzen Loches befindet sich mathematisch betrachtet eine Singularität, da an dieser Stelle die Gleichungen der Relativitätstheorie versagen. Die ganze Masse des Schwarzen Loches ist in einem Ring ohne Ausdehnung konzentriert. Die gesamte Materie stürzt in sich zusammen und konzentriert sich in der Singularität.

Im Falle von nicht rotierenden und elektrisch nicht geladenen Schwarzen Löchern ist der Ereignishorizont die Oberfläche einer Kugel um die zentrale Singularität."

Es ist in der Astrophysik der Schwarzen Löcher also die Rede von einer Kugel um das Schwarze Loch, einer Lichtkugel, denn dahinter wird es dunkel. Bei Steiner heißt es weiter:

Das ist aber nicht alles. In demselben Maße, wie das in den Mittelpunkt hinein verschwindet, in demselben Maße erscheint es im Umkreise. Da draußen tritt es wieder auf. An einer Stelle des Raumes verschwindet die Materie, und von außen tritt sie wieder auf.

Alles, was in den Mittelpunkt hinein verschwindet, kommt vom Umkreise wiederum herein, wird herangezogen, und zwar so, dass hineingearbeitet ist jetzt in diese Materie alles das, was die Wesen, die auf dem Planeten gearbeitet haben, der Materie eingeprägt haben; natürlich nicht in seiner heutigen Form, aber in einer Form, wie sie ihm eben durch diese Umwandlung gegeben wird. Sie werden so den Kölner Dom, indem seine materiellen Teilchen in den Mittelpunkt hinein verschwinden, von der anderen Seite wieder ankommen sehen. Nichts, nichts geht verloren von dem, was gearbeitet wird auf einem Planeten, sondern es kommt wieder von der anderen Seite her.

Dasjenige, was da angekommen war im Beginne unserer Erdenentwicklung vor der Saturnentwicklung, das müssten wir auswärts setzen, außerhalb des Tierkreises. Die Urweltweisheit hat es genannt den Kristallhimmel, und in diesem Kristallhimmel waren deponiert die Taten der Wesen einer früheren Evolution. Sie bildeten sozusagen dasjenige, auf Grund dessen die neuen Wesenheiten zu schaffen begannen. 110, 18.04.09, S. 155ff

Genau das beobachtet man bei Schwarzen Löchern, dort heißt es „Ereignishorizont". Zwar ist es physikalisch der Bereich, aus dem kein Licht mehr herauskommt, jedoch muss man es sich wie eine Kugel um das Schwarze Loch herum vorstellen. Und genau das haben die Alten als „Kristallhimmel" für ein ganzes System bezeichnet.

Man kann den Kristallhimmel demnach mit dem Ereignishorizont der Physik gleichsetzen, nur mit dem Unterschied, dass nach der SPIRITUELLEN WISSENSCHAFT in dem Umkreis die neue Schöpfung entsteht.

Steiner selbst betont, wie schwer annehmbar diese Vorstellung ist. Mit Hilfe der Physik ist es jedoch wesentlich einfacher, und die Ergebnisse der heutigen Quantenphysik sind so „ver-rückt", dass einen Vertreter dieses Fachs so leicht nichts mehr erschüttern kann, auch eine Beschreibung wie die Steiners nicht. Die Entstehung einer neuen Schöpfung im Schwarzen Loch ist das Faszinierende daran! Das haben die Physiker noch nicht erkannt. Wenn die Materie verschwindet, muss sie aber in einen Raum verschwinden, der außerhalb unserer drei Dimensionen gelegen ist. Und wenn sie wieder daraus hervorgehen soll, muss sie – wohl oder übel – durch eine andere Dimension hindurchgehen. Diese Vorstellung erinnert an den berühmten „Hyperraum" aus Science-Fiction-Filmen. Vielleicht lässt sich ja bei Steiner und den Physikern auch so etwas finden? Lesen wir weiter:

Wie gesagt, das ist für einen Gegenwartsverstand außerordentlich schwer zu fassen, weil der daran gewöhnt ist, nur das Materielle ins Auge zu fassen, weil er nicht gewohnt ist, einzusehen, dass an einer Stelle aus dem dreidimensionalen Raum das Materielle verschwinden kann und an einer anderen Stelle, nachdem es durch andere Dimensionen gegangen ist, wieder zurückkommt.

Solange Sie mit Ihrem Vorstellen im dreidimensionalen Raum bleiben, können Sie das nicht fassen, denn das geht aus dem dreidimensionalen

Raum heraus. Daher ist es nicht zu sehen, bis es von der anderen Seite in den dreidimensionalen Raum wieder hereinkommt. In der Zwischenzeit ist es eben in einer anderen Dimension. Das ist so eine Sache, die wir auch nunmehr fassen müssen, denn es hängen überhaupt die Dinge unserer Weltentstehung in der mannigfaltigsten Weise zusammen, und etwas, was an einem Orte ist, hängt zuweilen recht kompliziert mit etwas anderem zusammen, was sich an einem ganz anderen Orte im dreidimensionalen Räume befindet.
110, 18.04.09, S. 155ff

Damit haben wir also eine solche Beschreibung! Eine völlig identische gibt es in der Astrophysik: die Idee des „Wurmlochs", wobei ich auch hier die Definition von Wikipedia zitiere:

„Wurmlöcher wurden erstmals 1935 von Albert Einstein und Nathan Rosen beschrieben und deshalb ursprünglich Einstein-Rosen-Brücken genannt. Der Name Wurmloch stammt von der Analogie mit einem Wurm, der durch den Apfel, anstatt entlang der Oberfläche wandert. Er nimmt also eine Abkürzung durch das Wurmloch.
Die Gleichungen der allgemeinen Relativitätstheorie besitzen Lösungen, die auch uns ungewöhnlich erscheinende Eigenschaften haben. Wurmlöcher sind topologische Konstrukte, die weit voneinander entfernt liegende Bereiche des Universums durch eine ‚Abkürzung' verbinden."

Liest man sich dies alles durch, kommt man zu dem Schluss, dass Rudolf Steiner alleine aus seinen geistig-seherischen Fähigkeiten heraus zu Erkenntnissen gelangt ist, welche die Wissenschaft der Astrophysik erst Jahrzehnte danach gewonnen hat. Steiner schildert die Entstehung eines Schwarzen Lochs, lange bevor Phänomen und Begriff in der Physik bekannt waren. Die Tatsache, dass die Materie in einem einzigen Punkt verschwindet, ist heute mathematisch-physikalisch völlig unbestritten und folglich an der Qualität der Steinerschen Erkenntnis nicht zu rütteln. Darüber hinaus hat er aber auch den heute so genannten Ereignishorizont der Physiker und das

Konzept des Wurmlochs mit anderen Dimensionen beschrieben – sollte das seine Kritiker nicht wenigstens nachdenklich stimmen?

Zahlreiche derartige Erkenntnisse bezeugen die Größe der geistigen Schau Rudolf Steiners. Auch wenn schon andere (wie Pierre-Simon Laplace im Jahr 1795) die Idee eines dunklen Sterns vorgebracht hatten, die Beschreibung des Kollapses eines Sterns in eine sogenannte materielle Singularität kam erst 25-30 Jahre nach Steiner zum Tragen, ebenso wie das Wurmloch oder der Ereignishorizont. Doch beschreibt Rudolf Steiner bereits 1909 in einem Vortrag all diese drei Phänomene gemeinsam von seiner spirituell-geistigen Warte aus.

Ein weiterer, spektakulärer Beweis für die Qualität seiner astrophysikalischen Aussagen betraf das Zyan, ein Blausäuregift, das man auch in Kometen aufgespürt hat. Der Halleysche Komet hat in der Menschheitsgeschichte bekanntlich mehrfach für Aufregung gesorgt: So etwa als er sich im Jahr 1066 bei Hastings zeigte, gerade vor jener Schlacht, in der Wilhelm der Eroberer den englischen König Harold besiegte und dadurch das weitere Schicksal der britischen Inseln entschieden wurde. Auch bei seinem Erscheinen 1910 löste Halley's Komet eine regelrechte Kometen-Hysterie aus. Nicht zuletzt deshalb, weil die Erde seinen Schweif durchqueren musste, in dem sich vorher Spuren von Cyanwasserstoff (Blausäure) hatten nachweisen lassen. Die Angst vor einer Vergiftung entbehrt(e) jedoch jeder Grundlage, da die Gase in einem Kometenschweif viel zu gering konzentriert sind, um Schaden anrichten zu können.

Und was hat Rudolf Steiner mit Zyan in Kometen zu tun? Ganz einfach: Er hatte im Jahr 1906 darüber berichtet. Im Januar 1910 erhielt Steiner die Nachricht, man habe mit Hilfe der Spektralanalyse den Nachweis von Zyan in Kometen führen können.

Sehen Sie, meine Herren, es war 1906, da habe ich in Paris Vorträge gehalten, und da bin ich durch verschiedene Andeutungen, die von den Zuhörern gekommen sind, dazu gekommen, den Leuten zu sagen, da es auch heute noch solche Weltkörper gibt, die statt der Erdenluft-Atmosphäre die alte Zyanatmosphäre haben, die alte Zyanluft haben. Nämlich, wenn man heute die Erde anschauen würde vom Monde, namentlich vom Mars, so würde man in der Erdenluft überall drinnen die Kohlensäurespuren wahrnehmen können durch das sogenannte Spektroskop. Nun aber, wenn man die alte Erde, wo der Mensch seinen Kopf erst gekriegt hat, von ferne ansehen würde, würde man Zyan, Blausäurespuren statt Kohlensäurespuren wahrnehmen. Nun gibt es heute noch Körper, die in dem Zustande sind, wie die Erde dazumal war. Das sind nämlich die Kometen.

Die Kometen sind so, wie die Erde damals war, als der Mensch seinen Kopf gekriegt hat. Also müssen die Kometen Zyan enthalten. Und ich sagte dazumal 1906: Das Wesentlichste an den Kometen ist dasjenige, dass sie Zyan enthalten; wenn man also das Spektroskop auf sie richtet, muss man die Zyanlinie sehen. Und gleich darauf ist ein Komet erschienen. Die erscheinen ja selten. Und das Kuriose war, als ich dann nach einiger Zeit nach Norwegen kam und dort von dem erscheinenden Kometen viel die Rede war, haben die Leute tatsächlich die Zyanlinie bemerkt.

Sehen Sie, immer sagen die Leute, wenn Anthroposophie etwas weiß aus dem Geiste heraus, so müsste man es nachher bestätigen können! Solche Dinge sind nämlich viele da, die nachher bestätigt worden sind! Nur wenn die Bestätigung kommt, dann gehen die Leute darüber hinweg, dann unterschlagen sie sie. Aber tatsächlich ist das so, dass ich auf Grundlage dieser Umänderung der Atmung eben, bevor es mit dem Spektroskop gesehen worden ist, gesagt habe, dass die Kometen Zyan enthalten, dasselbe Zyan, das einstmals, als die Erde selber noch in einem Kometenzustand war, der Mensch gebraucht hat, damit er seinen Kopf kriegte. 348, 27.01.1923

Bei BSE („Rinderwahn") hat es mit dem Wahrheitsbeweis der Steinerschen Aussagen bis zum Ende des 20. Jahrhunderts gedauert, beim Beispiel von Adam und Eva (am Beginn meines Buchs) bis zum 21. Jahrhundert. Meines Erachtens bekommen wir damit eine Ahnung dessen, was GEIST-WISSENSCHAFT bedeutet: die exakte Beschreibung real existierender Phänomene aus der geistigen Schau heraus. Wir können ahnen, dass da etwas Neues entstanden ist, eben eine neue Wissenschaft, eine SPIRITUELLE WISSENSCHAFT, die das fortsetzt, was Platon und Aristoteles im 4. vorchristlichen Jahrhundert begonnen haben.

Es ist also höchste Zeit, Rudolf Steiner und seine Erkenntnisse entsprechend ernst zu nehmen und ihnen den gebührenden Rang einzuräumen. Ganz aktuell spannend wird es auch hinsichtlich unserer aktuellen Klimadiskussion!

Heute stehen zur Beantwortung der Frage: „Woher kommt denn nun die Klimaveränderung der Erde?" zwei wissenschaftliche Erklärungsmodelle im Wettstreit: der Treibhauseffekt und die Sonnenaktivitäten. Ich kann auf den üblicherweise vertretenen wissenschaftlichen Standpunkt an dieser Stelle leider nicht weiter eingehen, das würde den Rahmen sprengen, zudem ist es nicht mein Sachgegenstand, sondern soll hier nur als weiteres Beispiel dienen. Klar ist aber, dass auch hier politische und pekuniäre Interessen im Hintergrund (mindestens) stehen und die CO_2-Diskussion manipuliert wird, denn sie ist natürlich über die CO_2-Emissionen mit Geldgeschäften enormer Größenordnungen verflochten. Eiszeiten und Klimaveränderungen auf der Erde gab es immer schon, ohne dass der Mensch zuvor mit Treibhausgasen eingegriffen hätte bzw. hätte eingreifen können, und wissenschaftliche Belege für die „Urheberschaft" der Sonne liegen vor. Heute erscheinen die Sonnenaktivitäten in Verbindung mit der kosmischen Strahlung eindeutig als Verursacher der Klimaveränderungen und nicht das CO_2 (48)! Und das ist nun wieder spannend für die Beschäftigung mit Steiner, weil er zum einen die Sonne sehr wohl als Verursacherin sieht, darüber hinaus aber darauf hinweist, dass wir Menschen es sind, die durch unsere Gedankenkraft auch Sonnenaktivitäten bewirken!

Und verfolgen wir das Bild weiter. Gültige Imaginationen lassen sich weiter verfolgen. Nur ausgedachte Imaginationen lassen sich nicht weiter verfolgen. Denken Sie sich einmal, hier wäre ein Spiegel. Man sagt, er wirft das Licht zurück; die Ausdrucksweise ist nicht ganz richtig, das Licht darf aber jedenfalls nicht hinter den Spiegel kommen. Wodurch nur allein kann das Licht hinter den Spiegel kommen? Dadurch, dass der Spiegel zerbrochen wird. Und in der Tat, wenn der Mensch seine Gedanken nicht belebt, wenn der Mensch stehen bleibt bei den bloß intellektualistischen, toten Gedanken, muss er die Erde zerbrechen.

Das Zerbrechen beginnt allerdings bei dem dünnsten Elemente, bei der Wärme. Und im fünften nachatlantischen Zeitraum hat man nur die Gelegenheit, durch weiteres, immer weiteres Ausbilden der bloßen intellektualistischen Gedanken die Wärmeatmosphäre der Erde zu verderben. 222, 23.3.23, S 121-122

Damit liefert Rudolf Steiner eine völlig neue Erklärung für den Klimawandel! Natürlich lassen sich für derartige spirituelle Aussagen (noch!) kaum naturwissenschaftliche Beweise finden. Darum geht es mir jetzt auch gar nicht in erster Linie, sondern vielmehr darum, auf die immense, unglaubliche Macht unserer Gedanken und Gedankenkräfte hinzuweisen. Wer mehr darüber erfahren möchte, findet in (37) ein interessantes Buch über die Sonnenflecken. Durch die Diskussionen über die Treibhausgase will der materialistische Geist uns offensichtlich vom Wesentlichen ablenken – von den geistigen Ursachen des Lebens. Doch ist die Thematik zu komplex, als dass man sie auf einfache Formeln reduzieren könnte: Denn mit der CO2-Debatte steht selbstverständlich auch unser materialistischer Lebenswandel zur Diskussion! Diese wird aber weiter auf der materialistischen Ebene geführt und nicht auf der spirituellen, auch von den Umweltschützern – und das ist ihr großes Manko, denn sie bewirken damit das Gegenteil des Gewünschten. Es ist ein gigantisches Spiel, das hier gespielt wird! Im Kapitel über das Böse und den folgenden werden wir es verstehen lernen. Lassen wir die spirituellen Zusammenhänge jedoch weiter „außen vor", entgeht uns die Chance zu wirklicher Veränderung!

Die Macht unserer Gedanken soll also – nach Steiner – die Ursache eines möglichen Klimawandels sein. Natürlich lässt sich auch das ins Lächerliche ziehen und als Humbug abtun, aber weshalb und mit welchem Recht? Wir konnten doch bereits feststellen, dass Steiners Vorhersagen und Beschreibungen eine extrem hohe Trefferquote (bislang 100%!) haben. Meines Wissens konnte Steiner bis heute kein gravierender Fehler nachgewiesen werden! Andernfalls wären doch auch die Publikationen seiner Gegner voll davon – erstaunlicherweise findet man aber nichts Derartiges darin... Steiners innere Schau reicht allerdings weit über dieses Thema hinaus, und das sollte uns wirklich zu denken geben:

Dann aber kommt die sechste nachatlantische Periode. Würde die Menschheit nicht bis dahin bekehrt sein vom Intellektualismus zur Imagination, dann würde die Verderbnis nicht nur der Wärmeatmosphäre, sondern der Luftatmosphäre beginnen, und die Menschen würden mit den bloß intellektualistischen Gedanken die Luft vergiften. Und die vergiftete Luft würde auf die Erde zurückwirken, das heißt, zunächst das Pflanzliche verderben.
Und im siebenten nachatlantischen Zeitraum hat der Mensch schon Gelegenheit, das Wasser zu verderben, und seine Ausdünstungen würden übergehen, wenn sie die Ergebnisse bloß intellektualistischer Gedanken wären, in das allgemeine Flüssigkeitselement der Erde. Aus dem allgemeinen Flüssigkeitselement der Erde heraus würde zunächst das mineralische Element der Erde entformt werden. Und der Mensch hat durchaus Gelegenheit, wenn er seine Gedanken nicht belebt und damit dem Kosmos dasjenige zurückgibt, was er vom Kosmos empfangen hat, die Erde zu zersplittern. 222, 23.3.23, S. 122

Damit sagt Steiner in aller Deutlichkeit, dass wir Menschen die Erde tatsächlich zerstören können, bis hinein in den mineralischen Bereich. Doch wird nicht die Atombombe den tödlichen Schlag versetzen, sondern die „geistige Bombe" unserer materialistischen Weltanschauung! Der vielzitierte und derzeit möglicherweise wirklich erlebte Klimawandel mag ein Vorzeichen dessen sein. Doch die dahinter verborgenen geistigen Ursachen zu erkennen, ist eine große, schwer erfüllbare Aufgabe, weil die Öffentlichkeit von diesem Thema abgelenkt wird:

So hängt das, was im Menschen seelisch ist, mit dem natürlichen Dasein zusammen. Und das bloß intellektualistische Wissen heute ist lediglich ein ahrimanisches Produkt, um den Menschen hinwegzutäuschen über diese Dinge. Indem man dem Menschen weismacht, dass seine Gedanken bloße Gedanken sind, die mit dem Weltgeschehen nichts zu tun haben, macht man ihm einen Nebel vor, als ob er keinen Einfluss haben könnte auf die Erdenentwicklung, und als ob ohne oder mit seinem Zutun einmal das Erdenende so oder so kommen wird, wie es eben die bloße Physik vorschreibt.
Aber es wird nicht ein bloß physikalisches Erdenende kommen, sondern dasjenige Erdenende, das die Menschheit selber wird herbeigeführt haben. 22, 23.3.23, S. 123

Steiner weist dabei auf kommende Zeiten hin – wir kennen sie durch ihn als die neuen kleineren Zeitalter, in Astrologie und Astronomie als die Zeitalter der Sternzeichen bezeichnet, so etwa das Wassermannzeitalter, von dem seit einigen Jahren viel die Rede ist. Die Darlegung der kosmischen und spirituellen Bedeutung dieser Zeitalter ist essentiell, sie durchzieht das ganze Werk Steiners. In diesem Buch werde ich auch kurz darauf eingehen. Näheres finden Sie in (1). Den Begriff des Ahrimanischen habe ich bislang nicht erklärt, das folgt im Kapitel über das Böse. Falls Sie jetzt schon Genaueres wissen möchten über Ahriman, die große Herausforderung unserer Tage, dann vertiefen Sie sich schon vorab einmal in Kapitel 14.

8. KAPITEL

Das verwüstete Europa und die Bedeutung des Werkes Rudolf Steiners

> *Lassen Sie drei Jahrzehnte noch so gelehrt werden, wie an unseren Hochschulen gelehrt wird. Lassen Sie noch durch dreißig Jahre so über soziale Angelegenheiten gedacht werden, wie heute gedacht wird, dann haben Sie nach diesen dreißig Jahren ein verwüstetes Europa.*
> **Rudolf Steiner** | 194, 14.12.1919

Es hat nach Steiners Vortrag sogar nur 20 Jahre gedauert, bis mit dem Ausbruch des 2. Weltkriegs im Jahr 1939 die Zerstörung ihren Anfang nahm und sechs Jahre später furchtbare Tatsache war, so wie Steiner es prophezeit hatte. Europa war verwüstet. Die Ursache? Das, was an den Hochschulen gelehrt wurde. Was wurde und was wird heute noch gelehrt? Der Materialismus. Und wie wird demzufolge unsere Zukunft aussehen?

Es geht mir in diesem Buch vor allem um die große Bedeutung der Person Rudolf Steiners und seines Werkes für jeden Leser persönlich, jedoch auch um den Nutzen für uns als gesamte Menschheit. Deshalb dieses Zitat, das uns zeigt, wie konkret Rudolf Steiner bereits 1919 die Gefahr wahrgenommen hat, die Europa und den Rest der Welt bedrohte. In (1) finden Sie weitere Texte dazu. Die Verwüstung Europas bei Kriegsende war traurige Realität. Rudolf Steiners Prophezeiungen haben sich demnach auch hier – in diesem Fall bedauerlicherweise

– bewahrheitet. Und er nennt in jenem Vortrag des Jahres 1919 auch die konkreten Ursachen der Zerstörung: das akademische und das soziale Denken. Der Hinweis auf die geistigen Ursachen unserer menschlichen wie gesellschaftlichen Probleme zieht sich wie ein roter Faden durch Steiners ganzes Werk. Wir müssen unser Denken verändern, es erweitern. Wir müssen das wissenschaftliche Denken von der Naturwissenschaft auf das Geistige ausdehnen. Und wir müssen ein Dogma überwinden, das sich im wissenschaftlichen Denken der Neuzeit verankert hat und das von dem großen Philosophen Immanuel Kant ausgeht. Vereinfacht lässt es sich etwa so zusammenfassen: „Unsere Erkenntnisfähigkeit ist begrenzt. Wir haben nur unsere äußeren Sinne zur Verfügung und können daher nur diese nutzen, um Erkenntnisse zu gewinnen."

Diese Vorstellung, diese Geisteshaltung, dieser Glaube, diese Meinung – darüber hinaus reicht es tatsächlich nicht –, ist zu einem Dogma geworden! Damit widerspricht es selbst allem wissenschaftlichen Denken, denn es schließt andere Möglichkeiten, wie die eines „geistigen Sehens", a priori aus, „von vorneherein", wie es bei den Philosophen so schön heißt. Geistiges Sehen bildet aber gerade die Grundlage einer echten GEIST-WISSENSCHAFT, wie sie von Rudolf Steiner geschaffen wurde. Die Menschheit weiß seit Jahrtausenden, dass es innere (d. h. seelische und geistige) Sinne gibt, mit denen wir die geistige Welt wahrnehmen können. Es gilt also, das aus der Philosophie Kants abgeleitete Wissenschaftsdogma zu überwinden, sonst wird die Menschheit immer weiter und tiefer in immer neue Katastrophen treiben.

Hat sich denn seit 1919, dem Jahr von Steiners Vortrag, auf unserer Erde etwas Entscheidendes geändert? Haben wir seit dem 2. Weltkrieg nicht auch einen „Kalten Krieg" erlebt? Hunderte anderer Kriege weltweit, den Korea-Krieg, den furchtbaren Vietnam-Krieg, die vielen entsetzlichen Bürgerkriege vor allem in Afrika und in jüngster Zeit den neuen grausamen Irak-Krieg? Und haben wir nicht den Dauer-Konflikt im Nahen Osten mit dem Brennpunkt Israel, der die Welt wieder an den Rand des Abgrundes drängt, steht hier nicht schon die Gefahr eines dritten verheerenden Weltkriegs am Horizont, eines mit Sicherheit wesentlich schlimmeren als die ersten beiden? (In politischen Kreisen in den USA sprach man im gerade erst vergangenen Jahr 2007 in Verbindung mit der Iran-Krise sogar vom „Vierten Weltkrieg").

Rudolf Steiner versuchte ab 1919, ein Jahr nach dem Ende der großen Katastrophe des 1. Weltkriegs, die Menschen in Europa mit seiner Vision der „Dreigliederung des sozialen Organismus" (s. S. **) aufzurütteln, ihnen vor Augen und ins Bewusstsein zu rufen, was zu verändern war. Leider vergebens. Heute, am Beginn des 21. Jahrhunderts, sind wir mit einer vergleichbaren Situation konfrontiert. Wollen wir auch diesmal vor den Gefahren und ihren Ursachen die Augen verschließen? Wollen wir auch diesmal weiter in die falsche Richtung marschieren und die auch durch Steiner aufgezeigte Richtung für eine mögliche Lösung – die Einbeziehung des Geistigen - ausschlagen? Im selben Vortrag führte Steiner aus:

Sie können noch so viele Ideale auf diesem oder jenem Gebiete aufstellen, Sie können sich die Münder wund reden über Einzelforderungen, die aus dieser oder jener Menschengruppe hervorgehen, Sie können in dem Glauben reden, dass mit noch so eindringlichen Forderungen etwas getan werde für die Menschenzukunft – alles wird umsonst sein, wenn die Umwandlung nicht geschieht aus dem Fundamente der Menschenseelen heraus: aus dem Denken der Beziehung dieser Welt zur geistigen Welt. Wenn nicht da umgelernt wird, wenn nicht da umgedacht wird, dann kommt die moralische Sintflut über Europa! 194, 14.12.19

Das heißt im Klartext, wenn wir die „moralische Sintflut" von uns abwenden wollen, müssen wir die Existenz der geistigen Welt akzeptieren und uns ihr zuwenden. Bei Wikipedia heißt es, Steiner sei „Geisteswissenschaftler" gewesen. Was bitte ist das? Ich hatte schon weiter vorne ausgeführt: Ein Geisteswissenschaftler im

Sinne eines umfassend tätigen Geistesforschers muss ein GEIST-WISSENSCHAFTLER sein und die Fähigkeit besitzen, die geistige Welt exakt zu beobachten. Rudolf Steiner war einer jener besonderen Menschen, die durch einen schwierigen, oft entbehrungsreichen Lebensweg, durch eine lange und harte Schulung, ihre geistigen Augen öffnen und so in die geistige Welt blicken können. Rudolf Steiner bezog seine Erkenntnisse aus seiner geistigen Schau, eine Fähigkeit, über die er bereits als Kind verfügte. Die geistige Welt war ihm ebenso vertraut wie die materielle, anfangs vielleicht sogar vertrauter. Damit zu leben, war damals noch schwieriger als heute, denn die Öffentlichkeit wusste noch wenig mit derartigen Begabungen anzufangen. Heute jedoch sehen wir Menschen mit besonderen, „überirdischen" Talenten sogar im Fernsehen auftreten, und wir gewöhnen uns langsam daran. Woran? An die Vorstellung der Existenz einer geistigen Welt!

Wodurch ließe sich das am besten veranschaulichen? Zu Anfang habe ich ein Bild entworfen und möchte jetzt ein weiteres anführen. Vielleicht stellen Sie sich einfach einmal eine Luftblase in einem Ozean vor, denn jeder von uns mit seinem Körper, dem physischen Körper, gleicht einer Luftblase in einem gewaltigen Meer, im Ozean des geistigen Lebens. Oder – vielleicht noch zutreffender: Stellen Sie sich ein U-Boot vor, Ihren Körper als ein U-Boot, das den weiten Ozean durchkreuzt, jedoch nur für eine begrenzte Zeit. Irgendwann steigt man wieder aus. Das eigentliche Leben spielt sich nicht im U-Boot ab. Auch der Ozean ist nicht das eigentliche Leben, auch ihn verlassen wir wieder. Ihn umgibt eine Lufthülle. Und diese Lufthülle, unsere Atmosphäre, ist von einem kosmischen Vakuum umfangen.

So können wir uns aus geistiger Sicht unser körperliches Leben vorstellen. Verschiedene geistige „Sphären" (das Wort leitet sich vom Griechischen sphaira, „Kugel" ab), umgeben uns wie der Ozean das U-Boot, darüber die Atmosphäre den Ozean und schließlich der Weltraum die Atmosphäre. Diese verschiedenen Sphären sind auch die Sphären der aufgezeigten geistigen Hierarchien. Sie durchdringen

uns wie die Luft unseren Körper. In Kapitel 10 („Unsere 9 Körper")
werde ich näher auf die verschiedenen Sphären eingehen. Der
Einblick in die uns umgebenden Welten ist die Fähigkeit des Sehers.
Menschen mit derartigen Begabungen wurden in vergangenen Zeiten
auch „Eingeweihte" genannt. Auch sie übergaben ihre geistige Schau
der Welt – in Form von Sagen, Legenden, Märchen. In klare Worte
fassen konnten und durften sie ihre Erkenntnisse nicht, denn die
Menschen damals besaßen noch nicht den geschärften Verstand und
das Wissen, um die geistige Welt erfassen zu können. Das änderte sich
mit dem großen Aufbruch der Wissenschaften. Damit war die Zeit reif
geworden, alle Menschen am Wissen um den Geist, die geistige Welt
und die geistigen Wesen teilhaben zu lassen. Und es war die Aufgabe
Rudolf Steiners, den Menschen dieses Wissen zu vermitteln, es so in
die Welt zu bringen, dass alle modernen Menschen es geistig erfassen
und zum Wohl ihres eigenen Lebens und das der Welt nutzen konnten.

Natürlich wird es viele geben, die ausrufen: „So ein Unsinn, das
mit der geistigen Welt!" Doch woher nehmen sie die Berechtigung,
ihre Meinung, ihre materialistische Sichtweise, über die geistige zu
stellen? In einem interessanten Astrologiebuch (40) schreibt der
Autor in einer kritischen Anmerkung zu Steiner:

„Ich bin nicht warm geworden mit Steiner."

Wenn wir uns auf Wahrheitssuche begeben, kann es dann darum
gehen, ob wir warm werden mit der Wahrheit? Ob sie uns genehm ist?
Nein, denn die Wahrheit existiert unabhängig von uns! Ob wir mit
einer Sache warm werden, hat nichts mit ihrem Wert und der Wahrheit
zu tun, die sich hinter dieser Sache verbirgt. Denken Sie einmal daran,
wie viele Menschen nie warm geworden sind mit der Mathematik, für
die „Mathe" in der Schule Schreckensfach und Horror pur war! Was
jedoch sagt das über den Wert der Mathematik aus, die Grundlage
all unserer modernen Technik? Wir, Sie und ich, wir sind Menschen.
Das ist etwas Gewaltiges, etwas Erhabenes und Erhebendes, etwas
Wunderbares, denn wir sind göttlich. Das große Mysterium unseres

Lebens ist Gott, es bedeutet, Gott ist in uns Mensch geworden und wir sind auf dem Weg, aus uns Menschen Gott wiederauferstehen zu lassen. MENSCHSEIN ist daher auch eine enorme Herausforderung, denn es geht um nichts Geringeres als um unsere eigene FREIHEIT. Wir sind dazu berufen, in Freiheit Schöpfer zu werden.

Freiheit ist zunächst unser höchstes Gut, denn nur mit ihr können wir die LIEBE in uns entfalten. Das Mysterium der Liebe besteht darin, dass wir sie frei wählen sollen. Denn was wäre eine echte, wahrhaftige Liebe, die nicht aus einer freien Entscheidung erwächst? Instinkt und entsprechendes Paarungsverhalten besitzen auch die Tiere. Deshalb bedeutet Menschsein: frei werden.

Nun gibt es Personen und (Interessen-)Gruppen, die gar nicht wollen, dass alle Menschen frei sind bzw. werden. Deshalb versuchen sie mit allen Mitteln – hauptsächlich mit Angst, Macht, Lügen und anderen Manipulationen – uns daran zu hindern, frei zu werden und dann frei zu lieben. Was schützt uns davor? Was hilft gegen Angst und Lüge, gegen Krankheit und Depression? Zunächst Erkenntnis, dann – daraus entwickelt – Freiheit und Liebe!

„ERKENNTNIS ist der größte Heiler, Unwissenheit die Ursache aller Probleme," sagt ein altes indisches Weisheitswort.

Es gibt Menschen, die in ihrem Leben keine andere Aufgabe sehen, als uns Mit-Menschen zur Entfaltung unserer Größe durch SELBSTERKENNTNIS zu verhelfen. Sie dienen der Menschheit. Man nennt sie „Eingeweihte". Da sie den Rest der Menschheit dabei unterstützen wollen, seine Freiheit, seine Selbst-Bestimmung, zu finden, werden sie von allen denen bekämpft, die aus Un-Informierten, aus abhängigen Menschen ihren Nutzen ziehen. In diesem Buch versuche ich, die wichtigsten Erkenntnisse jener „Seher" und „Helfer" in kompakter Form zusammenzufassen oder meinen Leserinnen und Lesern wenigstens den Weg dorthin zu weisen.

SELBSTERKENNTNIS ist also das große Ziel. Nur sie kann uns befreien und uns in Körper und Seele heilen, von der (Schul-)Medizin erwarten wir das vergeblich. Doch wer von uns bemüht sich wirklich ernsthaft darum? Das Erlangen von Selbsterkenntnis setzt jedoch das Streben nach WAHRHEIT voraus.

WAHRHEITSLIEBE ist einer der höchsten Werte unseres menschlichen Daseins. Dieses Buch habe ich daher für all jene geschrieben, die das Verlangen nach Wahrheit und Wissen in sich tragen, für all jene, die sich von Irrglauben und blindmachenden Vorurteilen befreien wollen.

Das Wissen in diesem Buch behandelt das Wunder und die Größe unseres Menschseins. Es ist das Wissen, wie es vor allem Rudolf Steiner, jener große Seher im Europa am Beginn des 20. Jahrhunderts in neuer Form in die Menschheit gebracht hat.

Wir haben diesem Mann unendlich viel zu verdanken und doch wird dieser europäische Geist m. E. noch immer viel zu wenig gewürdigt. Wir heben lieber Naturwissenschaftler und andere Erforscher des „Objektiven" in den Himmel der Öffentlichkeit, weil sie uns neue (und vielleicht ver--rückte) Denkweisen über die Materie vermitteln.

Die meisten der Mächtigen wollen uns Menschen unfrei halten. Sagt uns das nicht auch der Verstand? Es ist doch nur konsequent und logisch, dass sie ihre Macht zu ihrem Machterhalt benutzen und alles unternehmen, damit wir abhängig bleiben. Und aus keinem anderen Grund will man uns auch von den Erkenntnissen der freien Geister fernhalten. Deshalb werden die freien Geister stets bekämpft. Auf dem Humus mehr oder weniger geschickter Manipulationen wachsen und gedeihen dann unsere vielen Vorurteile. Wenn wir wirklich frei werden wollen, ist es unsere innerste, vordringlichste Aufgabe, uns aus diesen Verstrickungen zu lösen. Machtmittel gibt es einige. Dazu zählen vor allem das Geld und die dadurch erzeugte

Abhängigkeit. Doch liegen unser Geist und unser Herz außerhalb dieses Machtbereichs. Niemand kann uns unseren freien Geist und unsere Liebesfähigkeit nehmen! Doch müssen wir uns beides erst erobern. Und dorthin gibt es nur einen Weg: den Weg der Wahrheit.

Rudolf Steiner hat immer wieder die große Gefahr angesprochen, in die wir durch den Materialismus hineinschlittern. Im Kapitel über das Böse (Kap. 14) liefere ich Ihnen die Hintergründe dazu. Und die GEIST-WISSENSCHAFTLER unserer Zeit beschreiben die Gefahr auf ihre Art. Wir sollten die Weltsituation daher endlich ernst nehmen!

„Die Menschheit hat sich weit von ihren geistigen Urquellen entfernt. Sie ähnelt heute einem Schiff, dessen Mannschaft zerstritten ist – es hat keinen Kapitän, ist leckgeschlagen und hat Motorschaden. Ein Teil der Mannschaft hat dies bereits begriffen und dazu aufgerufen, sich zu versöhnen und das Schiff zu reparieren. Doch das größte Unheil – das noch keiner wahrnimmt – besteht darin, dass das Schiff auf Riffe zusteuert und ohne Kursänderung selbst eine Reparatur des Motors Schiff und Mannschaft nicht retten kann.

Die Menschheit steht vor einer Gefahr, die weitaus größer als die atomare Gefahr ist – dem geistigen Verfall. Am schlimmsten sind die Verluste, die wir nicht merken und fühlen, weil der Niedergang auf der Ebene des Geists beginnt und dann auf die Ebene des Körpers übergreift. Dieser Prozess nähert sich gegenwärtig einem kritischen Zustand, denn unser heutiger Geist wird morgen und übermorgen der Körper unserer Kinder und Enkel sein. Ergo, je schlechter unser Geisteszustand heute ist, umso schlechter wird der Gesundheitszustand – sowohl in geistiger als auch in körperlicher Hinsicht – unserer Nachkommen sein.

Meine beim Studium der Biofeldstrukturen der Menschheit gewonnenen Informationen sind sehr besorgniserregend.“ (49)

Mit diesem kurzen Exkurs wollte ich Sie, meine Leser, noch näher an die gesellschaftspolitische Bedeutung des Steinerschen Werkes heranführen. Sie mögen sich fragen, worin hierbei der Wert für Ihr persönliches Leben liegen mag. Genau das ist mein Hauptanliegen: Ihnen aufzuzeigen, dass Sie ein Großes Leben besitzen und dass alles Wissen und alle Methoden, einen kurzfristigen Erfolg im kleinen Leben zu erlangen, von geringem Wert für Ihr Großes Leben, ihr wirkliches Leben haben! Das Werk Steiners dient Ihrer Seele, Ihrem Großen Leben. Die Unmengen von „Ratgeber-Büchern", die uns Reichtum, Partner, Erfolg, Macht, Ruhm versprechen, was sagen sie uns letztlich über uns selbst, unser wahres Wesen? Dass Bücher und Filme über den „Kosmischen Bestellservice" oder „The Secret" einen solchen Erfolg bei der breiten Masse und sogar bei sehr vielen nach Spiritualität strebenden Menschen haben, zeigt nur, wie massiv wir noch in unser Ego verstrickt sind. All diese Sichtweisen, auf kurzfristige Ziele und Erfolge ausgerichtet, können uns den Blick auf unser wirkliches Leben verbauen. Die Geister, die darin wirken, werden wir bald kennen lernen. Es ist an der Zeit, endlich bewusst zu werden! Das heißt auch, die Zusammenhänge zu durchschauen, da die überwiegende Mehrzahl der Menschen sonst der Spielball der Mächte bleibt und wir unsere Freiheit nicht erringen. Darin liegt die große Gefahr für uns als Einzelwesen wie auch für die gesamte Menschheit, wie hier ausgeführt. Wir wachsen als Menschheit zusammen, deshalb wird es ein individuelles Glück immer weniger geben, wenn wir nicht gleichzeitig dafür sorgen, dass auch unsere Mitmenschen glücklich sind.

9. KAPITEL

Es begann alles auf dem Saturn

> *„Es gibt eine Theorie, die besagt, wenn jemals irgendwer genau herausfindet, wozu das Universum da ist und warum es da ist, dann verschwindet es auf der Stelle und wird durch noch etwas Bizarreres und Unbegreiflicheres ersetzt. – Es gibt eine andere Theorie, nach der das schon passiert ist."*
> **Douglas Adams** | britischer Schriftsteller

Unsere Reise begann mit dem Schöpfungsbericht – jetzt geht es in noch viel fernere, in Ur-Zeiten, zurück. Wie ist das möglich? Wenn Altertumsforscher, Vor- und Frühgeschichtler, Archäologen, Anthropologen, Erforscher der alten Kulturen oder Paläontologen, Erforscher der vergangenen Urzeit, Überbleibsel von Sakral- und Profanbauten, Knochen- oder sogar Stoffreste finden, können sie daraus – mit Hilfe der modernen Medien – die Welt von damals zu neuem Leben erwecken. Die Ergebnisse – faszinierende Bilder! – sehen wir heute in Filmen und Fernsehdokumentationen. Aus vermeintlich totem Material werden fantastische Bilder der Urzeit „gezaubert" und sogar Filme wie etwa Jurassic Park mit lebenden Sauriern. (Es wäre spannend, zu erfahren, was die Saurier oder unsere Urahnen selbst davon halten und ob sie sich überhaupt „wiedererkennen" würden...)

Doch wie dem auch sei, die verschiedenen Wissenschaftler können aus geringen Resten ganze Universen neu erstehen lassen. Auch die Genforschung trägt ihren Teil dazu bei. Man kann also sagen: In den alten Funden – sofern man sie lesen kann – lebt die Vergangenheit weiter! Auch in den Archiven der Fernsehsender ist Geschichte gespeichert, etwa alte Wochenschauen und Filme über das Dritte Reich oder den Tod John F. Kennedys. Historische Ereignisse, früher magnetisch, heute elektronisch auf „Festplatten" und den silbrig schimmernden „Bildplatten" gespeichert. Dank des rasanten Fortschritts auf dem Elektronik-Sektor lässt sich heute auf einer CD eine vollständige Lexikothek mit dem dazugehörigen Bild- und Kartenmaterial unterbringen. In nicht ferner Zukunft werden wir über Medien verfügen, die das gesamte Wissen der Menschheit in kompakter Form speichern können.

Jetzt stellen Sie sich bitte anhand dieser Beispiele einmal eine Art kosmisches Archiv vor, wo alles dokumentiert ist, was jemals auf der Erde und in unserem Sonnensystem geschehen ist. Nach unserem heutigen Kenntnisstand müsste dieses Archiv nicht einmal gigantisch groß sein und könnte beliebig oft vervielfältigt werden. Dann gehen Sie einen Schritt weiter zu der Vorstellung, das Speichermedium sei derart fein, dass man es nur als „geistig" bezeichnen und derart dicht, dass man auf kleinstem Raum unglaublich viele Bilder speichern könnte. Und schließlich wagen Sie sich einmal zu der Idee vor, wir Menschen besäßen grundsätzlich die Fähigkeit, diesen Speicher abzufragen – mit einem „inneren Auge".

Auf der Basis dieser Annahmen können Sie dann das altindische Wort Akasha verstehen. Der Begriff „Akasha" wird meist mit „Raum" oder „Äther" wiedergegeben, aber das ist eben nur eine Übersetzung, der Versuch einer Annäherung. Stellen wir es uns lieber als hochfeines, wissenschaftlich noch unerforschbares Medium vor, feiner als Luft und darin alle Ereignisse dieser Welt in Bildern gespeichert. Die Physiker heute sprechen von einer unsichtbaren Substanz, die sie „Dunkle Materie" nennen und die 90% unseres physikalischen Universums ausmacht – wer weiß, vielleicht haben sie damit die Akasha entdeckt?

Die alten Rishis der Inder nannten die Aufzeichnungen in diesem Medium Akasha-Chronik. Geistig entsprechend hochentwickelte Menschen sind imstande, in dieser Chronik zu lesen, sie so anzuschauen, wie wir anderen alle beispielsweise einen Videofilm.

Das sind die geistigen „Seher". Sie lehren uns, dass jeder Mensch diese Fähigkeit besitzt, zu deren Aktivierung jedoch eine spezielle Schulung benötigt.

Ein geistiger Seher „geht" gleichsam in die Akasha-Chronik hinein und betrachtet die Bilder. Daraus kann er ersehen, wie sich das Universum, speziell unser Sonnensystem, entwickelt hat. So wie der Paläontologe in den Saurierknochen liest, liest der geistige Seher in der „immateriellen" Akasha-Chronik und bezieht gleichermaßen Wissen daraus wie der Wissenschaftler aus den materiellen Bestandteilen.

Zuerst erfährt er aus den Bildern, dass alles im Universum einen Rhythmus hat. Die Zeit, die Evolution, verläuft in Zyklen. Das ist für die moderne Wissenschaft im Grunde nichts Neues, denn z. B. die Elektrotechnik, ja alle moderne Technik, basiert im Wesentlichen auf rhythmischen Schwingungen. Rhythmische Wiederholungen, sogenannte Sinusschwingen, bestimmen das Bild der Elektrotechnik. Wir wissen: Alle elektromagnetischen Phänomene bauen auf solchen Schwingungen auf. Für das Universum jedoch, für die Entstehung des Lebens und den Ablauf der Zeit, da gehen die Wissenschaftler von einem linearen Verlauf aus. Weshalb eigentlich? Wie wollen sie diesen Widerspruch zufriedenstellend erklären? Denn er führt dazu, dass wir glauben, die Zeit verliefe linear und mit der Zeit auch alle Evolution. Eines der Lieblingsbeispiele von Rudolf Steiner soll das veranschaulichen: Ziehen Sie sich dazu einmal selbst heran und einen Wissenschaftler, der Ihr Leben erforscht und aus dem wissenschaftlichen Zeitverständnis die Frage stellt: „Wie war Ihr Körper vor 200 Jahren?" Er beginnt nun, in die Vergangenheit zu „extrapolieren", d. h. aus der Gegenwart auf die Vergangenheit zu schließen. Das ist – natürlich – völlig unsinnig, weil Sie vor 200 Jahren in diesem Körper gar nicht existiert haben, weil es einen Zyklus von Geburt und Tod gibt. Doch genau dieser Methode folgen die Paläontologen und Astrophysiker (obwohl letztere sich bereits der Realität annähern): Sie gehen von einem linearen Zeitverlauf aus und glauben daher, einfach in die Vergangenheit zurückrechnen zu können! Deshalb spricht man von Millionen und Milliarden von Jahren. Nach Sinn bzw. Unsinn wird hier nicht gefragt, doch wäre genau das ernsthaft wissenschaftlich zu erörtern. Denn:

Worauf beruht unsere Zeitrechnung? Sprechen wir zunächst von „Jahren", meinen wir jene Zeit, welche die Erde für einen Umlauf um die Sonne benötigt. Doch was ist, wenn es früher keinen Umlauf gegeben hat, weil die Erde noch gar nicht existiert hat? Dann ist diese wissenschaftliche Zeitrechnung unsinnig!

Die Physiker werden antworten: „Wir messen die Zeit doch gar nicht mehr damit, sondern mit Atomuhren, d. h. wir rechnen mit den Rhythmen der Atome." Doch dabei übersehen sie Wesentliches: Sie gehen einfach davon aus, dass diese Rhythmen immer gleich waren, und das ist völlig unzulässig. Sie fragen auch nicht, woher die Rhythmen kommen! Bekanntlich (und unbestrittenermaßen) muss bei einer Quarzuhr, ebenso wie bei den Computerprozessoren, ein Taktgeber vorhanden sein. Und wer ist denn dieser kosmische Taktgeber? Wer einfach davon ausgeht, dass die Naturgesetze und die Rhythmen der Atome immer so waren, geht von einer unzulässigen Annahme aus. Er muss sich zudem fragen, wer denn eigentlich dafür sorgt, dass diese Gesetze dann immer so sind und so bleiben. Kein „Gesetz" besteht aus sich selbst heraus, wie es die materialistischen Forscher unterstellen. Schon der Begriff „Gesetz" bedingt den „Gesetzgeber"! Ein Gesetzgeber ist jedoch ein intelligentes, bewusstes Wesen. Also impliziert die Verwendung dieses Wortes in der Naturwissenschaft bereits die Voraussetzung eines intelligenten „Designers", wen wir die Sprache der Vertreter des Intelligent Design verwenden, oder eines Schöpfers, wenn wir den religiösen Begriff nehmen.

Leben entstehen und vergehen, Sterne und Galaxien auch. Das sagen heute sogar die Astrophysiker. Demnach können bzw. müssen wir von der Existenz kosmischer Zeitrhythmen ausgehen. Und genau davon sprechen die alten Weisen. Als ausgebildeter Wissenschaftler habe ich das mittlerweile verstanden, aber es hat mich keiner meiner Lehrer an der Universität darauf hingewiesen, sondern Rudolf Steiner. Wir kennen doch aus unserem Leben auch alles in Rhythmen: die Jahreszeiten, Tag und Nacht, Ebbe und Flut usw. Das Leben selbst wird bestimmt durch Rhythmen: Ruhe und Aktivität, Einatmen und Ausatmen. Sollte das dann im großen kosmischen Gesamtzusammenhang anders sein? Die Eingeweihten verneinen dies, wie auch die Astrophysiker. Diese sprechen ja durchaus von einem Urknall, von der Ausdehnung und einem Zusammenziehen des Universums.

Die alten Rishis bezeichneten das Ausdehnen des Universums oder eines Sonnensystems als Manvantara, als „Weltentag", und das Zusammenziehen als Pralaya, als „Weltennacht".

Der große Unterschied in der Sichtweise besteht zunächst darin, dass laut den spirituellen Sehern nach einer Nacht eben wieder ein Tag kommt und dass das Zusammenziehen der Materie ihre Auflösung in einen geistigen Zustand bedeutet. Das Pralaya, die Weltennacht, ist also ein geistiger Zustand, d. h. die Materie hat sich verflüchtigt bzw. ist in ihren geistigen Urzustand zurückgegangen. Dann taucht die Materie aus diesem Geistigen wieder auf – bereit für eine neue Schöpfung. Phantasie?

Was geschieht denn im Winter mit einer Blume? Sie gibt ihre äußere Erscheinungsform auf, geht zurück in den Boden und kommt im Frühjahr wieder zum Vorschein. Was ist mit einem Samen? Er birgt die gesamte Erscheinung des Baumes in sich und bringt daraus die neue Schöpfung, den neuen Baum, hervor! Oder was ist mit dem Wasserdampf in der Luft? Im Allgemeinen sehen wir ihn nicht. Doch ist er vorhanden, und kondensiert wird er als Wolke sichtbar!

Dass Materie aus dem festen Aggregatzustand in einen immer feineren übergeht und letztlich ganz in einem unsichtbaren Zustand verschwindet, ist doch für die modernen Quantenphysiker kein Streitpunkt mehr. Wie wir alle aus dem Leben kennen sie aus der sogenannten klassischen Physik den festen Zustand (Eis), den flüssigen Zustand (Wasser), den gasförmigen Zustand (Wasserdampf), und darüber hinaus den feurigen Zustand (Plasma), und schließlich den Zustand, in dem keine Materie mehr existiert, sondern nur noch „virtuelle Teilchen" und „fluktuierende Quantenfelder".

Diesen Zustand nennen die Quantenphysiker „Vakuumzustand". Und was ist das anderes als das Pralaya der alten indischen Weisen? Das sind doch nur verschiedene Begrifflichkeiten für denselben Zustand. Daraus wird deutlich, dass sogar von der Warte der modernsten Naturwissenschaft aus die Sichtweisen der geistigen Seher völlig annehmbar und verständlich sind. Zahlreiche „alternative" Physiker bewegen sich ja bereist in diese Richtung und eine Fülle von Literatur dazu hat auch dazu geführt, dass gerade in spirituellen Kreisen die Quantenphysik so gerne zitiert wird. Seitens der modernen Naturwissenschaft bestehen überhaupt keine Konflikte mit diesen spirituellen Sichtweisen – sieht man einmal von der Verwendung des Begriffs des „Geistigen" ab und der Vorstellung, dass auch Information nicht verloren geht, sondern vielmehr in dem beschriebenen geistigen Zustand für eine neue Schöpfung aufbewahrt wird (und dass geistige Wesen dahinter all das bewirken). Doch decken die sogenannten „Eichfelder" der Quantenphysik eigentlich auch diese Vorstellung ab. Sind sie doch im Grunde nichts anderes als mathematische Konzepte, die genau das beschreiben, was ich gerade ausgeführt habe. Sie beinhalten sozusagen auf immaterielle Weise alle Informationen über das Universum, gewissermaßen den „Bauplan" der materiellen Schöpfung. Noch wehren sich die Physiker dagegen, diese Eichfelder als etwas Geistiges zu bezeichnen, aber was sollen sie anderes sein? Sie sind geistig und existieren nirgendwo als Materie. Das sind wissenschaftliche Tatsachen.

Daran lässt sich erkennen, dass die Vorstellung rhythmischer kosmischer Zyklen im Grunde genommen eine wirklich naturwissenschaftlich exakte ist. Das heißt jedoch auch, es gibt ein Leben, das – vergleichbar den Pflanzen – die alte Schöpfung in Form geistiger Samen speichert, diese in einem geistigen Reifeprozess verarbeitet und daraus die neue Schöpfung hervorbringt. Und genau so beschreiben die alten und modernen Seher wie Rudolf Steiner das Werden des Kosmos.

„Blättert" nun ein Seher in den Aufzeichnungen des Kosmos, in der Akasha-Chronik, und betrachtet die dort gespeicherten Bilder, kann er dank seiner besonderen Fähigkeiten (beispielsweise) erkennen, wie unser Sonnensystem früher beschaffen war.

Und er sieht: Unser Sonnensystem war am Anfang, lange vor der Zeit, von der die Genesis berichtet, eine einzige große Weltenkugel, und zwar eine, die nur aus Wärme bestand, wie Rudolf Steiner es erstmals in seinem umfassenden Werk „Die Geheimwissenschaft im Umriss" (6) beschrieben hat. Der Umfang der Kugel von damals entspräche heute etwa einer Kugel von der Ausdehnung über die Umlaufbahn des Saturn. Deshalb nennen die Eingeweihten diesen ersten materiell sichtbaren Zustand unseres Sonnensystems den „Saturn" oder den „alten Saturn". Diesem Begriff begegnen wir keineswegs nur bei Steiner, vielmehr auch bei den Rosenkreuzern und bei Eingeweihten wie Mikhael Ivanhof.

Der „Saturn" war demnach der erste Weltenzustand unseres Sonnensystems, das erste große Manvantara, der erste große Weltentag unseres Systems (so weit ein Seher heute zurückblicken kann).Der Saturn war folglich eine Wärmekugel, und als die Erde selbst auftauchte „durchlief" sie gewissermaßen diesen alten Zustand der Wärme. Dass diese Erkenntnis Steiners auch den Vorstellungen der Physiker entspricht, zeigt das folgende Bild, das ich selbst noch aus meiner Kindheit kenne, es entstammt dem seinerzeit sehr populären Buch „Die Welt, in der wir leben (44). Dieses Bild spricht für sich selbst: Anfang und Ende der Erde sind Feuerbälle.

Daran zeigt sich, auch hier stimmt die Erkenntnis aus der seherischen Schau Rudolf Steiners mit der Sichtweise der

Naturwissenschaftler überein. Den Physikern ist es allerdings verwehrt, vor diesen Erdenzustand zurückzuschauen, das ist allein dem geistigen Seher vorbehalten. An dieser Grenze trennen sich die Wege von Naturwissenschaft und GEIST-WISSENSCHAFT.

Dem Saturn entspricht heute der Saturday, der Sonn-Abend, der Samstag. Wir haben sieben Wochentage. Weshalb? Von wem stammt diese Einteilung? Sie geht auf das Wissen der Eingeweihten im alten Babylonien zurück. Diese kannten sieben durch die Planeten repräsentierte Zustände der Evolution und haben danach die Woche eingeteilt.

Das hat seinen Grund in den kosmischen Abläufen, denn es gibt sieben große Weltenzyklen. Dem Saturn folgten das erste große Pralaya und das zweite Manvantara. Diesen neuen Zustand nannte man die „Sonne" oder die „alte Sonne". Diese Weltenkugel besaß eine Ausdehnung von der Sonne bis zum heutigen Jupiter Die Qualität Wärme bezeichnete man im Altertum als das „Element" Feuer, was irreführend ist, denn die Alten meinten damit kein Element im heutigen Sinn, sondern (u. a.) einen Aggregatzustand, in gewisser Weise den vorhin erwähnten vierten Hauptzustand der Physik: das Plasma (wobei diesem noch ein tieferer spiritueller Hintergrund eignet). Aus dem uns in unserer Erdumgebung auch als Ionosphäre bekannten Plasma kristallisierte sich durch Verdichtung oder Abkühlung genau das heraus, was bei unserer Erdenkugel geschieht: die Atmosphäre, die Gashülle, in der Sprache der Alten die „Luft".

Verbrennt man Materie, entstehen drei Dinge: Wärme, Licht und Rauch, also die Zustände des Feuers, des Lichts und der Luft. Das Licht kommt bei den vier alten Elementen nicht vor. Es entsteht aber neben der Wärme aus dem Plasma.

In der Weltenkugel des Saturn gab es demnach nur die Wärme, auf der „Sonne" kamen Licht und Luft hinzu. Diese Weltenkugel bestand also aus Wärme, Licht und Luft. Dieser Zustand wird auch heute wieder von unserer Sonne repräsentiert. Es gab noch keinen wässrigen Zustand, der logischerweise folgen müsste.

Dazu bedurfte es erst einer weiteren Weltennacht und des nächsten Weltentages. Wenn man so will, kann man die biblischen sieben Schöpfungstage Gottes durchaus so sehen, dann hätten wir entsprechend passende Zeiträume. Allerdings zielt die Beschreibung dort nicht auf diese großen Weltenzyklen, sondern auf kleinere, über die noch zu sprechen sein wird.

Wenn fanatische Anhänger der Bibel heute glauben, die Tage dort mit Erdentagen gleichsetzen zu können, liegen sie völlig falsch, denn selbst nach der Genesis entstanden die Erdentage erst viel später: „als Gott die Lichter an die Feste des Himmels setzte, um die Zeit zu messen." Wenn die Erde mit ihrer Umdrehung noch gar nicht existiert, können wir doch auch gar nicht von Erdentagen sprechen?! Der Bibel selbst ist klar zu entnehmen, dass eine solche Vorstellung falsch ist. Leider wird jedoch überhaupt nicht auf das geschlossen, was so logisch ist:

Die „Tage Gottes" sind die großen Weltenzyklen.

Diese Betrachtungsweise löst endlich auch die vielen belastenden Missverständnisse zwischen Religion und Wissenschaft auf, Streitigkeiten, wie sie heute um das Intelligent Design (ID) und die Evolutionslehre wieder entbrannt sind. Im Mittelalter stritt man darum, ob die Erde eine Scheibe sei, heute geht es um den Zufall als Schöpfer. Damals hatte die Religion unrecht, heute ist es die Wissenschaft. Aus der Religion ist Wissenschaft geworden, aus der Wissenschaft eine Religion mit Namen Materialismus. Religiöse Fanatiker wehren sich allerdings gegen eine vernunftgemäße Betrachtung der Heiligen Schrift, der Bibel. Sie verstehen sie nicht mehr wirklich zu lesen und lesen sie deshalb interessanterweise mit den Augen jener Wissenschaftler, die sie bekämpfen, wenn sie Gottes Tage mit normalen Erdentagen gleichsetzen. Wissenschaftsfanatiker

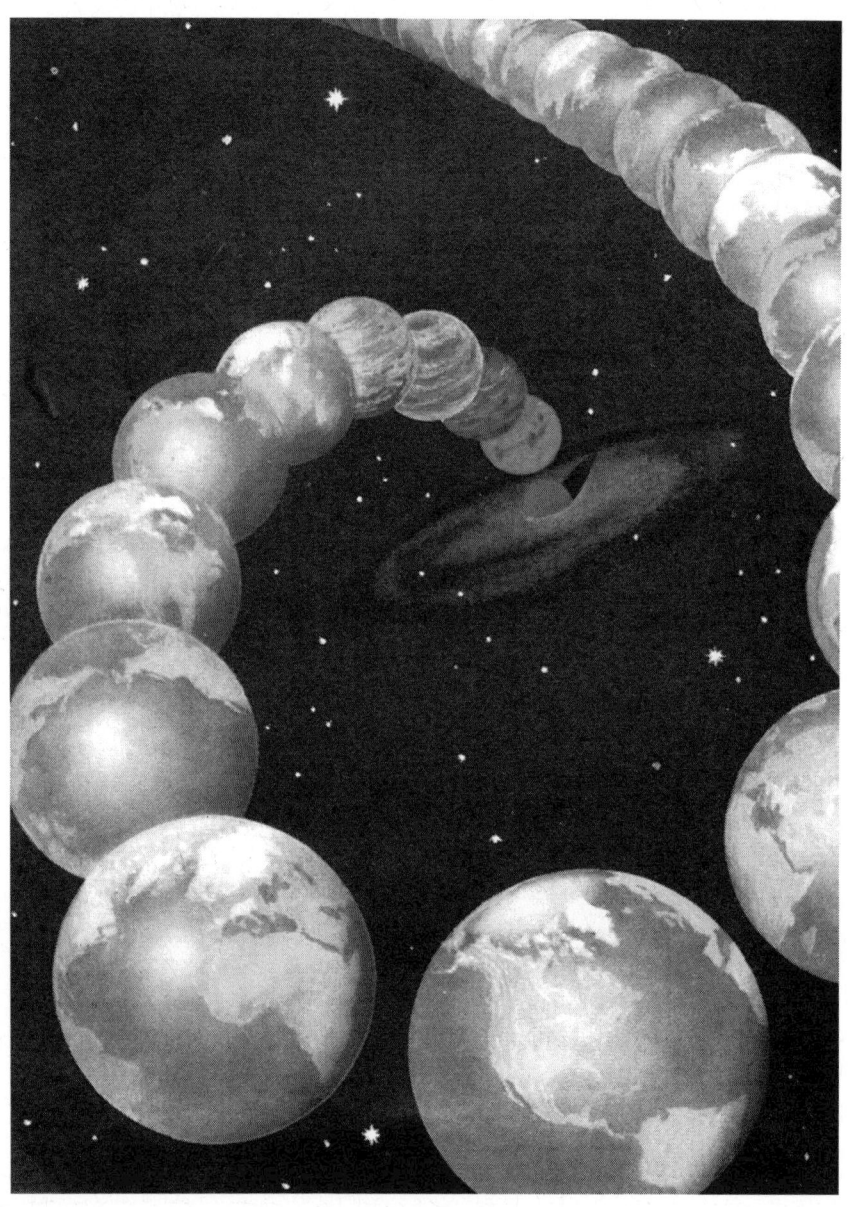

Abb. 3: Die Evolution der Erde aus physikalischer Sicht. In (43) heißt es dazu: „Der Lebenslauf unserer Erde mag begonnen haben in einem glühenden Urnebel…"

wiederum können ihre eigene Wissenschaft nicht sachlich-neutral betrachten, sind in falschen Vorstellungen und in einem quasi-religiösen Aberglauben gefangen, dem Materialismus, den die Quantenphysiker jedoch längst widerlegt haben.

Die einen haben eine falsche Zeitvorstellung, weil sie kosmische Zyklen als Erdentage missdeuten, die anderen haben eine falsche Zeitvorstellung, weil sie an eine lineare Zeit glauben, die erwiesenermaßen nicht existiert. Und dies bildet die Basis für ihren erbitterten Streit. Manchmal erscheint mir das Ganze wie ein großes Kasperletheater, und ich frage mich dabei, ob das alles nicht von Personen hinter den Kulissen inszeniert wird wie ein Bühnenstück, doch ohne Wissen der Schauspieler, dass sie als solche missbraucht werden, um sich selbst und ihre Zuschauer „an der Nase herumzuführen".

Doch zurück zu unserer kosmischen Entwicklung: Aus dem Weltenschlaf, der Weltennacht, dem kosmischen Vakuumzustand, erscheint als dritte Phase die nächste Weltenkugel, diesmal als „Mond" oder „alter Mond" bezeichnet. Seine Ausdehnung reicht von der Sonne bis zum heutigen Mars. Dazu kommt die Qualität des nächsten Aggregatzustandes: das Wässrige. Wir gehen nun von einem neuen, verdichteten Zustand aus, der auch das flüssige Element beinhaltet.

Und dieser Weltenzustand verschwindet ebenfalls, und es tritt die vierte Phase ins Leben. Diese vierte Weltenkugel nennen die Seher „Erde". Denn erstmals ist das Ziel erreicht, „Erde" zu gestalten, das heißt dichteste Materie, fester Aggregatzustand.

Vier lange kosmische Zyklen waren erforderlich, um Materie in der heutigen festen Form, um die „Erde" hervorzubringen. Diese neue „Erde" ist unser Sonnensystem und zunächst wieder eine Wärmekugel. Es gibt in der Biologie ein Gesetz, dem zufolge Wesen erst einmal frühere Entwicklungszustände durchlaufen müssen, wie es auch beim menschlichen Embryo der Fall ist. Dasselbe gilt für den Kosmos. Mit jeder neuen Geburt müssen die alten Zustände wiederholt werden, damit eine Anpassung an die neuen Gegebenheiten stattfinden kann. Die neue Weltenkugel „Erde" hat mit unserer Erde noch gar nichts zu tun, weil sie das gesamte Sonnensystem umfasst. Sie durchläuft erst die Saturnphase, dann die Sonnenphase, dann die Mondphase. Um jedoch die Wandlung in die heutige Realität zu vollziehen, d. h. damit die Erde als fester Planet die Sonne umkreisen kann, muss eine Abspaltung erfolgen. Da eine Wärmekugel als Ganzes niemals fest werden kann, muss ein Teil abgespalten werden, der dann abkühlen und sich auskristallisieren, d. h. „erstarren" kann. Dazu muss der entsprechende Teil in den richtigen Abstand von der „Mutterkugel" gebracht werden, vor allem, wenn dort später biologisches Leben entstehen soll. Der Abstand zwischen der Wärme spendenden Kugel, in der Folge „Sonne" genannt, und der mineralischen Kugel, in der Folge als „Gaia", „Terra" oder „Erde" bezeichnet, muss genau abgestimmt werden. Sonne und Erde müssen sich trennen, „Himmel" und „Erde" getrennt werden.

Und das ist genau jener Zeitpunkt, von dem die Genesis spricht:
„Am Anfang erschuf Gott Himmel und Erde."
„Am Anfang erschufen die Elohim Himmel und Erde."

Diese ersten Worte der Bibel bezeichnen eben jenen Zeitpunkt, da sich Sonne und Erde trennten! Jetzt beginnen wir, die Qualität dieser alten Schriften als Seherdokumente zu erkennen und die alten Hebräer als Eingeweihte, die genau um die kosmischen Zusammenhänge wussten. Die Bibel bekommt Sinn!

Und jetzt wird ebenfalls deutlich, dass dieser Anfang nicht der Anfang aller Schöpfung ist. Die Genesis berichtet vom Schöpfungsbeginn unserer kleinen Erde – und davon sprachen die alten Seher. Eingeweihte aus jüngerer Zeit – wie Rudolf Steiner – übergeben uns neue Schöpfungsberichte. Meiner Ansicht nach haben die Dokumente der Bibel und die eines Rudolf Steiner als Niederschriften der geistigen Schau Eingeweihter denselben Ursprung. Doch dürfen die aus seinen Vorträgen entstandenen Bücher Steiners trotz allem nicht als neue „Bibel" missdeutet werden. Wir Menschen tendieren ja immer wieder dazu, aus allem eine Religion zu machen. Steiners Erkenntnisse basieren jedoch auf einer wissenschaftlichen Betrachtungsweise und nicht mehr auf Glaubens-Zusammenhängen. In der GEIST-WISSENSCHAFT haben Religion und Wissenschaft sich vereinigt, sind Glaube und Wissen nicht mehr getrennt – anders als Religion und Wissenschaft heute im Allgemeinen. Und das ist das völlig Neue an dieser Wissenschaft.

Die Eingeweihten sprachen auch von den Elohim. Nach Steiner und den anderen Eingeweihten sind die Elohim jene hohen Wesen, deren Heimat die Sonne ist. Wir Menschen leben in mineralischen Körpern und brauchen daher einen mineralischen Planeten, um existieren zu können. Die Elohim hingegen besitzen einen Geistkörper, einen Lichtkörper, und brauchen daher einen entsprechenden Stern, eine Sonne, zum Leben. Im eigentlichen Sinn ist die Sonne der Körper der Elohim, der Sonnengötter, und sie sind die „sieben Geister vor dem Throne Gottes", wie das Neue Testament sagt.

Damit ist klar: Unsere Erde und unser Sonnensystem sind ur-ur-alt, viel viel älter, als wir glauben. Auf der Basis dieser Erkenntnis-Fortschritte wird es uns gelingen, auch die Größe unseres eigenen Daseins zu ermessen, denn die großen Wesenheiten benötigten lange Zeiträume dafür, diese Erde überhaupt in ihrer mineralischen Form entstehen zu lassen: Zuerst erschufen sie eine Wärme-Weltenkugel, danach eine Wärme-Licht-Luft-Weltenkugel, anschließend eine Wärme-Licht-Luft-Wasser-Weltenkugel und endlich das heutige Wärme-Licht-Luft-Wasser-Erde-Weltensystem, das wir als „Sonnensystem" bezeichnen. Sie gaben uns eine Heimat, in der wir als Menschen in unserem heutigen Erscheinungsbild leben können. Wir haben auch schon auf allen vorherigen Weltensystemen existiert, doch besitzen erst jetzt „feste" Körper, in denen wir hier auf Erden leben können. Wie es scheint hat Gott – jener Gott, den wir uns als Weltenschöpfer vorstellen, noch weit über dem Gott des Alten Testaments angesiedelt, über Jahve, wie Christus einer der Elohim, der als „Vater", wie Christus ihn selbst bezeichnet, noch weit über diesen rangiert, die Elohim beauftragt, uns Menschen – freie Wesen – zu erschaffen. Um die Freiheit wirklich zu erringen, bedurfte es allerdings eines langen, langen Weges. Und heute sind wir so weit fort--geschritten, dass wir alle Zugang zu diesem Wissen haben können und dürfen. Erst jetzt.

Wir können und dürfen nun alles verstehen – und gerade darin liegen die eigentliche Größe unseres Menschseins und die Gnade Gottes! Die Eingeweihten kannten all diese Geheimnisse schon immer, doch ist die Zeit jetzt reif dafür, dass alle Menschen – alle, die es wirklich wollen –, verstehen können. Der „Stifter" dieser geistigen Schau ist Rudolf Steiner.

Diese wenigen Sätze über ein Geschehen, dessen genauerer Bericht viele Bücher füllen würde, sollen hier genügen. Auch habe ich keine Steiner-Texte dazu ausgewählt, weil in (1) und in (6) alles ausführlich nachzulesen ist. Es war mir hauptsächlich darum zu tun, die Basis zu einem grundlegenden Verständnis der Hintergründe unserer heutigen Existenz zu legen, von der aus sich auch die Zukunft bereits erkennen lässt. Voraussetzung dafür ist allerdings noch einiges an Wissen über weitere Zyklen im Kosmos, worauf ich im übernächsten Kapitel eingehen werde. Diese Zyklen hängen direkt mit unserer Entwicklung als Menschen zusammen. Was lernen wir heute darüber, wer oder was wir sind? Die Weisen aller Zeiten, vom alten Indien der sogenannten vedischen Zeit bis heute sagen, wir seien äußerst vielschichtige Wesen mit mehreren „Körpern", und unsere Evolution bestehe darin, diese Körper immer weiter zu entwickeln, bis wir bei unserem wahren Mensch-Sein angelangt sind.

Die Bedeutung dieses wahren Mensch-Seins und seine Zusammenhänge mit den großen kosmischen Zyklen erläutert Rudolf Steiner in seinen Werken; in den nächsten beiden Kapiteln werde ich eine kurze Zusammenfassung davon geben. Mit diesem Stoff haben Sie sich dann die wichtigsten Grundlagen der GEIST-

WISSENSCHAFT erarbeitet. In Kapitel 14 über das „Böse" wird noch entscheidendes Wissen ergänzt; wir benötigen es, um unser Leben wirklich bewusst meistern zu können. Ohne dieses Wissen bleiben wir „ohnmächtig" – Spielbälle aller möglichen Kräfte und werden niemals die für uns vorgesehene Freiheit erlangen. Seit ich mich mit diesen Themen befasse, und das sind mittlerweile über 30 Jahre, hat diese Überzeugung immer tiefer Raum in mir gegriffen. Für mich besitzt sie eine tiefe wissenschaftliche Grundlage, und daher gestatte ich mir auch meine deutlichen Worte und Stellungnahmen. Erst wenn wir dieses fundamentale Wissen über die geistige Welt verinnerlicht haben, werden wir es durchschauen, das große kosmische Spiel der geistigen Wesen, unter denen es „gute" wie „böse" gibt – und auch sein Abbild auf der Erde, die dieses Spiel widerspiegelt, in dem es „gute" und „böse" Menschen wie auch Seelenanteile in jedem von uns gibt.

Alle Machenschaften und Manipulationen mit politischem, religiösem oder wirtschaftlichem Hintergrund, wie wir sie heute selbst erleben und den davon überquellenden Medien entnehmen, sind Spiegel geistiger Vorgänge. Vor allem die zahllosen Druckwerke aus den Grenzwissenschaften und Grenzbereichen unserer Gesellschaft, die alle möglichen „Verschwörungstheorien" behandeln, okkulte Geheimbünde, die Freimaurer, den Geheimorden des Skull of Bones, dem der amerikanische Präsident Bush angehört, die mysteriöse Gruppe der Bilderberger, die vielen Geheimdienste und sämtliche vergleichbaren Organisationen bis hin zu all den religiösen christlichen Vereinigungen.

Goethe hat das in seinem Faust so auf den Punkt gebracht: „Alles Vergängliche ist nur ein Gleichnis". Erst wenn wir dies verstanden haben, ebenso wie alle Zusammenhänge zwischen dem Geistigen und dem Materiellen, können wir wirklich frei werden! Auch dazu soll mein Buch einen Beitrag leisten. Rudolf Steiner hat diese spirituellen Zusammenhänge aufgezeigt und erläutert – nun liegt es in der Entscheidung eines jeden Einzelnen, sein Wissen aufzugreifen oder daran vorbeizugehen. Mit diesem Buch möchte ich die Neugierde meiner Leser wecken und (wie ich hoffe) eine Anzahl von Menschen dazu bewegen, sich mit dieser „sperrigen" Materie zu befassen, auch wenn das mitunter nicht einfach ist und vom mainstream unserer Zeit weit entfernt.

10. KAPITEL

Unsere 9 Körper und das Ich

Nie vergess' ich die noch keinem Menschen erzählte Erscheinung in mir, wo ich bei der Geburt meines Selbstbewusstseins stand, von der ich Ort und Zeit anzugeben weiß. An einem Vormittag stand ich als ein sehr junges Kind unter der Haustür und sah links nach der Holzlege, als auf einmal das innere Gesicht, ich bin ein Ich, wie ein Blitzstrahl vom Himmel vor mich fuhr und seitdem leuchtend stehenblieb: da hatte mein Ich zum erstenmal sich selber gesehen und auf ewig."

Jean Paul | Wahrheit aus Jean Pauls Leben, 1826-1882

Mit diesem Kapitel möchte ich die Reise in unsere Innenwelt beginnen. Ein Artikel des Magazins DER SPIEGEL, auf den ich in Kapitel 22 im Zusammenhang mit der Kritik an Steiner ausführlich eingehen werde, behandelt den sogenannten Ätherkörper Steiners, den dieser genauer als Lebenskörper und Lebensbildekörper bezeichnet, weil er der Träger unserer Lebenskräfte ist. (Steiner selbst sagt übrigens, der Begriff Ätherkörper sei unglücklich gewählt.) Dieser Lebenskörper enthält die „Blaupause" für den physischen Leib, der daran ausgerichtet ist und immer wieder erneuert wird; er ist eine von mehreren feinstofflichen „Hüllen" unseres menschlichen Wesens.

Die Traditionelle Chinesische Medizin (TCM) kennt diese Kraft und diesen Körper als Chi (oder Qi) und Chi-Körper. Und auch die Medizin des Ayurveda (3) baut darauf auf, in seiner Sprache, dem Sanskrit, heißen sie Prana und Pranakörper. Andere westliche Begriffe sind Orgon (Reich) oder Od. Die alten Inder sprachen – wie Rudolf

Steiner – von „Hüllen", im Sanskrit Koshas, um unsere innere Seele. Der uns allen vertraute „Körper", der „physische Körper", wie Steiner ihn exakt bezeichnet, bildet die äußerste dieser Hüllen. Dann folgt der Prana-Körper oder die Prana-Hülle, im Sanskrit Pranamayakosha, die illusionäre Maya-Hülle des Lebenskörpers (das Sanskrit-Wort Maya bedeutet „Illusion"). Aus Sicht der Inder deshalb illusionär, weil Pranamayakosha eben auch noch eine Hülle ist und nicht unser wirkliches Wesen.

Noch vor einigen Jahren erkannte man in der materialistischen Naturwissenschaft nur den physischen Körper als real existierend an. Das hat sich geändert oder ändert sich derzeit. In der Esoterik ist heute mit großer Selbstverständlichkeit vom „Energie-" oder „Vitalkörper" und darüber hinaus vom „Emotionalkörper", vom „Mentalkörper" und vom „Kausalkörper" die Rede.

Rudolf Steiner beschreibt diese inneren Körper oder besser: Wesensglieder genauer und exakter, als es vorher je der Fall gewesen ist. An dieser Stelle möchte ich die Existenz dieser Wesensglieder nicht diskutieren, sondern sie voraussetzen und bitte meine Leser deshalb, unter (1) Genaueres darüber nachzulesen. Doch da ich auf diese Körper immer wieder zurückkommen werde, möchte ich Ihnen auf einer kleinen Grafik einen Überblick geben. An dem folgenden Bild wird auch der Unterschied zwischen den verschiedenen Naturreichen augenfällig, die wir als „Tiere", „Pflanzen" und „Steine" kennen. Hier haben wir erstmals eine exakte (geistes-)wissenschaftliche Definition des „Lebens", für jeden Biologen heute noch ein Mysterium, denn Biologisches Leben bedeutet, es muss ein Lebenskörper vorhanden sein.

An der Grafik erkennt man auch die Einordnung der Sanskrit-Begriffe der alten indischen Seher sowie die klare Einteilung in drei reale – ganz reale! – Welten: die körperlich-materielle, die seelische und die geistige. Bemerkenswerterweise zählt der sogenannte Ätherkörper, der Träger unserer biologischen Lebensfunktionen wie

Wachstum, Fortpflanzung und Stoffwechsel (was den Steinen fehlt), ebenso zur körperlichen Welt wie der Empfindungskörper. Rudolf Steiner bezeichnet nur diese als „Körper" oder genauer: als „Leiber".

In der Physik, insbesondere in der Nachrichtentechnik, ist heute Standard, dass jede Information ihren „Träger" benötigt. Schall braucht die Luft als Träger, Radiowellen die elektromagnetischen Felder, ebenso wie Licht und Wärme. Es gibt die bekannten physikalischen Grundkräfte und deren Träger, die entsprechenden physikalischen „Felder", wie das elektrische Feld, das magnetische Feld usw. Stellt man jedoch „normalen" Wissenschaftlern die Frage nach den Trägern unserer Lebenskräfte oder unserer Gedanken und Gefühle, so erntet man Schweigen. Der GEIST-WISSENSCHAFTLER dagegen gibt Antworten: Träger der Lebenskräfte ist der Ätherkörper, Träger der Gefühle der Emotional- oder Astralkörper, Träger der Gedanken der Mentalkörper (in der Abbildung hauptsächlich die Verstandesseele). Die Übersicht eröffnet Wissenschaftlern wie Psychologen, Medizinern und Physikern, aber auch Therapeuten verschiedener Spezies ganz neue Dimensionen, denn sie macht unser menschliches Dasein transparent. Zugleich muss sie jeder wissenschaftlichen Prüfung standhalten können und hat dies bereits mehrfach unter Beweis gestellt, denn mit neuen Methoden wie etwa der Kirlian-Photographie ist es längst gelungen, den Ätherkörper sichtbar werden zu lassen.

Ist allerdings von der „Aura" die Rede, so bezieht sich dieser Begriff in der GEIST-WISSENSCHAFT nicht auf den Lebenskörper – ein häufiges Missverständnis –, sondern auf den Astralkörper. Natürlich stellt der Lebenskörper für einen Laien zunächst auch eine „geistige" Hülle dar, eine „Aura", doch muss diesbezüglich sorgfältig und klar unterschieden werden, wie es bedauerlicherweise im esoterisch-therapeutischen Bereich nicht oft genug geschieht. Leider übernehmen auch zahlreiche Patienten - aufgrund ihrer eigenen körperlichen und/oder seelischen Notlage oftmals gar nicht (mehr) in der Lage, Methoden und Angebote kritisch zu hinterfragen - die nicht selten spektakulär klingenden verschiedenen Therapie-Ansätze unreflektiert. Deshalb lege ich auch allen „Normalsterblichen" ans Herz, sich eine Grundbildung in der GEIST-WISSENSCHAFT zu erwerben, damit sie die Kontrolle über ihre Situation als Patienten jederzeit in der Hand behalten.

Ein wichtiger Zusammenhang muss hier noch hergestellt werden: Die großen Evolutionszyklen, darunter die Zyklen „Saturn", „Sonne" und „Mond", habe ich bereits erläutert. Aus der folgenden Grafik geht hervor, dass ebenfalls eine Evolution der Glieder stattfindet. Aus dem physischen Körper geht schließlich unser unsterblicher physischer Körper hervor, der geistige physische Körper, der Geistmensch oder Atma. Die Bewusstseinsseele, gewissermaßen der seelische physische Körper, bildet die Entwicklungsstufe dazwischen.

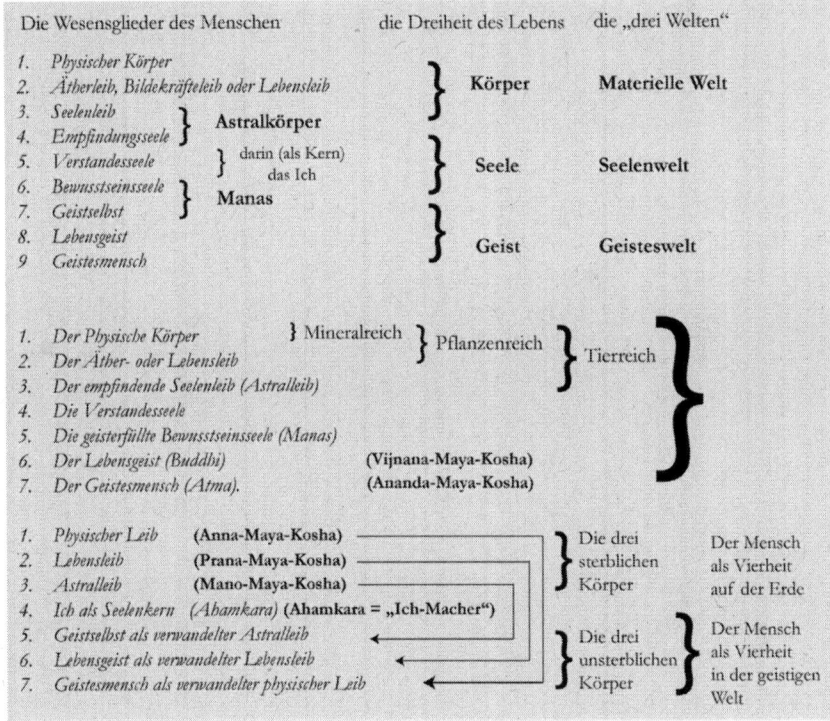

Abb. 4: Die menschlichen Wesensglieder

Der Ätherkörper entwickelt sich über die Verstandesseele zum höheren geistigen Ätherkörper, dem Lebensgeist oder Buddhi, und der Empfindungskörper über die Empfindungsseele zum Geistselbst, dem Manas.

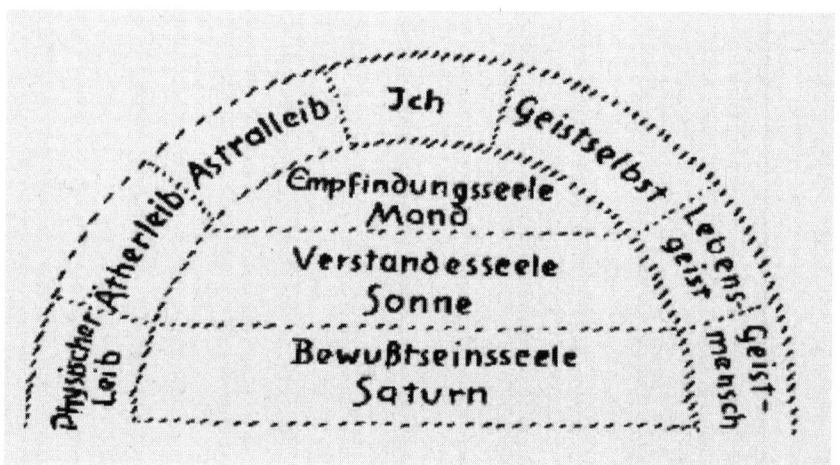

Abb. 5: Die Evolution der menschlichen Wesensglieder, aus GA 104, Rudolf Steiners Vortrag vom 26.06.08

Obige Abbildung zeigt nichts Geringeres als den kosmischen Plan für unsere Mensch-Werdung zu immer höheren Fähigkeiten. Diese Entwicklung zieht sich allerdings über Äonen hin – und wir stehen heute wohl etwa in der Mitte dieses ganzen langwierigen Prozesses. Die Übersicht bildet eines der Fundamente der gesamten GEIST-WISSENSCHAFT, sie gehört gewissermaßen zu ihrem „Grundbestand". In Verbindung mit unseren 9 Hüllen lässt sich auch jenes Phänomen leicht erklären, das zu den größten Rätsels unseres Lebens zählt: der Schlaf. In einem Artikel über das Mysterium Schlaf in der SZ vom 27.10.07 steht unter der Überschrift „Eintauchen in eine geheimnisvolle Welt" auch folgender Satz zu lesen:

„Ein bisschen unheimlich ist der Schlaf schon. Bis heute weiß die Wissenschaft nicht, warum der Mensch ein Drittel seines Lebens verschläft."

Da war ich dann doch einigermaßen verblüfft, um nicht zu sagen „platt"! Eine für mich wirklich erstaunliche Behauptung, und das in einer Zeitung, die unsere Gesellschaft und den Zeitgeist doch recht gut vertritt... Noch immer wird also in der Öffentlichkeit „Wissenschaft" mit „Naturwissenschaft" gleichgesetzt. Natürlich weiß die Naturwissenschaft nichts über das Rätsel des Schlafes, das kann sie auch gar nicht, denn sie beschäftigt sich ausschließlich mit Materie. Der Schlaf ist jedoch eine „immaterielle Angelegenheit", eine von Geist und Seele. Was geschieht mit beiden während dieser ungeklärten Phase? Ziehen wir die GEIST-WISSENSCHAFT zu Rate, können wir das (vermeintliche) Geheimnis lüften: Beim Einschlafen löst sich unser Ich zusammen mit dem Astralkörper von den beiden anderen Körpern, dem physischen und dem ätherischen. Dadurch entsteht eine Bewusstseins–losigkeit, weil unser Bewusstsein derzeit noch davon abhängt, dass wir in unserem physischen Körper stecken. Wir tauchen dann wirklich in eine „geheimnisvolle Sphäre" ein, in die geistige Welt, von der hier die ganze Zeit die Rede ist. Dort verbinden wir uns mit den geistigen Hierarchien. Gemeinsam mit ihnen führen wir den beiden Körpern wieder frische Lebenskräfte zu, weshalb wir am Morgen „wieder auferstehen" können. Der Schlaf ist demnach tatsächlich ein „kleiner Tod", denn es geschieht Ähnliches – nur mit dem wesentlichen Unterschied, dass sich im Tod der Ätherkörper auch noch vom physischen Körper trennt, weshalb dieser dann wirklich „stirbt". Solange der Lebenskörper mit dem physischen Körper verbunden ist, fließen die Lebenskräfte und halten ihn zusammen. Wird diese Verbindung unterbrochen, beginnt die Form des Körpers sich augenblicklich aufzulösen, denn sie gehört zum Bauplan des ätherischen Lebenskörpers. Medizinische Fachleute wie Deepak Chopra bezeichnen diesen Körper in der modernen Diktion auch als quantenmechanischen Körper. In den Werken Rudolf Steiners begegnet man einer enormen Fülle unendlich wertvoller Erkenntnisse und Beschreibungen über den Schlaf, den Traum und auch das Leben nach dem körperlichen Tod – weshalb ich Ihnen gerne ans Herz legen möchte, sich näher damit zu befassen.

11. KAPITEL

Die 7 x 7 Welten und das Geheimnis von Kasskara

> *„Für den gläubigen Menschen steht Gott am Anfang, für den Wissenschaftler am Ende aller seiner Überlegungen."*
> **Max Planck**

Wie die Eingeweihten in ihrer geistigen Schau ermittelt haben, verläuft unsere Evolution in Zyklen und das steht damit grundsätzlich im Einklang mit der heutigen Technik, unserer Erfahrungswelt wie auch mit den modernsten Theorien der Astrophysik. Ungeklärt ist dabei allerdings (noch) die heute verwendete Zeitrechnung. So könnte beispielsweise seit dem Aussterben der Saurier weit weniger Zeit verstrichen sein, als heute angenommen. Hier ergibt sich ein überaus spannendes Forschungsgebiet der Zukunft, wenn die Naturwissenschaften sich mit der GEIST-WISSENSCHAFT verbinden.

Nach Steiner vollzieht sich die Evolution in 7er-Schritten, und darauf geht auch die heilige 7 zurück: Die 7 gilt seit Urzeiten als heilig, weil die Eingeweihten um die Zyklen wussten. (Diese Zahl spielt auch in unserem Leben eine wichtige Rolle. Hier näher darauf einzugehen, würde leider den vorgegebenen Rahmen sprengen – Interessierte seien daher auf die Literatur zum Thema „Biographiearbeit" verwiesen, so z. B. (38)).

Das Evolutionsschema aus der geistigen Schau umfasst mehrere kosmische und irdische Zyklen: Die Abbildung zeigt den großen Zyklus der sogenannten Bewusstseinsepochen oder Bewusstseinszustände oder Äonen. Davon habe ich bereits gesprochen. Wir befinden uns hier im 4. Zyklus, dem der „Erde"; er dient der Entwicklung des menschlichen Ichs zur vollen Reife und der des Ich-Bewusstseins. Auf dem „Saturn" erhielten wir Menschen gewissermaßen unsere physischen Körper, ebenso entstand dort die Basis für das Mineralreich, die Steine. Auf der „Sonne" bekamen wir unsere Lebenskörper, dort wurde auch die Grundlage für das Pflanzen-Reich gelegt. Auf dem „Mond" ging es weiter mit unseren Astralkörpern und dem Fundament für das Tier-Reich. Auf der „Erde" erlangten wir dann unser „Ich", außerdem begann das Bewusstsein unseres Selbst zu keimen. Hier liegen die Anfänge unseres „Mensch-Seins", das heißt, hier werden wir zu Wesen mit einem „Ich". Diese Schau offenbart eine in sich logische Systematik, die viele biologische und anthropologische Rätsel löst.

Jedes dieser 7 Zeitalter durchläuft in sich ebenfalls 7 Lebenszustände, in der THEOSOPHIE einst als Runden bezeichnet. Die Theosophie war ein auf dem alten indischen Geistesgut aufbauender Versuch, spirituelles Wissen in die Welt zu bringen. Im Gegensatz zur ANTHROPOSOPHIE stand dahinter allerdings keine klare geistige Schau, vielmehr verbargen sich dahinter vor allem mediale Botschaften, die in vieler Hinsicht völlig falsche Inhalte transportierten. Am Beginn seiner Lehrtätigkeit, als er nach seinen zunächst rein philosophisch-wissenschaftlichen Arbeiten an Goethes naturwissenschaftlichen Erkenntnissen (s. GA 1) mit seinen spirituellen Erkenntnissen an die Öffentlichkeit trat, hatte sich Rudolf Steiner mit den Theosophen und der Theosophischen Gesellschaft verbunden, sich aber später von ihnen gelöst, als sich immer deutlicher zeigte, dass auch in diesen Kreisen ein Geist wirkte, den ein ernstzunehmender GEIST-WISSENSCHAFTLER keinesfalls akzeptieren kann.

Diese Runden entsprechen in gewisser Weise den auf unserer Erde heute bekannten Lebens-Reichen: Mineral, Pflanze, Tier und Mensch. Dem gehen drei als „Elementar-Reiche" bezeichnete

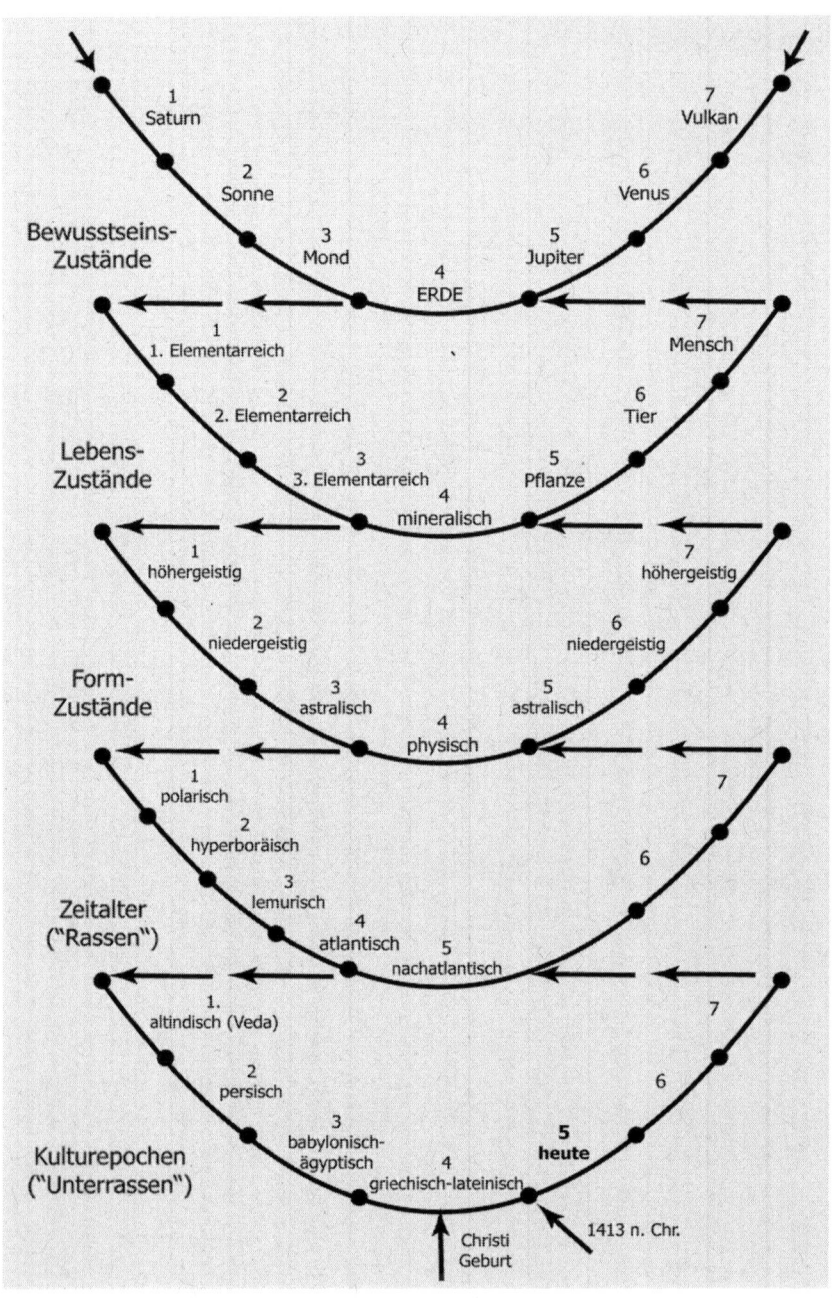

Bewusstseins-
Zustände

1 Saturn
2 Sonne
3 Mond
4 ERDE
5 Jupiter
6 Venus
7 Vulkan

Lebens-
Zustände

1 1. Elementarreich
2 2. Elementarreich
3 3. Elementarreich
4 mineralisch
5 Pflanze
6 Tier
7 Mensch

Form-
Zustände

1 höhergeistig
2 niedergeistig
3 astralisch
4 physisch
5 astralisch
6 niedergeistig
7 höhergeistig

Zeitalter
("Rassen")

1 polarisch
2 hyperboräisch
3 lemurisch
4 atlantisch
5 nachatlantisch
6
7

Kulturepochen
("Unterrassen")

1. altindisch (Veda)
2 persisch
3 babylonisch-ägyptisch
4 griechisch-lateinisch
5 heute
6
7

Christi Geburt
1413 n. Chr.

Abb. 6: Die 7 x 7 x 7 x 7 x 7 – Evolution unserer Welt

116

Zustände voraus. Interessanterweise befinden wir uns hier im 4., dem mineralischen Zyklus. In dieser Phase unserer Evolution lernen wir das Mineralreich beherrschen. Dazu gehört beispielsweise das Bauen von Maschinen. Unsere Schöpferkraft ist jedoch auf das Mineralische beschränkt. Noch ist uns nicht erlaubt, Pflanzen zu kreieren, auch wenn die heutigen Genetiker das gerne vorwegnähmen. Um jedoch Leben erschaffen zu dürfen, muss unsere Kraft der Liebe bei weitem größer sein, andernfalls würde unser Egoismus absolut zerstörerisch wirken. (In der Gentechnik lassen sich hier durchaus die Tendenzen eines möglichen Missbrauchs erkennen.)

Jedes dieser sieben Zeitalter wiederum durchläuft 7 Formzustände, in der Theosophie Globen. Das sind die Manifestationsstufen aus dem Geistigen ins Materielle und wieder zurück. Jede „Lebensstufe" beginnt demnach wieder im höchsten Geistigen, in der Theosophie früher Devachan, „Himmel" genannt. Das entspricht auch den uns aus dem alltäglichen Sprachgebrauch vertrauten 7 Himmeln. Auf der vierten Stufe wird alles „materiell", „physisch", das heißt, für äußere physische Sinne wahrnehmbar. Beachten Sie bitte den Unterschied zwischen „mineralisch" und „physisch". Mineralisch bezeichnet eine Lebensform, eine Lebensstufe, die ihrerseits auch 7 Stufen der Manifestation durchläuft, wie die Pflanzen-, Tier- und Menschenstufe. „Physisch" heißt: eine äußere Form annehmend, während alle anderen Stufen noch ausschließlich auf der geistig-seelischen Ebene existieren, also nicht materiell sichtbar sind. Das sind die drei großen kosmischen 7er-Zyklen, sie entsprechen dem Prinzip der Trinität von BEWUSSTSEIN, LEBEN, und FORM, und diese wiederum der Dreiheit von GEIST, SEELE und KÖRPER.

Darauf folgen zwei weitere, speziell für uns heute wichtige Zyklen. Zunächst sind das die 7 „Rassen"-Zyklen, wobei Rudolf Steiner auf die Unzulänglichkeit und Problematik des Rassen-Begriffs für die Zukunft hinweist. Für die Vergangenheit passte er jedoch, denn damals entstanden tatsächlich die verschiedenen Menschen-Rassen, die aber in der Zukunft keine Rolle mehr spielen werden. Mit der

Trennung in Rassen sollte damals die Inkarnation, das heißt, die Ausprägung in Menschengestalt, verschiedener Menschenseelen gewissermaßen unter dem Einfluss der 7 heiligen Planeten auf der Erde beschrieben werden. Derzeit lebt die Diskussion um den Begriff der „Rasse" bei Steiner (s. auch Kap. 23) wieder heftig auf. Man wirft Steiner aufgrund einiger älterer Bemerkungen Rassismus vor – das ist jedoch in der Sache längst geklärt und bereinigt. Natürlich darf dieser so furchtbar missbrauchte Begriff heutzutage nur mit äußerster Vorsicht verwendet werden. Dennoch muss ich ihn in meinem Buch aufgreifen, schließlich hat er geistig-historisch gesehen seine Bedeutung und eine geistige Realität: Es gab und gibt Rassen. In der Theosophie sprach man bezüglich unserer Kulturepochen noch von „Unterrassen", bei Atlantis von der „atlantischen Rasse" und von der heutigen als der „arischen Rasse".

Dieser Begriff ist heute jedoch längst nicht mehr passend, denn er bezeichnete nur jene durch die Entwicklung des Verstandes im Menschen charakterisierte Entwicklungsperiode. „Arisch" deshalb, weil die nach Nordindien einwandernden zentralasiatischen Völker als erste über diese Fähigkeit des intellektuellen Denkens verfügten, während die anderen Völker bis dahin nur das alte (hellseherische) Bewusstsein besaßen. Diese zusätzliche Fähigkeit zeichnete die Arier damals aus, und sie begründeten die Tradition der Brahmanen in Indien, jener weisen Männer, die eben sowohl hellseherisch wie auch intellektuell begabt waren. Heute eignet allen Menschen der Verstand als geistiges Werkzeug – folglich sind wir in diesem geistigen Sinne alle „arisch". Die Nationalsozialisten haben damals Eingeweihtenwissen missbraucht – so wie es uns Menschen immer freisteht, Wissen und Ideen konstruktiv, lebensfördernd, anzuwenden oder destruktiv, zur Durchsetzung lebensfeindlicher Ziele, zu missbrauchen.

Vor unserer Epoche lag das berühmte atlantische Zeitalter und davor das lemurische. Atlantis hieß der Kontinent zwischen Europa und Amerika, man begegnet ihm noch heute auf alten Karten. Der Kontinent Lemuria befand sich in der Gegend des heutigen Australien.

Die letzten 7 Zyklen der „Kulturepochen" betreffen unsere heutige Zeit: Wir leben hier im 5. „nachatlantischen" Zeitalter. Davor markierte die kulturgeschichtlich bedeutende griechisch-römische Antike den Beginn des logischen Denkens und der Individualisierung des Menschen, seines Verständnisses als Einzelwesen. Die 3., die babylonisch-ägyptische Zeit, brachte die großen stellvertretenden Eingeweihten Hermes und Moses hervor; stellvertretend für das alte Perserreich steht der Eingeweihte Zarathustra, seine Vorläufer im alten Indien waren die Seher des VEDA, die Rishis. Soviel zur Erläuterung der „nachatlantischen Epochen", von denen so oft die Rede war.

Diese Epochen entsprechen den „Weltenmonaten", jenen astronomischen, jeweils 2160 Jahre dauernden Epochen, die wir – nicht ganz korrekt – „Zeitalter" nennen: wie etwa das „Fische-Zeitalter" oder das „Wassermann-Zeitalter" usw. Korrekterweise müssten wir jedoch die ausgedehnteren, 12 x 2160 Jahre umfassenden Zyklen als „Zeitalter" bezeichnen. Laut den Schilderungen Rudolf Steiners wurden diese längeren Epochen jeweils von Katastrophen beendet bzw. werden sie so enden. Lemurias Untergang war ein verheerender Feuerball, für den wir heute vielleicht das Bild eines atomaren Super-Gau wählen würden. Atlantis fand sein Ende unter Wassermassen, der berühmten Sintflut. Nach den Erkenntnissen der Seher und Eingeweihten durchlaufen wir 7 Zeitalter. Existieren weitere Quellen zur Stützung dieser Aussagen? Vor Jahren erschien ein Buch (41) mit den alten Überlieferungen der Hopi-Indianer, das vergleichbare Beschreibungen enthält: Auch dort ist von sieben Welten die Rede, ebenso von großen Katastrophen, die am Ende eines jeden Zyklus standen. Genau wie bei der Geschichte von Adam und Eva stellen wir Übereinstimmungen fest, m. E. ein Beleg dafür, dass die Hopi-Seher aus derselben Quelle schöpften wie Rudolf Steiner, aus der Akasha-Chronik:

Nach unserer Überlieferung haben wir in zwei anderen Welten gelebt, bevor wir in die Dritte Welt kamen – und dann in die Vierte Welt, in der wir jetzt sind... Die Erste Welt wurde durch Feuer zerstört, weil die Menschen böse geworden waren. Aber unser Volk, diejenigen, die in späteren Zeiten die Hopi werden sollten, überlebte die Zerstörung, weil es erwählt war, die Kunde davon zu bewahren und durch die Zeiten bis in die Gegenwart und darüber hinaus zu überliefern.

Die Zweite Welt wurde durch Eis zerstört. Wieder überlebte unser Volk und kam in die Dritte Welt, den dritten Erdteil...

Daran siehst du, dass der Hopi genau weiß, wo er im großen Weltenplan steht: zwischen der Dritten Welt, die zerstört wurde, und der Fünften Welt, die wir als nächstes erreichen werden. Wir wissen, dass wir hier in der Vierten Welt in der Mitte von sieben Welten stehen, durch die wir im Ganzen gehen müssen. (41)

Diese wenigen Zeilen erscheinen mir ausreichend, um die große Übereinstimmung zwischen den Kulturen und Erkenntnissen der Eingeweihten in der Menschheitsgeschichte zu skizzieren, wenngleich die Überlieferungen der Hopi mit dem Untergang ihrer Dritten Welt Kasskara nicht im Detail zu den Erkenntnissen Steiners passen. Uns soll das hier aber nicht weiter stören – GEIST-WISSENSCHAFTLER der Zukunft mögen diese echten oder vermeintlichen Divergenzen klären. Schließlich sind die Überlieferungen der Hopi Jahrtausende alt und es wurde im Lauf der Zeit möglicherweise etliches daran verändert, während es sich bei Rudolf Steiner um die aktuelle geistige Schau eines Sehers handelt.

Damit besitzen wir also eine Übersicht der kosmischen Zyklen und kennen nun unseren eigenen „Standort". Es sei auch noch angemerkt, dass sich aus diesen Zyklen eine ganz bestimmte Zählweise, die der Eingeweihten, ergibt. In der Apokalypse des Johannes ist beispielsweise von der Zahl des „Tieres", der sehr bekannten 666, die Rede: „Wer Verstand hat, der überlege die Zahl des Tieres; denn es ist die Zahl eines Menschen, und seine Zahl ist 666," Off. 13, 18. An dieser Stelle kann ich auf diese Thematik nicht tiefer eingehen. Es sei nur gesagt, dass im Christentum dieses Wesen mit dem Satan (s. Kap. 14) gleichgesetzt wird. Die Eingeweihten weisen uns aber darauf hin, dass es sich hier um ein anderes Wesen handelt. Das zeigt, dass Johannes als Eingeweihter natürlich die Sprache der Eingeweihten verwendete. Die Zahl 666 ist nämlich nicht im Zehnersystem gültig, sondern bezieht sich auf das 7er-System der Zeitalter, bezieht sich auf die kosmische Zählung. Die erste 6 steht für das große Äon der Venus, die zweite für den 6. Lebenszustand, die dritte für den 6. Formzustand, woraus ersichtlich wird, wie die Apokalypse – als prophetische, weit über unsere heutige „Inkarnation" der Erde hinausreichende Schau – zunächst zu lesen ist. Sämtliche Interpretationen und Spekulationen, welche die gewaltigen Aussagen der Apokalypse auf unsere heutige Zeit projizieren wollen, ignorieren dieses alte Wissen. Zudem wird der Name jenes „Tieres" kabbalistisch auch als Zahl 666 berechnet.

Unsere heutige („fünfte nachtatlantische Kultur-") Epoche begann nach Steiner im Jahr 1413. Anhand dessen wird nun auch der große Umbruch durch die Renaissance verständlich, die Reise des Kolumbus und der Aufbruch der Naturwissenschaften. (Selbst in der herkömmlichen Geschichtsschreibung wird dieser Umbruch als solcher wahrgenommen!) Und was geschieht seit dieser Zeit mit unseren Seelen? Denn (natürlich) entwickelt sich die Menschheit in allen diesen kosmischen Epochen weiter – das ist spirituelle Gesetzmäßigkeit und Evolution. So wie Charles Darwin die materielle Evolution korrekt beschrieb, erläutert Steiner die geistige. Wir leben seit 1413 im Zeitalter der „Bewusstseins-Seele". Die griechische Epoche markiert – wenn man so will – mit dem Logos den Beginn des Verstandesdenkens: Logik und Philosophie kamen in die Welt. Es war dies die Zeit der „Verstandes-Seele". Seit damals werden wir uns unserer Individualität, unseres eigenen Ichs, immer stärker bewusst. Bewusstseins-Seele bedeutet bewusste Eroberung unseres Ichs. Dies ist nur möglich, indem wir uns ganz tief mit der Materie verbinden. Denn nur in unserem physischen Körper können wir unser Bewusstsein voll entfalten, weil dieser gewissermaßen als Spiegel dient. Uns selbst erkennen, wie der griechische Denker Heraklit es mit seinem Gnothi seauton! („Erkenne Dich selbst!") gefordert hat, dazu sind wir doch nur in der Lage, wenn wir einen Spiegel vor uns haben. Eine kosmische Notwendigkeit, eine Grundvoraussetzung für diesen Prozess ist jedoch die tiefgehende Identifizierung eines jeden Menschen mit seinem Körper und der Materie. Ein problematisches Resultat dessen ist der Materialismus, den wir auch durchleben müssen, ohne ihn jedoch über uns gewinnen zu lassen.

Rudolf Steiner führt aus, dass die Entwicklung der Bewusstseins-Seele einerseits mit dem Materialismus verbunden ist, andererseits mit einem starken Hang zum Egoismus bzw. zur Egozentrik, denn schließlich muss ja jeder von uns sein Ich finden, seine eigene Individualität erringen. Die Bewusstseins-Seele ist daher ihrem Wesen nach zunächst „antisozial". Deshalb nehmen Egoismus und Egozentrik in unserer Gesellschaft derart zu. Auch hier gilt es, der eigenen Entwicklung gegenüber wachsam zu bleiben. Wir müssen achtgeben, weder in den Materialismus abzurutschen noch in den Egoismus. Deshalb sind die GEIST-WISSENSCHAFT und die Beschäftigung damit so entscheidend für die Zukunft von uns allen, weil wir nur durch die Hinwendung zu Christus und zur Nächstenliebe mit diesen Tendenzen unserer Seelenentwicklung zurechtkommen. Aus keinem anderen Grund ist die GEIST-WISSENSCHAFT in die Welt gekommen – sie den Menschen zu bringen, war der kosmischer Auftrag des Rudolf Steiner.

Sie sehen selbst, wie umfassend und tiefgehend die ANTHROPOSOPHIE ist und wie beschränkt die Möglichkeiten, Ihnen deren Inhalt in einem einzigen Buch nahe zu bringen!

12. KAPITEL

Atlantis

> *„Glaube nichts, gleichgültig wo du es gelesen hast oder wer es gesagt hat – selbst wenn ich es gesagt habe – wenn es nicht mit deiner Einsicht und deinem eigenen gesunden Menschenverstand übereinstimmt."*
>
> **Buddha** | 563-483 v. Chr.

In den Zitaten aus Steiners Vorträgen war bereits ganz selbstverständlich von dem sagenumwobenen Kontinent Atlantis die Rede. Auch habe ich schon kurz darüber referiert, wie die atlantische Epoche in die Weltenevolution einzuordnen ist. Während die Fachwelt heute noch über Realität oder Mythos streitet, ist Atlantis für den Geistesforscher und Seher längst unbestrittene Tatsache. Zu diesem Thema empfehle ich ein Buch von Prof. Charles Hapgood (46), der mit seinen Studenten alte Seefahrerkarten untersucht hat. Verblüffenderweise fanden sie darin nicht nur Atlantis eingezeichnet, sondern auch die Antarktis – in eisfreiem Zustand! Dazu muss man Folgendes wissen: Die Antarktis (Südpol) besitzt unter dem Eis Festlandmasse, die zu Warmzeiten immer wieder eisfrei wird, während es sich bei der Arktis (Nordpol) lediglich um eine schwimmende Eisdecke handelt. In den alten Karten erscheint der Südpol interessanterweise eisfrei und in seinen Umrissen völlig korrekt, obwohl es erst den Wissenschaftlern des 20. Jahrhunderts möglich war, vermittels Echolotmessungen Größe und Konturen dieses Festlands festzustellen. Und jetzt wird es wirklich spannend: Der Südpol war vor etwa 6000-10000 Jahren zum letzten Mal eisfrei! Demnach müssen unsere Vorfahren genaue geographische Kenntnisse von Atlantis und dem antarktischen Kontinent gehabt haben. Folglich sind auch die Ausführungen des griechischen Philosophen Platon über Atlantis keine Hirngespinste! Alles, was mit Atlantis und den Geschehnissen um diesen Kontinent zusammenhängt, ist in der von mir bereits mehrfach erwähnten Akasha-Chronik aufgezeichnet. Lassen Sie uns also einmal nachschauen, was der Seher Rudolf Steiner über Atlantis zu sagen weiß. (Ich werde hier allerdings nur ausschnittweise zitieren; den interessierten Lesern sei GA11 zur weiteren Lektüre empfohlen.)

Zu den brisantesten Informationen über Atlantis gehört die Behauptung, wir Menschen hätten damals bereits über Flugapparate verfügt. (Ich sage deshalb „wir Menschen", weil wir alle damals auch schon einmal gelebt haben.) Sämtliche Geschichten von fliegenden Göttern, heute meist als „Außerirdische" bezeichnet, beziehen sich möglicherweise darauf. Bevor jemand also über Außerirdische spricht und was-weiß-ich für Spekulationen anstellt, sollte er die Aussagen der Akasha-Chronik heranziehen. Besagte Flugapparate wurden mit Lebenskraft bewegt und gelenkt, jener Kraft also, die das Wachstum der Pflanzen hervorbringt – es handelte sich gleichsam um Prana-Maschinen. Damals war die Luft dicker und das Wasser dünner, während wir Menschen noch keinen Intellekt besaßen, stattdessen jedoch ein gewaltiges Gedächtnis. Daher galten die Menschen mit der größten Lebenserfahrung als weise, denn sie hatten die meisten Bilder in ihrem Gedächtnis gespeichert.

Während also die logische Denkkraft den (namentlich früheren) Atlantiern noch fehlte, hatten sie an der hoch entwickelten Gedächtniskraft etwas, was ihrem ganzen Wirken einen besonderen Charakter gab. Aber mit dem Wesen der einen menschlichen Kraft hängen immer andere zusammen. Das Gedächtnis steht der tieferen Naturgrundlage des Menschen näher als die Verstandeskraft, und mit ihm im Zusammenhange waren andere Kräfte entwickelt, die auch noch denjenigen untergeordneter Naturwesen ähnlicher waren als die gegenwärtigen menschlichen Betriebskräfte. So konnten die Atlantier das beherrschen, was man Lebenskraft nennt.

Wie man heute aus den Steinkohlen die Kraft der Wärme herausholt, die man in fortbewegende Kraft bei unseren Verkehrsmitteln verwandelt, so verstanden es die Atlantier, die Samenkraft der Lebewesen in ihren technischen Dienst zu stellen. Von dem, was hier vorlag, kann man sich durch folgendes eine Vorstellung machen. Man denke an ein Getreidesamenkorn. In diesem schlummert eine Kraft. Diese Kraft bewirkt ja, dass aus dem Samenkorn der Halm hervorsprießt. Die Natur kann diese im Korn ruhende Kraft wecken. Der gegenwärtige Mensch kann es nicht willkürlich. Er muss das Korn in die Erde senken und das Aufwecken den Naturkräften überlassen. Der Atlantier konnte noch etwas anderes. Er wusste, wie man es macht, um die Kraft eines Kornhaufens in technische Kraft umzuwandeln, wie der gegenwärtige Mensch die Wärmekraft eines Steinkohlenhaufens in eine solche Kraft umzuwandeln vermag. Pflanzen wurden in der atlantischen Zeit nicht bloß gebaut, um sie als Nahrungsmittel zu benutzen, sondern um die in ihnen schlummernden Kräfte dem Verkehr und der Industrie dienstbar zu machen.

Wie wir Vorrichtungen haben, um die in den Steinkohlen schlummernde Kraft in unseren Lokomotiven in Bewegungskraft umzubilden, so hatten die Atlantier Vorrichtungen, die sie – sozusagen – mit Pflanzensamen heizten, und in denen sich die Lebenskraft in technisch verwertbare Kraft umwandelte. So wurden die in geringer Höhe über dem Boden schwebenden Fahrzeuge der Atlantier fortbewegt. Diese Fahrzeuge fuhren in einer Höhe, die geringer war als die Höhe der Gebirge der atlantischen Zeit, und sie hatten Steuervorrichtungen, durch die sie sich über diese Gebirge erheben konnten. 11, S. 22f.

An dieser Stelle möchte ich eine kurze Gedankenpause einlegen und darauf zurückkommen, dass Steiners Erkenntnisse aus seiner geistigen Schau immer wieder durch wissenschaftliche Ergebnisse Bestätigung gefunden haben.

Lassen Sie uns daher erst einmal ohne Vorbehalte auch die Richtigkeit seiner Aussagen über Atlantis unterstellen und anfangen, damit umzugehen. Durch die Lektüre der Steinerschen Schilderungen von Atlantis werden vor allem Unmengen von Spekulationen und Phantasien hinfällig – über Außerirdische, die uns vor Jahrtausenden besucht haben sollen. Bei uns flogen keine Außerirdischen durch die Lüfte, wir Menschen selbst waren dazu imstande – während unserer atlantischen Zeit! Ich will damit keineswegs die Existenz Außerirdischer leugnen, doch benötigen wir sie zunächst nicht, um all die Mysterien der Vergangenheit zu erklären. Vielmehr haben sich – laut Rudolf Steiner – zu atlantischen Zeiten auch nicht-menschliche, höhere Wesen in Menschenkörpern inkarniert und wurden so zu Führern der Menschheit. Diese luziferischen Wesen stehen auf einer Ebene zwischen Mensch und Engel, weshalb sie höhere Fähigkeiten besitzen als wir Menschen. Und sie waren die „Götter" der Vorzeit, die unter uns einhergingen.

Man muss sich vorstellen, dass mit der fortschreitenden Zeit sich alle Verhältnisse auf unserer Erde sehr verändert haben. Die genannten Fahrzeuge der Atlantier wären in unserer Zeit ganz unbrauchbar. Ihre Verwendbarkeit beruhte darauf, dass in dieser Zeit die Lufthülle, welche die Erde umschließt, viel dichter war als gegenwärtig. Ob man sich nach heutigen wissenschaftlichen Begriffen eine solch größere Dichte der Luft leicht vorstellen kann, darf uns hier nicht beschäftigen. Die Wissenschaft und das logische Denken können, ihrem ganzen Wesen nach, niemals etwas darüber entscheiden, was möglich oder unmöglich ist. Sie haben nur das zu erklären, was durch Erfahrung und Beobachtung festgestellt ist. Und die besprochene Dichtigkeit der Luft steht für die okkulte Erfahrung so fest, wie nur irgendeine sinnlich gegebene Tatsache von heute feststehen kann. – Ebenso steht fest aber auch die vielleicht der heutigen Physik und Chemie noch unerklärlichere Tatsache, dass damals das Wasser auf der ganzen Erde viel dünner war als heute. Und durch diese Dünnheit war das Wasser durch die von den Atlantiern verwendete Samenkraft in technische Dienste zu lenken, die heute unmöglich sind. Durch die Verdichtung des Wassers ist es unmöglich geworden, dasselbe in solch kunstvoller Art zu bewegen, zu lenken, wie das ehedem möglich war. Daraus geht wohl zur Genüge hervor, dass die Zivilisation der, atlantischen Zeit von der unsrigen gründlich verschieden gewesen ist. 11, S. 22f.

Mit diesen Auszügen aus Steiners Buch „Aus der Akasha-Chronik"
will ich es an dieser Stelle bewenden lassen. Sie geben uns wertvolle
Hinweise darauf, wie vorsichtig wir heute mit Mutmaßungen über
unsere Vergangenheit sein müssen, gleich, woher sie stammen,
denn sie sind in der Regel spekulativ und nicht aus der GEIST-
WISSENSCHAFT erwachsen. Wer bereit ist, die geistige Schau und
ihre Erkenntnisse zu akzeptieren, wird neue, stimmige Ergebnisse
erzielen. Atlantis ist kein Mythos, sondern Realität. Die Erforschung
dieser Realität durch ernstzunehmende Wissenschaftler und die damit
verbundene Abgrenzung gegenüber Ufologen und anderen esoterisch
oder grenzwissenschaftlich rein spekulativ tätigen Menschen sowie
ohne wissenschaftlichen Hintergrund „channelnden" Medien wird
die Menschheit einen großen Schritt weiterbringen.

In der Akasha-Chronik konnten die Seher aller Zeiten die
Wirklichkeit „nachlesen". Deshalb haben die Autoren des Alten
Testaments, die hebräischen Eingeweihten, von Adam und Eva als
dem einen Paar gesprochen. Dasselbe sagt der Seher Rudolf Steiner.
Und wir sehen durch das (in Kapitel 1) beschriebene Genprojekt
unserer Gegenwart bestätigt, dass die Akasha-Chronik kein Märchen
ist, sondern ihre Inhalte heute, Jahrtausende später, durch die
Ergebnisse modernster naturwissenschaftlicher Studien belegbar
sind.

Im folgenden Kapitel möchte ich – wenigstens kurz – den
Themenkomplex höheres Bewusstsein, Hellsehen und geistige Schau
behandeln, damit Sie auch dies alles GEIST-WISSENSCHAFTLICH
einordnen können. Danach werde ich auf die Existenz des Bösen zu
sprechen kommen. Etwas, dessen Existenz wir oft nur allzu gerne
leugnen würden. Doch bildet das Verständnis des Bösen die Grundlage
für den sinnvollen Umgang damit, schließlich bestehen diese Kräfte in
uns allen, im einen noch stärker, im anderen schon in abgeschwächter
Form. Der erste Schritt im Prozess der Loslösung vom Bösen wird
allgemein als „Katharsis", als „Reinigung", „Läuterung" (von griech.
kathairein, „reinigen") bezeichnet, worauf ich gleich näher eingehen

werde. Ohne diese Loslösungs-Arbeit in die geistige Welt eindringen zu wollen birgt große Gefahren und Risiken, denen sich heute zahlreiche Esoteriker – wie ich meine, viel zu leichtfertig – aussetzen. Das betrifft vor allem jene, die naiverweise glauben, „einfach so" mit Geistwesen in Kontakt treten zu können, sie zu „channeln" und dergleichen. Allen jenen, die sich mit solchen Kräften und Wesen, wie etwa der „Kryon-Schule" u. ä. befassen, möchte ich dringend ans Herz legen, unbedingt eine kritische Distanz zu halten und sich profund GEIST-WISSENSCHAFTLICH zu schulen, um sich dann ein Urteil zu bilden. Was hier stattfindet, ist weder Kindertheater, noch Faschingsgaudi oder ein Geisterbeschwörungs-Event! Wesenheiten, die uns durchaus nicht wohlgesonnen sind, erscheinen oft als „Wölfe im Schafspelz" – unter dem Deckmantel wunderbarer Worte und Gedanken! Das gilt für Geistwesen im Übrigen genauso wie für die menschlichen Verführer hier auf Erden, angefangen beim Heiratsschwindler über gerissene Werbe-Strategen, politische Agitatoren bis hin zu religiösen oder auch spirituellen „Führern" und „Meistern".

13. KAPITEL

Vom alten zum neuen Hellsehen

> *„Wenn auch die Menschen nicht an die Engel glauben, die Engel glauben an uns Menschen."*
> **Prinzessin Märtha Louise von Norwegen** | bei der Eröffnung ihrer „Engelsschule"

Im Sommer 2007 machte eine Pressemitteilung weltweit Furore, derzufolge die norwegische Prinzessin interessierten Personen ein dreijähriges Studium an ihrer neu gegründeten „Engelsschule" anbieten wollte. Die Öffentlichkeit reagierte empört – natürlich, wie kann man sich mit einem solchen Unsinn abgeben – noch dazu als Königstochter?! Doch hatte das, was sie sagte, vielleicht sogar große Berechtigung?

In nicht allzu ferner Zukunft wird es etliche derartige Schulen geben. Es stellt sich dabei nur die Frage nach der Qualifikation des Lehrpersonals und nach der Ebene, auf der die Kurse stattfinden werden... Und die Anzahl solcher Schulen wird steigen, denn wir Menschen sind in einem Zeitalter angelangt (s. Kap. 19), in dem wir wieder Kontakt zu den geistigen Wesen aufnehmen werden. Wie das und warum?

Gehen wir heute als „Normalsterbliche" durch die Welt, sehen wir nur mit unseren körperlichen Augen, und wir sehen nur Materie. Deshalb erscheint uns die Vorstellung einer realen geistigen Welt so „abwegig". Doch war das bei uns Menschen nicht immer so. Rudolf Steiner führt in den Vorträgen über seine Erkenntnisse aus, dass in alten Zeiten alle Menschen hellsichtig waren, in der Epoche von Atlantis und sogar bis in die griechische Antike hinein. Die zahlreichen Geschichten und Erzählungen der Griechen von ihren Göttern sind daraus entstanden, im direkten Kontakt der Menschen zu den Gottheiten – es sind dies alles keine Mythen, vielmehr Ausdruck realer Erfahrungen.

Auf zweifache Weise ist es möglich, Kenntnis von der uns umgebenden geistigen Welt zu erhalten. Die erste Art ist die, dass wir erforschen, wie es sich mit dem Menschen verhält, wenn sein klares Bewusstsein ausgeschaltet ist...Indem wir unser klares Bewusstsein ausschalten, bewegen wir uns gewissermaßen zurück zu Vorstadien unserer Entwicklung, wo wir noch geistiger waren, während wir heute mit unserem Bewusstsein über jener Sphäre stehen...Wir nähern uns dem göttlichen Wesen in gewisser Beziehung, wenn wir die Stufe, die wir erreicht haben, ein wenig zurückschrauben. Das ist der eine Weg; das ist der Weg, den der Spiritismus gegangen ist. 52, S. 234

Rudolf Steiner beschreibt hier den Weg medial begabter Menschen, heute üblicherweise als Medien bezeichneter Personen. Um Botschaften aus der geistigen Welt empfangen zu können, müssen sie ihr reales Tages-Bewusstsein ausschalten. Das gilt auch für die meisten sogenannten Channel-Medien. Der andere Weg ist der des echten Geistesforschers, der mit seinem geschulten, wissenschaftlich exakt arbeitenden Verstand und bei völliger geistiger Klarheit, also bei vollem Wach-Bewusstsein in die geistige Welt eintritt:

Der andere Weg ist der, den die moderne Geisteswissenschaft geht. Die Geisteswissenschaft sucht nicht durch Ausschaltung des Bewusstseins, sondern durch Höherentwicklung des Bewusstseins die Geisteswelt zu erforschen. Des Geisteswissenschaftlers Ideal ist, Aufschluss zu erlangen über die uns umgebende Geisteswelt bei vollkommener Kontinuität, bei Aufrechterhaltung des klaren Bewusstseins. 52, S. 235
Das Medium ist ein Erinnerungszeichen an verflossene Zeiten der Entwicklung. In früheren Zeiten waren alle Menschen Medien; alle

haben ein astrales Wahrnehmungsvermögen gehabt, alle haben einst die geistige Welt wahrnehmen können. Aus diesem astralen Bewusstsein hat sich aber allmählich unser Bewusstsein, unser helles, klares Tagesbewusstsein herausgebildet. Bei dem Aufstieg in die geistigen Welten, den alle Menschen werden ausführen müssen, werden sie, wenn ich so sagen darf, jene astrale Welt nochmals durchlaufen, nochmals astral wahrnehmend, nochmals hellsehend werden. Das ist aber nur ein Durchgangsstadium, wie alle Entwicklungszustände als Durchgangsstadien betrachtet werden können. Unsere irdische Laufbahn ist eine Lektion, die wir durcharbeiten müssen, die wir zu lernen haben. 52, S. 237

Auch hier werden Inhalte angesprochen, für deren ausführliche Behandlung mein Buch nicht genügend Raum bietet. Doch sollte es für diese Thematik unbedingt ein eigenes Buch geben, denn es geht um die in der Esoterik verborgenen oder damit verbundenen Risiken. So viele Menschen befassen sich heute mit Esoterik (oder dem, was sie dafür halten), und sehr oft betreten sie diese geistige Ebene leider unreflektiert und ohne jegliche Vorbereitung. Und setzen sich damit tatsächlich großen Gefahren aus. Immer mehr Menschen – hauptsächlich Frauen – fühlen sich unter Druck, haben ernstzunehmende Schwierigkeiten in Partnerschaft, Erziehung, Gesundheit und suchen deshalb Hilfe. Unterliegt man beim Versuch, diese Probleme zu lösen, der Faszination von Esoterik und spirituellem Gedankengut, macht man u. U. alles nur noch schlimmer, insbesondere, wenn man dabei seinen gesunden Menschenverstand ausschaltet, denn gerade dieser schützt uns vor den Gefahren der geistigen Welt. Viele der heute populären und überall angebotenen therapeutische Methoden, wie etwa die Systemische Therapie („Familienstellen"), bewegen sich in einer Art seelisch-geistiger Grauzone, weil man damit u. U. Kontakt zu verstorbenen Familienmitgliedern aufnimmt, und das noch dazu auf eine dem Klienten meist ganz unbewusste Weise. Natürlich möchte ich hier den einzelnen Therapie-Methoden keineswegs grundsätzlich ihren Wert und Nutzen absprechen! Doch ohne eine gesunde GEIST-WISSENSCHAFTLICHE Basis –

bei Therapeuten wie Klienten! – erscheint mir der Umgang mit all diesen Methoden wie der Versuch, Atomenergie einzusetzen, ohne wirklich zu wissen, worum es sich dabei handelt und ohne sich vorher eingehend mit Atomphysik befasst zu haben. Welche (therapeutische) Praktik auch immer – Kontakt mit geistigen Wesen aufzunehmen, ist definitiv das Gegenteil von Spielerei!

Es ist eine große Gefahr in dem gegenwärtigen Stadium unserer kosmischen Entwicklung, das menschliche Bewusstsein auszuschalten. Nach dem ganzen Verlauf der kosmischen Entwicklung muss der Mensch in diesem Bewusstsein auf der Erde wirken. Schaltet er es aus, so ist er willenlos, bewusstlos den geistigen Mächten ausgeliefert. Ein Beispiel soll das klarmachen. Es ist ein großer Unterschied, ob Sie in eine Verbrecherhöhle hineingehen mit klarem Bewusstsein und hellem Verstande und sich darin auskennen, oder ob Sie ohne diese klare Erkenntnis hineingehen. So ist es nicht nur in dem extremen Fall mit der Verbrecherhöhle, so ist es überall in der Welt. Wir müssen die Dinge, welche an uns herantreten, mit klarem Bewusstsein und Verstand erfassen. Nicht zu willenlosen Werkzeugen dürfen wir uns machen, auch nicht der geistigen Mächte, denn diese könnten dann mit uns alles Mögliche treiben. 52, S. 239

Erlebnisse und Erfahrungen mit hellseherischen Phänomenen häufen sich in der heutigen Zeit, viele Menschen kommen damit in Kontakt, eben weil wir die alte Phase noch einmal durchlaufen müssen. Auch in der Öffentlichkeit erscheinen immer mehr medial begabte Menschen, Personen, die Botschaften aus der geistigen Welt erhalten, hellsichtig sind und so weiter... Was ist davon zu halten?

Der göttliche Plan sieht den freien Menschen vor, ein Wesen, das imstande ist, aus sich selbst heraus frei zu entscheiden. Wenn wir Menschen jedoch alles von den Göttern eingeflüstert bekommen, wenn wir ausschließlich nach dem Willen der Götter handeln sollen, wo bleibt da unsere Freiheit? Steiner lehrt uns die alte Form der Hellsichtigkeit verstehen, er nennt es atavistisches Hellsehen.

Dieses Hellsehen war etwas ganz Normales – für alle Menschen. Ein selbstverständlicher Einblick in die geistige Welt, allerdings nicht mit dem klaren Bewusstsein, wie wir es heute besitzen, sondern in einem Zustand, wie wir ihn aus unseren Träumen kennen. Jene Klarheit des Bewusstseins, die eine genaue Unterscheidung ermöglicht, gab es bei diesem Hellsehen nicht. Dazu musste die Evolution erst etwas Neues hervorbringen.

Und das wäre? Was haben wir denn in den letzten Jahrtausenden entwickelt? Den Verstand! Dieses uns heute so selbstverständliche „Instrument" existierte bei den Menschen (uns Menschen!) der Frühzeit nicht. Und was genau macht den Verstand aus? Eines seiner Hauptmerkmale ist die Fähigkeit zur klaren Unterscheidung, das exakte logische, jedoch oft als „kalt" bezeichnete Denken. Das Verstandesdenken ist tatsächlich kalt, weil emotionslos. Es geht messerscharf-analytisch vor und ist in gewisser Weise gnadenlos, weil er sich ausschließlich an der Wahrheit in der Logik orientiert. Wir mussten dieses „kalte Verstandesdenken" ausbilden, denn nur auf der Ebene einer ganz klaren Unterscheidung können wir Freiheit definieren. Freiheit existiert nur dann, wenn wir zwischen zwei Alternativen wirklich unterscheiden (und entscheiden) können. Anders kann es Freiheit nicht geben. Die Bibel sagt im Bericht über den Sündenfall, die Schlange Luzifer habe uns die „Frucht des Baums der Erkenntnis" geschenkt. Und um „Erkenntnis" geht es letztlich beim Verstand. Wir haben uns diese „Frucht" nun endgültig erobert. Das ist der Hintergrund dieser Geschichte. Und weil Erkenntnis Licht in unser Denken bringt, nannten die Eingeweihten, die Bibelautoren, jenen Geist auch Luzifer, „Lichtbringer", vom Lateinischen lux „Licht" und ferre „bringen, tragen".

Dank der Erkenntnisse Rudolf Steiners können wir diesen kosmischen Plan heute allmählich richtig und umfassend verstehen – wie auch unsere eigene Rolle darin. Wir sollen freie Wesen werden, Geschöpfe, die das Recht und die Möglichkeit der freien Entscheidung zwischen Gut und Böse haben. Um dieses Ziel zu erreichen, musste uns die geistige Welt, gewissermaßen im Auftrag Gottes, „in die Dunkelheit schicken". Der Begriff Dunkelheit symbolisiert das Verschwinden des Landes Avalon vor unseren Augen, wie es die alten Sagen der Briten schildern. Avalon, die geistige Welt, musste sich von unseren Augen zurückziehen. Die Tür zur geistigen Welt fiel sozusagen ins Schloss – und damit verschwand zunächst auch das alte Hellsehen. Dies geschah zeitgleich mit dem Ende von Atlantis, und es brach die Epoche der großen Dunkelheit für die Menschheit an.

Wir konnten die Götter nicht mehr sehen, wir verloren allmählich den Kontakt zu unserer wirklichen Heimat. Dieser Prozess war schmerzhaft und ist es auch noch, denn er dauert ja an. Aber er dient(e) einem hohen Ziel: Wir Menschen mussten die Fähigkeit zur klaren Unterscheidung entwickeln. So klar, wie wir heute mit Hilfe unserer Sinne die Dinge auf der materiellen Ebene unterscheiden können, so klar sollen wir in der Zukunft in der geistigen Welt sehen und unterscheiden können. Dazu mussten wir aber erst das „Werkzeug" zur Unterscheidung entwickeln: den Verstand.

In esoterischen und religiösen Kreisen wird oft die „Trennung von Gott" bemüht und der Eindruck vermittelt, das wäre unser Fehler gewesen, den wir nun wieder „gutmachen" müssten. Diese Sichtweise drückt uns zu Boden, hält uns klein, in der Un-Freiheit, indem sie uns mit einer nichtexistenten „Erbsünde" und Schuld belastet. Es war der Plan der großen göttlichen Wesenhaftigkeit der Trinität, es war Gottes Wille, dass wir diese Trennung erleben – und sie findet nur im Bewusstsein statt, nicht jedoch in Wirklichkeit. Auch Luzifer war Bestandteil des großen göttlichen Plans und handelte in seinem Sinn! Jetzt also hat die Menschheit die Ebene des Verstandes erreicht. Immerzu erfahren wir seine Kraft – im Positiven, wie im Negativen. Jedoch erkennen wir auch, dass wir nicht auf der reinen Verstandesebene stehen bleiben dürfen, wie die von der Materie und dem Materialismus geprägten Naturwissenschaften. Das wäre tödlich, ist tödlich, und diese tödliche Kraft spüren wir überall in der Welt. Das gehört zu unserem Kampf, zu unserer Eroberung der Freiheit. Denn die Freiheit wird uns nicht geschenkt, wir müssen sie uns erarbeiten!

Jetzt ist die Zeit reif, die gewonnene Verstandeskraft zu nutzen, um wieder in die höheren Ebenen des Geistes einzudringen. Verharren wir jedoch auch künftig darin, den Verstand ausschließlich für die illusionäre Welt der Materie einzusetzen, droht uns Menschen der seelische Tod. Jetzt ist es an der Zeit, das geistige Hellsehen zu entwickeln und zu fördern. Dies geschieht bereits weltweit, was sich an der spirituellen Szene mit all ihren „Hellsehern", „Medien", „Channelern" usw. ablesen lässt. Immer mehr Menschen besitzen die seltsam erscheinende Fähigkeit, geistige Dinge zu erschauen. Daran wird die Veränderung unserer Welt offenbar: Der Schleier zwischen Geist und Materie fällt. Die alten Ägypter nannten ihn „Schleier der Isis", den früher nach langer Schulung nur die Eingeweihten lüften und so einen Blick in die geistige Welt werfen durften.

Heute jedoch haben wir den Verstand erobert und mit ihm die Kraft der Selbständigkeit, wir stehen sozusagen auf unseren eigenen Füßen. Früher haben sich die „Götter", die geistige Hierarchie, insofern zurückgezogen, als sie den Schleier der Isis vor unsere Augen zogen. Laut Rudolf Steiner hat dazu hauptsächlich ein Stoff beigetragen, dessen Wirkung (und Auswirkungen mit all ihren Problemen) wir auch heute sehr genau kennen: der Alkohol. Nach Steiner ist die Geschichte von Noah als dem ersten Weinbauern (und seinem Neuen Bund mit Gott) die Erklärung dafür, dass durch den Alkohol der Verlust der alten Hellsichtigkeit eingetreten ist. Das war notwendig und im Sinn des göttlichen Plans. Wir durften die Götter nicht mehr sehen, und der Alkohol hat das Verbot besorgt, indem er unsere Augen, unsere Wahrnehmung, „verschleierte". Heute jedoch, wo das nicht mehr erforderlich ist, wirkt der Alkohol sehr häufig nur noch zerstörerisch.

Die Götter zogen sich vor unseren Augen zurück, führten uns aber insgeheim, sozusagen in aller Stille, weiter. Diese Führung war notwendig, solange wir geistig den Kinderschuhen noch nicht entwachsen waren und während der vergangenen Jahrhunderte, als die Menschheit ihre „spirituelle Pubertät" durchlief. Doch jetzt, da wir geistig im Erwachsenenalter angekommen sind, ziehen sich die Götter zunehmend aus der geistigen Führung zurück und überlassen uns unserem neuen Erwachsenenstand. Jeder Einzelne von uns reift geistig heran, aber – natürlich – im selbstbestimmten Tempo. Ohne Einbezug der spirituellen Dimension unseres Lebens werden wir die gewaltigen und sehr dringlichen Probleme unserer heutigen Welt nicht lösen können. Dazu müssen wir allerdings noch etwas ganz Entscheidendes wissen: Auch hinter den Kulissen der Materie, hinter dem Schleier, tobt ein Kampf – der Kampf zwischen den geistigen Wesen um die Seelen von uns Menschen! Atomforschung, Gentechnik, der massive Einfluss von Computern mit dem unkontrollierbar gewordenen Internet, Killer-Videospiele oder das Fernsehen mit seinen Gewalt- und Horrorfilmen, das alles sind Mittel im Kampf um unsere Seelen.

Rudolf Steiner hat der Menschheit aus seiner geistigen Schau die Kenntnis der geistigen Welt und ihrer Gesetzmäßigkeiten in einer neuen Form übermitelt. Damit besitzen wir die Voraussetzungen, um die großen Weltereignisse wirklich verstehen zu können. Dazu bedarf es jedoch auch der Klarheit darüber, dass dieses Wissen bekämpft wird, denn das gehört ebenfalls zum Spiel, als Bestandteil des großen göttlichen Plans. Jeder von uns ist daher aufgefordert, sich zu informieren, sich eine eigene Meinung, ein eigenes Urteil zu bilden. Keiner von uns wird später sagen können: „Das habe ich nicht gewusst." Das Wissen ist sehr wohl vorhanden, und es liegt im Ermessen jedes Einzelnen von uns, ob und wie er damit umgeht. Wir haben auch die Freiheit, es zu ignorieren – doch hat diese Freiheit ihren Preis.

Der „Schleier der Isis" hat sich im 20. Jahrhundert gehoben, und wir betreten den Boden der geistigen Welt wieder, so oder so. Doch wie bereiten wir uns darauf vor? Was werden wir wissen von den

Gesetzmäßigkeiten der geistigen Welt – noch in diesem Leben, oder nach unserem physischen Tod oder erst im nächsten Leben?

Dies sind für uns alle die entscheidenden Lebensfragen, und auch davon handelt mein Buch. Es kann hier nicht nur um Licht und Liebe, „positive Energie" und all die wunder--vollen Vorstellungen der Esoteriker gehen. Hier ist vielmehr wirkliche Arbeit an Geist und Seele gefragt – auch wenn das ganz schön anstrengend sein kann! (Wie ich aus reichlicher eigener Erfahrung weiß...) Es geht um die Kraft des klaren Denkens und die der Liebe! Beide müssen wir entwickeln, nutzen und miteinander in eine völlig neue Dimension zu überführen: in das Herzdenken.

Wir Menschen sollen und werden später mit dem Herzen denken. Mit dem Herzen denken heißt, die Wärme der Liebe mit dem Licht der Erkenntnis zu vereinen. Das erläutert Rudolf Steiner in seinen Vorträgen. Die Wärme allein würde nicht ausreichen, das Licht allein wäre tödlich. Erst durch die Vereinigung von Licht und Wärme in uns werden wir zu Sonnen, und das ist das Ziel des göttlichen Plans. Wir sollen Sonnen werden, die ihre Umgebung in aller Freiheit mit Licht und Wärme versorgen und beschenken.

Der Eintritt in die geistige Welt wird wieder schrittweise geschehen. Bis hierher verlief unser Weg „automatisch", unter Führung der Geistwesen. Von nun an sind wir jedoch auf uns selbst gestellt, müssen unseren Lebensweg selbst finden und gehen. Mit welchen Wesen wir uns dabei verbinden, ist ab jetzt unsere eigene Entscheidung. Jeder kann sich dem Licht oder dem Dunkel zuwenden, der hellen oder der „dunklen Seite der Macht", wie es im Film „Star Wars" heißt. (Er enthält vieles an geschickt eingebauter Symbolik zu diesem Thema.) Der Verlauf der Menschheitsentwicklung vollzieht sich über drei höhere Bewusstseinsstufen, auf denen wir mit der geistigen Welt kommunizieren und sie wahrnehmen können. Das sind die Stufen der Imagination, der Inspiration und Intuition. In (6) und (8) finden Sie dazu ausführliche Erläuterungen Rudolf Steiners.

Eine Voraussetzung für den „gesunden" Einstieg in das Hellsehen bildet die als Katharsis bezeichnete Läuterung des Astralkörpers. Das bedeutet, jeder von uns muss aus seinem Astralkörper sämtliche Fremdelemente lösen, die er im Lauf seiner vielen Leben aufgenommen hat. Der zypriotische Heiler Daskalos bezeichnete diese Fremdelemente sehr treffend als Elementale. Dieser Prozess der Charakterbildung ist zunächst wesentlich wichtiger als alle Schulungen im Hellsehen. Er ist Teil unseres Alltags, findet seinen Ausdruck im Verhalten gegenüber Kindern, Partnern, Arbeitskollegen, Freunden und Fremden, der Gesellschaft usw. Zugleich beinhaltet er die Kontrolle unserer Gedanken und vor allem der Emotionen – eine „Gefühlsschulung", die sich gar nicht so einfach etablieren lässt. All dies müssen wir erst einmal bewältigen, bevor wir tiefgreifende esoterische Schulungen absolvieren, die uns zwar leicht und schnell – verführerisch leicht und schnell – in die geistige Welt, jedoch auch im Wortsinn in „Teufels Küche" bringen können. Eine sehr große Gefahr bei allen esoterischen Übungen, die ohne diese Läuterungsprozesse in die geistige Welt führen, ist der Egoismus.

Bei allen ernsthaften Übungen werden nämlich die inneren Körper verändert und dadurch ein latenter Egoismus freigesetzt, der zerstörerisch wirkt. Deshalb ist das Wissen um all diese Körper aus der GEIST-WISSENSCHAFT so entscheidend. Ist die Katharsis abgeschlossen und der Astralkörper „rein" geworden, „jungfräulich" im Sprachschatz der Eingeweihten des Neuen Testaments, wird aus ihm die „heilige Jungfrau", die nun den Christus über den „Heiligen Geist" der Wahrheit empfangen kann. „Sophia" hieß diese Jungfrau, wohingegen die „Mutter Jesu" im Evangelium des Johannes nicht mit Namen genannt wird! Ihre Schwester jedoch wird – unter dem Kreuz stehend – als „Maria" bezeichnet.

Bei all diesen Namen geht es um unsere Seelenkörper! Erinnern Sie sich an die drei Seelenglieder: Empfindungs-, Verstandesseele und Bewusstseinsseele? Johannes spricht von den drei Frauen unter dem Kreuz. Damit sind diese drei Seelenglieder gemeint. Hier enthüllt sich ein schier unfassliches Mysterium: Das Geheimnis des Neuen Testaments. Mit der GEIST-WISSENSCHAFT lernt man die Bibel plötzlich ganz anders verstehen...

Prägt man nun durch Meditation seinem Ätherkörper den Astralkörper gewissermaßen ein, erwächst daraus nach dem rein astralen das höhere Hellsehen. So wird sich die Entwicklung der Menschheit vollziehen. Wer jedoch den Weg der systematischen spirituellen Schulung gehen will und bereits in diesem Leben dazu imstande ist, kann diese höheren Fähigkeiten auch schon früher ausbilden. Allerdings darf es beim Werdegang zum „Eingeweihten" oder „Meister" nicht darum gehen, das eigene Ego zu zu hätscheln, sondern einzig darum, seine Fähigkeiten in den Dienst der Menschheit zu stellen. Mit der Meisterschaft beginnt der wahrhafte Dienst am Nächsten, und deshalb sind Versprechungen wie die aus „The Secret" oder anderen genannten Publikationen nur „schöner Schein", Illusionen, Nahrung für das Ego.

14. KAPITEL

Und dann trat das „Böse" auf den Plan

„Der Zufall ist der einzig legitime Herrscher des Universums."
Napoleon

Passt dieser Ausspruch des großen Korsen nicht wunderbar zu dem, worauf ich immer wieder abziele? Wir alle laufen Gefahr, uns zu verlieren, indem wir das Göttliche vergessen. Nach den Erkenntnissen aller Eingeweihten aller Kulturen – Steiner steht damit wahrhaftig nicht allein – existiert ein göttlicher, in Zyklen ablaufender Weltenplan. Dessen Ziel ist der Mensch – ein freies Wesen, durch das Gott sich vervielfältigt und selbst erkennen kann. Doch um frei werden zu können, benötigt ein Wesen die Fähigkeit zur freien Entscheidung. Denn wer nicht wählen kann, bleibt unfrei. Solange wir jedoch von Gott oder Göttern geführt werden, haben wir keine Freiheit. Freiheit bedingt die freie Wahl, ich muss mich für oder gegen etwas, sogar gegen Gott, entscheiden können. Um uns Menschen dahin zu bringen, musste Gott, der große Weltenlenker und höchste Wesenheit in ihrer göttlichen Dreifaltigkeit, uns die Erkenntnisfähigkeit schenken. Nur wer mit Bewusstheit unterscheiden kann, ist imstande, bewusst die Wahl zwischen zwei Dingen zu treffen. Erkenntnis bedeutet bewusste Unterscheidung, und ohne sie kann es keine Freiheit geben.

Die Voraussetzung der Erkenntnis bildete der Sündenfall – und alles damit in Zusammenhang Stehende. Mit der Vertreibung aus dem Paradies kamen Krankheit, Leid und Tod über uns Menschen. Doch gehört das alles zu dem großen evolutionären Plan, in dessen Rahmen nun gewisse Wesenheiten beauftragt werden und in Aktion treten müssen. Mit diesen Wesenheiten haben wir es allerdings auch in unserer modernen Gesellschaft zu tun. Wir können die gewaltigen Probleme der Globalisierung, der Umweltzerstörung, der Kriege, der Gewalttaten, der Verrohung, der Lügen usw. nur verstehen, wenn wir das nachfolgend Ausgeführte verstanden und verinnerlicht haben. Die gesamte GEIST-WISSENSCHAFT liefert uns derartiges befreiendes Wissen. Als Beleg habe ich einen Text ausgewählt, worin Rudolf Steiner eine Art Zusammenfassung gibt:

Wir haben öfters zurückgeblickt in die Zeiten, die der großen atlantischen Flut vorangegangen sind, in denen unsere Vorfahren, das heißt unsere eigenen Seelen, in den Vorfahrenleibern auf dem alten atlantischen Kontinent gelebt haben... Und wir haben zurückgeblickt auf jene noch älteren Zeiten, die wir als die lemurischen Zeiten bezeichnen, in denen die Menschenseelen, die jetzt verkörpert sind, auf viel niedrigerer Stufe des Daseins standen als heute. Auf diesen Zeitraum wollen wir heute noch einmal zurückkommen. Wir wollen uns zunächst sagen: Der Mensch hat seine heutige Stufe des Empfindungslebens, des Willenslebens, der Intelligenz, ja seine heutige Gestalt dadurch errungen, dass im Erdendasein diejenigen geistigen Wesenheiten mitgewirkt haben, die höher stehen im Weltenall als der Mensch.. Wir haben gesprochen von den Geistern, die wir die Throne nennen, die Geister der Weisheit, Geister der Bewegung, der Form, der Persönlichkeit und so weiter. Das sind die großen Werk- und Baumeister des Daseins, das sind diejenigen Wesenheiten, die Schritt für Schritt unser Menschengeschlecht vorwärts gebracht haben bis zu unserem heutigen Standpunkt des Daseins.

Nun müssen wir uns heute einmal recht deutlich vor die Seele führen, dass noch andere Geister und andere Wesenheiten eingegriffen haben als diejenigen, welche die menschliche Entwicklung vorwärts bringen. Es haben in einer gewissen Weise geistige Wesenheiten eingegriffen, die den vorwärts schreitenden geistigen Mächten feindlich gegenüberstehen. Und wir können für jeden dieser Zeiträume, sowohl für das lemurische wie auch für das atlantische Zeitalter, wie auch für unsere nachatlantische Zeit, in der wir leben, angeben, welche geistigen Wesenheiten sozusagen die Hemmungen gebracht haben, welche geistigen Wesenheiten denjenigen feindlich gegenübertraten, die die Menschheit vorwärts bringen wollen.

Im lemurischen Zeitalter, in dem ersten, das uns heute beschäftigt in dem Erdensein, haben in die menschliche Entwicklung die luziferischen Wesenheiten eingegriffen...

In dem atlantischen Zeitalter stellten sich den vorwärts schreitenden Mächten die Geister feindlich gegenüber, die wir als die Geister des Ahriman oder auch des Mephistopheles bezeichnen. Ahrimanische Geister, mephistophelische Geister, das sind diejenigen, die eigentlich, wenn man die Namen genau nimmt, in der mittelalterlichen Anschauung die Geister des Satans genannt wurden, der nicht zu verwechseln ist mit Luzifer. 107, 22.03.09, S. 240ff.

Das hier angesprochene große Geheimnis bedarf der Klärung: Noch eine lange Zeit nach Christi Geburt war den Wissenden die Unterscheidung zwischen Luzifer und Satan, dem Höllenfürsten, durchaus geläufig. Auch das Neue Testament differenziert hier klar („Dämon" ist Luzifer, im Markus-Evangelium, „Satan" ist Ahriman, in Matthäus- und Lukas-Evangelium). Doch allmählich wurde im Rahmen der katholischen Kirche des Mittelalters aus Luzifer der Satan. Rudolf Steiner weist u. a. in einem Vortrag vom 23.05.04 (s. GA 93) darauf hin, dass im vatikanischen Archiv ein entsprechendes, dem inneren Kreis des Vatikans durchaus bekanntes Dokument existiert, aus dem das Falsche an diesem Teufelsglauben wie auch dessen Ursprung hervorgeht. (Es soll auch in der Schule des Grafen St. Germain zugänglich gewesen sein; überdies weist die Begründerin der Theosophischen Gesellschaft, Helena Blavatsky, in der „Geheimlehre", Band II, darauf hin.) Die katholische Kirche hat der Bevölkerung – aus welchen Motiven auch immer – dieses Wissen vorenthalten und damit die Glaubensverdrehung geduldet oder sogar gefördert. Denn das alles wird ja noch immer so gelehrt und verstanden. Diese „Verdrehung" der Wahrheit hat unerhörte Auswirkungen und unter den Menschen enorme Verwirrung gestiftet, die es zu beseitigen gilt: Satan ist gleichbedeutend mit dem Mammon des Neuen Testaments und mit Ahriman, dem dunklen Gott des Zarathustra. Das ist von immenser Bedeutung, denn die Menschheit benötigt dieses fundamentale Wissen dringend, um ihre Probleme zu lösen – so befremdlich das zunächst auch klingen mag.

In unserem Zeitalter werden nach und nach noch andere geistige Wesenheiten hemmend den vorwärts schreitenden in den Weg treten. Von ihnen werden wir nachher zu sprechen haben. Wir werden uns jetzt zuerst fragen, was eigentlich diese luziferischen Geister im alten lemurischen Zeitalter bewirkt haben.

Wir wollen heute von einem ganz bestimmten Gesichtspunkte aus das alles ins Auge fassen. Wo haben denn eigentlich die luziferischen Geister im alten lemurischen Zeitalter eingegriffen? Sie verstehen am besten, um was es sich dabei handelt, wenn Sie noch einmal den Blick zurückschweifen lassen, wie der Mensch sich entwickelt hat.

Sie wissen, wie der Mensch sich auf dem alten Saturn dadurch entwickelt hat, dass die Throne ausgegossen haben ihre eigene Substanz, und dass da die erste Anlage gelegt worden ist zu dem menschlichen physischen Leib. Wir wissen, dass dann die Geister der Weisheit auf der Sonne ihm den Äther- oder Lebensleib, dass die Geister der Bewegung auf dem alten Monde den astralischen Leib eingeprägt haben. Nun war es an den Geistern der Form, auf der Erde dem Menschen das Ich zu geben, damit der Mensch dadurch, dass er sich von seiner Umgebung unterscheidet, in einer gewissen Weise ein selbständiges Wesen werden könne.

Aber wenn der Mensch auch durch die Geister der Form ein selbständiges Wesen geworden wäre gegenüber der Außenwelt, gegenüber dem, was ihn auf der Erde umgibt, er würde durch diese Geister der Form niemals ein selbständiges Wesen ihnen selbst gegenüber geworden sein; er wäre von ihnen abhängig geblieben, er wäre an Fäden von ihnen gelenkt und geleitet worden. Dass das nicht eingetreten ist, das ist die in gewisser Beziehung sogar wohltätige Wirkung der Tatsache, dass sich in der lemurischen Zeit die luziferischen Wesenheiten den Geistern der Form entgegengestellt haben.

Diese luziferischeren Wesenheiten haben dem Menschen die Anwartschaft auf seine Freiheit gegeben. Allerdings haben sie dem Menschen damit auch die Möglichkeit des Bösen gegeben, die Möglichkeit des Verfalls in sinnliche Leidenschaften und Begierden. In was haben denn eigentlich diese luziferischen Geister eingegriffen? 107, 22.03.09, S. 242

Hier hätten wir also ist die Erklärung für den Sündenfall des Alten Testaments!

Sie haben eingegriffen in das, was da war, und zwar in dasjenige, was zuletzt dem Menschen gegeben worden ist, in den astralischen Leib, was damals in gewisser Beziehung des Menschen Innerstes war. Darin haben sie sich festgesetzt, davon haben sie Besitz ergriffen. Von diesem astralischen Leib hätten sonst, wenn die luziferischen Wesenheiten nicht gekommen wären, nur die Geister der Form Besitz ergriffen. Sie hätten diesem astralischen Leib jene Kräfte eingeprägt, die dem Menschen das Menschenantlitz geben, die den Menschen eben zum Ebenbild der Götter, der Geister der Form machten. Das alles wäre aus dem Menschen geworden, aber der Mensch wäre von diesen Geistern der Form zeit seines Lebens abhängig geblieben, durch alle Ewigkeiten. 107, 22.03.09, S. 243

Demnach leben die luziferischen Kräfte noch heute in unseren Astralkörpern fort. Einerseits sind sie unsere Freunde, oder besser: sie waren es, weil sie uns die Befreiung ermöglicht haben, andererseits sind sie unsere Feinde, weil sie uns heute nicht in die wirkliche Freiheit entlassen, sondern in ihrer geistigen Welt festhalten wollen. Das lässt sich an zahlreichen esoterischen Tendenzen von heute erkennen. Viele Esoteriker laufen Gefahr, das Irdische, die Realität, zu verleugnen und ins rein Geistige – und damit in die Illusion – abzudriften. Dahinter steckt das Wirken dieser Wesenheiten. Deshalb besteht eine der wesentlichen, grundlegenden Aufgaben des menschlichen Lebens darin, seine „profanen" Begierden immer besser in den Griff zu bekommen, sie beherrschen zu lernen und sich aus jeglicher Abhängigkeit zu befreien. Das ist mit der Läuterung des Astralkörpers, der Katharsis, gemeint.

Diese Aufgabe zu meistern, fällt natürlich nicht gerade leicht! Werden uns doch tagtäglich durch die Werbung in den „Konsumtempeln der Moderne", den großen Kaufhäusern, in Zeitschriften, Fernsehen und Internet, immer neue Bedürfnisse und die Notwendigkeit von deren Erfüllung suggeriert... In den „Fresstempeln" avancieren wir dank immer raffinierterer Zutaten und Speisen zu Gourmets und sehen uns so zunehmend stärker an vermeintliche und echte irdische Freuden gebunden. In unseren Seelen tobt beständig ein Kampf, wie ihn auch alle alten Heiligen Schriften, etwa das Mahabharata der alten Inder und sein Kernstück, die Bhagavad Gita, so großartig schildern. Schon die Schriften des Veda sprechen von den Asuras, mit den Göttern kämpfenden Dämonen, und auch von anderen, wie den Rakshasas und ähnlichen. Das sind einfach nur andere Namen für die luziferischen, die ahrimanischen und ähnliche Wesenheiten. Wir benötigen dieses Wissen dringend und dürfen uns nicht länger davon fernhalten lassen, ganz gleich, wer uns erzählt, das alles sei blanker Unsinn. Wer das behauptet, will nur unsere Befreiung verhindern. Jetzt höre ich Sie förmlich sagen, Sie verspürten bei der Lektüre all dieser Ausführungen eine mehr oder weniger heftige innere Abwehr. Glauben Sie mir bitte, Ihre Abwehr ist ein Ausdruck dieser Kräfte! Denn auch diese stellen sich Ihrer Befreiung in den Weg. Genau diese Widerreden, die in Ihrem Inneren jetzt geführt werden, sind Ausdruck des oben beschriebenen seelischen Kampfgeschehens. Wer zu den wirklich Suchenden zählt, wird sich diesem Kampf stellen und sich nicht durch Vorurteile ablenken oder durch exquisite irdische Genüsse einlullen lassen. Er wird nachfragen und keine Ruhe geben, bis er die Wahrheit für sich selbst herausgefunden hat. Weder diese Arbeit, noch diesen Kampf kann uns irgendein anderer Mensch abnehmen – jeder muss das alleine mit sich abmachen und kann nur dadurch seine persönliche Freiheit gewinnen.

Nun haben sich gleichsam die luziferischen Wesenheiten in den astralischen Leib hineingeschlichen, so dass jetzt zwei Arten von Wesenheiten in dem astralischen Leib wirkten: diejenigen Wesenheiten, die den Menschen vorwärts treiben, und diejenigen Wesenheiten, die den Menschen in diesem rückhaltlosen Vorwärtstreiben allerdings hemmen, dafür aber seine Selbständigkeit zu einer innerlich gefestigten machten. Wären die luziferischen Wesenheiten nicht gekommen, so wäre der Mensch im Stande der Unschuld und Reinheit in seinem astralischen Leib geblieben. Keine Leidenschaften wären in ihm aufgetreten, die ihn hätten begehren lassen, was er auf der Erde allein finden kann. Sozusagen dichter, niedriger haben die luziferischen Wesenheiten die Leidenschaften, Triebe und Begierden gemacht.
Der Mensch wäre sonst so geblieben, wenn die luziferischen Wesenheiten nicht gekommen wären, dass er sich immerfort gesehnt hätte hinauf zu seiner Heimat, zu den geistigen Reichen, von denen er heruntergestiegen ist. Er hätte nicht Gefallen gefunden an dem, was ihn auf der Erde umgibt, er hätte unmöglich Interesse finden können an den irdischen Eindrücken. Zu diesem Interesse, zu diesem Begehren der irdischen Eindrücke ist er durch die luziferischen Geister gekommen. Sie haben ihn in die irdische Sphäre dadurch hineingedrängt, dass sie sein Innerstes, seinen astralischen Leib, durchsetzt haben. 107, 22.03.09, S. 243

Jetzt folgen drei für uns ganz entscheidende Erkenntnisse, die sich auf Krankheit und Schmerz, Karma und die Erlösung beziehen. Die folgenden Texte gehören mit zum Wichtigsten, was in diesem Kontext in Kürze gesagt werden kann:

Wodurch ist es denn nun gekommen, dass in jener Zeit der Mensch nicht ganz abfiel von den Geistern der Form oder überhaupt von den höheren geistigen Reichen? Wodurch ist es gekommen, dass der Mensch nicht in seine Interessen und Begierden der sinnlichen Welt vollständig verfiel? Das ist dadurch gekommen, dass die Geister, die den Menschen vorwärts bringen, ihre Gegenmittel ergriffen. Sie haben ihre Gegenmittel in der Art ergriffen, dass sie die menschliche Wesenheit mit etwas durchsetzt haben, was sonst nicht in dieser menschlichen Wesenheit wäre, sie haben sie durchsetzt mit Krankheit und Leiden und Schmerzen. Das ist das notwendige Gegengewicht geworden gegen die Taten der luziferischen Geister.

Die luziferischen Geister haben dem Menschen die sinnliche Begierde gegeben; die höheren Wesenheiten haben ihre Gegenmittel in dem Sinne ergriffen, dass der Mensch nunmehr nicht unbedingt dieser Sinneswelt verfallen konnte, indem sie ins Gefolge der sinnlichen Begierden und sinnlichen Interessen Krankheit und Leiden gesetzt haben, so dass in der Welt genau ebenso viele Leiden und Schmerzen sind wie bloßes Interesse für die physische, sinnliche Welt. Beide halten sich vollständig das Gleichgewicht, von keinem ist mehr in der Welt vorhanden: ebenso viele sinnliche Begierden, ebenso viele sinnliche Leidenschaften wie Krankheit und Schmerzen. 107, 22.03.09, S. 243f.

Wie ist das zu verstehen? Alle Krankheiten versammeln sich auf der Haben-Seite unserer Lebens-Buchhaltung, während die sinnlichen Handlungen sich auf der Soll-Seite niederschlagen, da sie uns vom Geistigen wegführen! Sämtliche Krankheiten! Folglich müssen wir unsere Einstellung zu körperlichen Schmerzen und Leiden überdenken, ganz anders mit den Themen Krankheit und Gesundheit in unserer Gesellschaft umgehen, um hier passende Lösungen zu finden.

Das war die gegenseitige Aufeinanderwirkung der luziferischen Geister und der Geister der Form im lemurischen Zeitalter. Wären diese luziferischer Geister nicht gekommen, dann würde der Mensch nicht so früh in die irdische Sphäre hinuntergestiegen sein. Seine Leidenschaft, seine Begierde für die sinnliche Welt hat es auch gemacht, dass er früher seine Augen aufgeschlossen erhalten hat, dass er früher den ganzen Umkreis des sinnlichen Daseins hat sehen können. Der Mensch hätte, wenn es regelmäßig nach den fortschreitenden Geistern gegangen wäre, etwa von der Mitte der atlantischen Zeit an die Umwelt gesehen. Aber er hätte sie dann geistig gesehen, nicht so wie heute, er hätte sie so gesehen, dass sie ihm überall der Ausdruck von geistigen Wesenheiter gewesen wäre. Dadurch, dass der Mensch verfrüht herunterversetzt worden ist in die irdische Sphäre, dass ihn seine irdischen Interesser und Begierden heruntergedrängt haben, dadurch kam es anders, wie es sonst gekommen wäre in der Mitte der atlantischen Zeit. Dadurch haben sich hineingemischt in das, was der Mensch hat sehen und begreifen können, die ahrimanischen Geister, diejenigen Geister, die eben auch mit dem Namen mephistophelische Geister bezeichnet werden können. Dadurch verfiel der Mensch in Irrtum, verfiel in das, was man eigentlich erst die bewusste Sünde nennen könnte. 107, 22.03.09, S. 245

Unsere „erdgebundenen" Gefühle, wie etwa die sinnliche Leidenschaft, sind die eine Folge des Sündenfalls; dazu gehört die Erkenntnis, dass Schmerz und Krankheit etwas Wohltuendes, Läuterndes, zum Wichtigen Zurückführendes sind, ein Geschenk der guten Götter! Doch hier kommt das Denken dazu, oder besser, ein Aspekt davon: der Irrtum. Und damit betreten wir das Reich des Ahriman, des Satan. Er ist der Herr der Lüge, der Wahrheitsverdrehung, der Manipulation. Und so wird er auch von Jesus bezeichnet:

„Ihr seid von dem Vater, dem Teufel, und nach eures Vaters Lust wollt ihr tun. Derselbige ist ein Mörder von Anfang und ist nicht bestanden in der Wahrheit; denn die Wahrheit ist nicht in ihm. Wenn er die Lüge redet, so redet er von seinem Eignen; denn er ist ein Lügner und ein Vater derselbigen." Joh. 8, 44

Und genau diese Kraft hat uns heute ganz fest im Griff. Wo auch immer man genauer hineinblickt, sei es nun die Welt der Politik oder die der Medien, überall begegnet man diesem (Un-)Geist – überall.

Und es ist noch nicht einmal schwer, solche Geister zu entdecken. Erinnern Sie sich noch an das Märchen vom „Rumpelstilzchen"? Da ist die Rede von einem Geist, der durch die Nennung seines Namens gebannt würde, und der deshalb logischerweise unerkannt bleiben will. „Ach, wie gut, dass niemand weiß, dass ich Rumpelstilzchen heiß'!" Ich verrate Ihnen gerne, um wen es sich da handelt: um AHRIMAN. Als die Prinzessin ihn beim Namen nennt, versinkt der Ungeist im Boden, seine Macht ist gebrochen. Weshalb ich Ihnen das erzähle? Wenn ausreichend viele Menschen um den Verblender im Hintergrund wissen, seinen Namen kennen und sein Wirken als Geist der Lüge und des puren Materialismus, dann ist der Spuk vorbei. Es müssen nur genügend Menschen sein. Daher haben alle spirituell Suchenden die Aufgabe, diesen Geist zu erkennen und ihn möglichst laut und deutlich zu benennen.

Also von der Mitte der atlantischen Zeit an wirkt auf den Menschen die Schar der ahrimanischen Geister ein. Wozu hat nun diese Schar der ahrimanischen Geister sozusagen den Menschen verführt? Sie hat ihn dazu verführt, dass er das, was in seiner Umgebung ist, für stofflich, für materiell hält, dass er nicht durch dieses Stoffliche hindurchsieht auf die wahren Untergründe des Stofflichen, auf das Geistige. Würde der Mensch in jedem Stein, in jeder Pflanze und in jedem Tier das Geistige sehen, er würde niemals verfallen sein in Irrtum und damit in das Böse, sondern der Mensch würde, wenn nur die fortschreitenden Geister auf ihn gewirkt hätten, bewahrt geblieben sein vor jenen Illusionen, denen er immer verfallen muss, wenn er nur auf die Aussage der Sinneswelt baut. 107, 22.03.09, S. 245

Die folgende zweite große Erkenntnis enthüllt uns das Geheimnis des Karma:

Was haben nun dagegen diejenigen geistigen Wesenheiten, welche den Menschen in seinem Fortschreiten erhalten wollen, gegen diese Verführung, gegen Irrtum und Illusion aus dem Sinnlichen unternommen? Sie haben dagegen unternommen, dass der Mensch tatsächlich nunmehr erst mit Recht – natürlich ist das langsam und allmählich gekommen, aber hier liegen die Kräfte, warum das gekommen ist – sozusagen in die Lage versetzt wird, aus der sinnlichen Welt heraus wiederum die Möglichkeit zu gewinnen, über Irrtum und Sünde und das Böse hinwegzukommen, das heißt, sie haben dem Menschen die Möglichkeit gegeben, sein Karma zu tragen und auszuwirken.

Haben also diejenigen Wesenheiten, welche die Verführung der luziferischen Wesenheiten gutzumachen hatten, Leiden und Schmerzen, ja auch das, was damit zusammenhängt, den Tod in die Welt gebracht, so haben diejenigen Wesenheiten, welche auszubessern hatten, was aus dem Irrtum über die sinnliche Welt fließt, dem Menschen die Möglichkeit gegeben, durch sein Karma allen Irrtum wieder zu beseitigen, alles Böse wiederum zu verwischen, das er in der Welt angerichtet hat.

Denn was wäre geschehen, wenn der Mensch nur dem Bösen, dem Irrtum verfallen wäre? Dann würde der Mensch nach und nach sozusagen eins geworden sein mit dem Irrtum, er würde unmöglich haben vorwärtsschreiten können; denn mit jedem Irrtum, mit jeder Lüge, mit jeder Illusion, werfen wir uns ein Hindernis des Fortschreitens in den Weg. Wir würden immer um so viel zurückkommen in unserem Fortschreiten, als wir uns Hindernisse durch Irrtum und Sünde in den Weg werfen, wenn wir nicht in der Lage wären, Irrtum und Sünde zu korrigieren, das heißt, wir könnten in Wahrheit das Menschenziel nicht erreichen. Es wäre unmöglich, das, was das Menschenziel ist, zu erreichen, wenn nicht die gegensätzlichen Kräfte, die Kräfte des Karma, wirken würden. 107, 22.03.09, S. 245f.

Die Kraft des Karma bildet demnach das Gegengewicht zum Irrtum! Dieser von den alten Rishis stammende Begriff ist heute Allgemeingut, wenngleich häufig inkorrekt aufgefasst oder missinterpretiert. Nur unter dem Aspekt der Realität der Widerverkörperung wird seine Bedeutung wahrhaft klar. Sie liegt allerdings weder im

Reinkarnationsgedanken des heutigen Buddhismus, der die großartige Einweihungslehre Buddhas falsch ausdeutet und in gefährliche Bahnen lenkt, noch in der falschverstandenen Karmalehre der heutigen Hindus, die von einer Wiedergeburt der Menschen in Tiergestalt sprechen. Die alten Rishis lebten vor nahezu 8000 Jahren, der Tod Buddhas liegt beinahe 2400 Jahre zurück, Ursache und Erklärung für die vielen Umdeutungen oder Verdrehungen der alten Weisheitsgüter, mit denen wir uns heute konfrontiert sehen. Dasselbe gilt für das neuzeitliche exoterische Christentum wie auch den Islam und das Judentum. Die oben beschriebenen Geister haben sich zwar überall eingeschlichen, doch kann jeder von uns an den äußeren Insignien der Religionen und (Glaubens-)Lehren deren Realität erkennen und sich sein eigenes Urteil bilden.

Denken Sie einmal, Sie begehen irgendein Unrecht in einem Leben. Dieses Unrecht, das Sie begangen haben, das bedeutet, wenn es so stehen bliebe in Ihrem Leben, nichts Geringeres, als dass Sie den Schritt, den Sie vorwärts gemacht hätten, wenn Sie das Unrecht nicht begangen hätten, verloren haben. Und mit jedem Unrecht würden Sie einen Schritt verlieren, und dafür wäre gesorgt, dass genügend viele Schritte zurück gemacht werden. Wenn die Möglichkeit nicht gegeben wäre, sich über den Irrtum zu erheben, so müsste der Mensch zuletzt in Irrtum versinken. So aber ist die Wohltat des Karma eingetreten. Was bedeutet diese Wohltat für den Menschen?

Ist Karma irgendetwas, vor dem der Mensch sich fürchten soll, vor dem der Mensch schaudern soll? Nein! Karma ist eine Macht, für die der Mensch eigentlich den Weltenplänen dankbar sein sollte. Denn Karma sagt uns: Hast du einen Irrtum begangen – Gott lässt seiner nicht spotten! Was du gesät hast, das musst du auch ernten. Dieser Irrtum bewirkt, dass du ihn verbessern musst; dann hast du ihn aus deinem Karma ausgetilgt und du kannst wieder ein Stück vorwärtsschreiten. Ohne Karma wäre unser Fortschreiten in der menschlichen Laufbahn unmöglich. Karma erweist uns die Wohltat, dass wir jeden Irrtum wieder gutmachen müssen, dass wir alles, was wir rückwärts getan haben, wieder vernichten müssen. So trat als die Folge der Taten des Ahriman Karma auf. 107, 22.03.09, S. 246

Nun jedoch erscheint eine dritte, noch üblere Art böser Wesenheiten auf dem Plan, die uns heute bereits ernsthafte Schwierigkeiten bereitet und dies in der Zukunft verstärkt fortsetzen wird. Doch auch dafür existiert ein Gegenmittel, und das ist von ganz entscheidender Bedeutung:

Und nun gehen wir weiter. In unserer Zeit gehen wir jenem Zeitalter entgegen, in dem nun andere Wesenheiten sich an den Menschen heranmachen werden, Wesenheiten, welche immer mehr und mehr in der Menschenzukunft, die vor uns liegt, in die menschliche Entwicklung eingreifen werden. Genau ebenso wie die luziferischen Geister im lemurischen Zeitalter eingegriffen haben, die ahrimanischen Geister im atlantischen Zeitalter, so werden nach und nach auch in unserem Zeitalter Wesenheiten eingreifen. Machen wir uns einmal klar, was das für Wesenheiten sein werden.

Die Wesenheiten, die im lemurischen Zeitalter eingegriffen haben, von denen mussten wir sagen: Sie haben sich im astralischen Leib des Menschen festgesetzt, haben seine Interessen, seine Triebe und Begierden in die irdische Sphäre heruntergezogen. In was genauer gesagt, haben sich diese luziferischen Wesenheiten festgesetzt? Verstehen können Sie das nur, wenn Sie jene Gliederung zugrunde legen, welche Ihnen in meinem Buche «Theosophie» gegeben ist. Da ist gezeigt, dass wir am Menschen zunächst seinen physischen Leib zu unterscheiden haben, dann seinen Äther- oder Lebensleib und seinen astralischen Leib, oder, wie ich ihn dort genannt habe, den Empfindungsleib oder Seelenleib.

Wenn wir diese drei Glieder betrachten, so sind es genau die drei Glieder, die dem Menschen gegeben waren vor seiner irdischen Laufbahn. Was da genannt ist der physische Leib, das ist auf dem alten Saturn veranlagt worden, was genannt ist der Ätherleib, das ist auf der Sonne veranlagt, und dasjenige, was da genannt ist der Seelen-oder Empfindungsleib, ist auf dem alten Monde veranlagt. Jetzt ist auf der Erde nach und nach die Empfindungsseele dazugekommen, die eigentlich eine unbewusste Umänderung, eine unbewusste Bearbeitung des Empfindungsleibes ist. In der Empfindungsseele hat sich Luzifer verankert; da hinein hat er sich geschlichen, da sitzt er drinnen. Weiter ist durch die unbewusste Umarbeitung des Ätherleibes die Verstandesseele entstanden.

Genaueres ist darüber in der Abhandlung über «Die Erziehung des Kindes» gesagt. In diesem zweiten Glied der menschlichen Seele, der Verstandesseele, also in dem umgearbeiteten Stück des Ätherleibes, da hat sich festgesetzt Ahriman. Da ist er drinnen und führt den Menschen zu falschen Urteilen über das Materielle, führt ihn zu Irrtum und Sünde und Lüge, zu allem, was eben aus der Verstandes- oder Gemütsseele kommt. In alledem, zum Beispiel, dass der Mensch sich der Illusion hingibt, mit der Materie sei das Richtige gegeben, haben wir Einflüsterungen des Ahriman, des Mephistopheles, zu sehen.

Drittens kommt an die Reihe die Bewusstseinsseele, die in einer unbewussten Umarbeitung des physischen Leibes besteht. Es ist Ihnen ja erinnerlich, wie diese Umarbeitung geschah. Gegen das Ende der atlantischen Zeit trat der Ätherleib des Kopfes ganz hinein in den physischen Kopf und gestaltete allmählich den physischen Leib so um, dass er eine selbstbewusste Wesenheit wurde. An dieser unbewussten Umarbeitung des physischen Leibes, an der Bewusstseinsseele, arbeitet der Mensch heute noch immer im Grunde genommen. Und in der Zeit, die jetzt kommen wird, werden sich hineinschleichen in diese Bewusstseinsseele und damit in das, was man das menschliche Ich nennt – denn das Ich geht auf in der Bewusstseinsseele –, diejenigen geistigen Wesenheiten, entwickeln als selbst die satanischen Mächte der atlantischen oder gar die luziferischen Geister der lemurischen Zeit.

Das Böse, das die luziferischen Geister den Menschen zugleich mit der Wohltat der Freiheit brachten, das werden sie alles im Verlaufe der Erdenzeit ganz abstreifen. Dasjenige Böse, das die ahrimanischen Geister gebracht haben, kann abgestreift werden in dem Ablauf der karmischen Gesetzmäßigkeit. Das Böse aber, das die asurischen Mächte bringen, ist nicht auf eine solche Weise zu sühnen. Haben die guten Geister dem Menschen Schmerzen und Leiden, Krankheit und Tod gegeben, damit er sich trotz der Möglichkeit des Bösen aufwärts entwickeln kann, haben die guten Geister die Möglichkeit des Karma gegenüber den ahrimanischen Mächten gegeben, um den Irrtum wieder auszugleichen – gegenüber den asurischen Geistern wird das im Verlaufe des Erdendaseins nicht so leicht sein.

Denn diese asurischen Geister werden bewirken, dass das, was von ihnen ergriffen ist – und es ist ja des Menschen tiefstes Innerstes, die Bewusstseinsseele mit dem Ich –, dass das Ich sich vereinigt mit der Sinnlichkeit der Erde. Es wird Stück für Stück aus dem Ich herausgerissen werden, und in demselben Maße, wie sich die asurischen Geister in der Bewusstseins-Seele festsetzen, in demselben Maße muss der Mensch auf der Erde zurücklassen Stücke seines Daseins. Das wird unwiederbringlich verloren sein, was den asurischen Mächten verfallen ist. Nicht, dass der ganze Mensch ihnen zu verfallen braucht, aber Stücke werden aus dem Geiste des Menschen herausgeschnitten durch die asurischen Mächte.

Diese asurischen Mächte kündigen sich in unserem Zeitalter an durch den Geist, der da waltet und den wir nennen könnten den Geist des bloßen Lebens in der Sinnlichkeit und des Vergessens aller wirklichen geistigen Wesenheiten und geistigen Welten. Man könnte sagen: Heute ist es erst mehr theoretisch, dass die asurischen Mächte den Menschen verführen. Heute gaukeln sie ihm vielfach vor, dass sein Ich ein Ergebnis wäre der bloßen physischen Welt. Heute verführen sie ihn zu einer Art theoretischem Materialismus. Aber sie werden im weiteren Verlauf – und das kündigt sich immer mehr an durch die wüsten Leidenschaften der Sinnlichkeit, die immer mehr und mehr auf die Erde herniedersteigen – dem Menschen den Blick umdunkeln gegenüber den geistigen Wesenheiten und geistigen Mächten. Es wird der Mensch nichts wissen und nichts wissen wollen von einer geistigen Welt. Er wird immer mehr und mehr nicht nur lehren, dass die höchsten sittlichen Ideen des Menschen nur höhere Ausgestaltungen der tierischen Triebe sind, er wird nicht nur lehren, dass das menschliche Denken nur eine Umwandlung dessen ist, was auch das Tier hat, er wird nicht nur lehren, dass der Mensch nicht bloß seiner Gestalt nach mit dem Tier verwandt ist, dass er auch seiner ganzen Wesenheit nach vom Tier abstamme, sondern der Mensch wird mit dieser Anschauung Ernst machen und so leben. 107, 22.03.09, S. 246ff.

Können wir das Wirken der genannten Wesenheiten bereits bei der Lektüre dieser Worte erkennen? Wenn Sie heute im Internet surfen – es lässt sich leider zum Thema (Kinder-)Pornographie, Vergewaltigung und über sexuelle Gewalt gegen Babys und Kleinkinder bis zu deren entsetzlichem, qualvollem Tod (sog. Snuff-Videos) sowie zu weiteren, ebenso schwer vorstellbaren Grausamkeiten jede Menge Material finden. Jetzt wissen Sie, mit wem wir es da zu tun haben!

Heute lebt ja noch niemand im Sinne des Satzes, dass der Mensch seiner Wesenheit nach vom Tiere abstamme. Aber diese Weltanschauung wird unbedingt kommen, und sie wird im Gefolge haben, dass sie Menschen mit dieser Weltanschauung auch wie Tiere leben werden, heruntersinken werden in die bloßen tierischen Triebe und tierischen Leidenschaften. Und in mancherlei von dem, was hier nicht weiter charakterisiert zu werden braucht, was sich jetzt namentlich an den Stätten der großen Städte als wüste Orgien zweckloser Sinnlichkeiten geltend macht, sehen wir schon groteskes Höllenleuchten derjenigen Geister, die wir als die asurischen bezeichnen. 107, 22.03.09, S. 249f.

Nicht von ungefähr und bereits als Seher in die Zukunft blickend, spricht Rudolf Steiner vom „Höllenleuchten":

Wenden wir den Blick noch einmal zurück. Wir haben gesagt, dass es die Geister waren, die den Menschen vorwärts bringen wollen, die ihm Leiden und Schmerzen und auch den Tod geschickt haben. In der biblischen Urkunde wird es deutlich angekündigt: In Schmerzen sollst du deine Kinder gebären! – Der Tod ist in die Welt gekommen. Das ist ja das, was diejenigen Mächte, die den luziferischen entgegenstehen, über den Menschen verhängten. Wer hat dem Menschen Karma, wer hat überhaupt dem Menschen die Möglichkeit gegeben, dass es ein Karma gibt? Verstehen werden Sie nur, was jetzt gesagt ist, wenn Sie sich nicht in pedantischer Weise an die irdischen Zeitbegriffe halten, Mit dem irdischen Zeitbegriff glaubt der Mensch, dass das, was da oder dort einmal vorgeht, eine Wirkung nur haben kann in Bezug auf das Nachfolgende. In der geistigen Welt ist es aber so, dass das, was geschieht, sich in seinen Wirkungen schon vorher zeigt, dass es schon vorher in seinen Wirkungen da ist. Woher kommt die Wohltat des Karma? Woraus ist eigentlich in unserer Erdenentwicklung diese Wohltat entsprungen, dass es ein Karma gibt? Von keiner anderen Kraft kommt das Karma in der ganzen Entwicklung als von dem Christus. 107, 22.03.09, S. 250

Hierin also liegt das große Heilmittel für uns alle, für alle menschlichen Seelen auf dieser Erde! Es bietet Schutz gegen den Angriff jener Wesenheiten, die beauftragt sind, das Böse in die Welt zu bringen. Daher bildet der Christus auch den Mittelpunkt der Anthroposophie! Wer mehr über ihn und die von ihm den Menschen geschenkte Liebe wissen möchte, dem seien meine Bücher (1) und (2) und natürlich die Werke Rudolf Steiners ans Herz gelegt.

15. KAPITEL

Die Erzengel, Michael und die Jahreszeiten

> *„Wandlung ist notwendig wie die Erneuerung der Blätter im Frühling."*
> **Vincent van Gogh**

In die Stimmung der geistigen Bilder Rudolf Steiners möchte ich Sie mit einem seiner umfassenden Vorträge hineinführen. Er behandelt die vier Erzengel der Jahreszeiten, darunter Michael, wobei Steiner erläutert, welche Kräfte und Wesen hinter den Jahreszeiten wirken (alle Texte aus (21)). Bedenken Sie bei der Lektüre bitte eines: Für einen GEIST-WISSENSCHAFTLER sind die Erzengel so reale Wesen wie für uns alle die Bundeskanzlerin dieses Landes.

Das möchte (und sollte) ich Ihnen erklären: Schauen wir einen Menschen an, so glauben wir, ihn tatsächlich zu sehen. In Wahrheit sehen wir ihn aber nicht – und noch nicht einmal seinen physischen Körper! „Was sagen Sie da?", werden Sie einwenden, „Ich sehe ihn sehr wohl!". In diesem Zusammenhang erinnere ich mich an einen „Physik-Versuch" meiner Kindheit: Von einem Tischfußballspiel besaß ich ein paar Magnete, die wir dazu benutzten, um auf einem Blatt Papier beliebig verstreute Eisenfeilspäne in ein Muster zu zaubern. Worauf ich hinaus will? Ganz einfach: Ein Magnetfeld ist bekanntlich unsichtbar und dennoch real vorhanden. Sichtbar wird es nicht durch Luft, auch nicht durch Wasser, sondern nur durch feste Teilchen, wie beispielsweise Eisenfeilspäne. Ein unsichtbares Feld einer ganz bestimmten, durch die beiden Pole gebildeten Form wird durch mineralische Teilchen sichtbar gemacht. Das Unsichtbare wird durch mineralische Teilchen sichtbar.

Schauen wir nun einen menschlichen Körper an, was sehen wir? Die darin enthaltene Wärme? Nein, und trotzdem ist sie vorhanden! Sehen wir die im Körper befindliche Luft? Nein, ebenso wenig. Doch auch sie ist real! Sehen wir das Wasser im Körper? Aber es ist da! Übrigens in beträchtlicher Menge, denn der menschliche Körper besteht im Durchschnitt zu 60% daraus! (In (2) habe ich das Geheimnis „der sieben Körper unseres Körpers" ausführlich behandelt.) Was also sehen wir wirklich beim Anblick eines Menschen? Eine durch mineralische Teilchen zutage gebrachte Form! Die Form eines Menschen ist genau so ein unsichtbares (Kraft-)Feld wie das des Magneten, ausschließlich durch die mineralischen, die festen Teilchen, sichtbar gemacht.

Auf der Basis solcher eigener Alltagserfahrungen und -beobachtungen lässt sich eine Erkenntnis sofort nachvollziehen: Wir Menschen sind unsichtbar!

In Wahrheit sind wir unsichtbare Wesen – das kann m. E. jedermann mit seinem gesunden Menschenverstand einsehen. Wer glaubt, einen physischen Körper zu sehen, unterliegt einer Illusion! Den eigentlichen Menschen und seinen wirklichen „physischen Körper" können wir optisch nicht wahrnehmen. Erst die mineralischen Teilchen machen ihn für unsere Augen sichtbar, unseren eigentlichen „Körper", wie beim Magneten ein unsichtbares Kraftfeld. Folglich sind wir Menschen genau solche geistigen Wesen wie Engel oder Erzengel und deshalb können und dürfen wir auch wissenschaftlich über Erzengel sprechen. Und dazu müssen wir nicht einmal spirituell, sondern nur physikalisch richtig denken! Nach dieser „Vorbereitung" lassen Sie uns nun in die Welt der Erzengel eintreten:

Ich habe in der letzten Zeit vor Ihre Seele die vier kosmischen Imaginationen hingestellt, die herausgeholt werden können aus einem Miterleben des Menschen mit dem Jahreslaufe... 229, S 69

In neun weiteren Vorträgen vom 27.09.1923 bis zum 15.10.1923 erläuterte Steiner die Jahreszeiten und ihre spirituellen Hintergründe. Dabei verwies er auf die drei anderen großen Erzengel, Uriel, Raphael und Gabriel. (Diese Vorträge lege ich Ihnen besonders ans Herz; Sie sind in GA 223 und 229 zu finden bzw. in (22), der Vortrag vom 13.10.23, dem die Texte dieses Kapitels entstammen.)

Nach Steiners Ausführungen sind die Jahreszeiten ein tiefes (seelisches) Ein- und Ausatmen des Organismus Erde. Im Winter atmet die Erde ein, zieht ihre Seele mit allen Naturgeistern in sich zurück, um sie im Frühling allmählich wieder auszuatmen, weshalb das Leben dieser Wesen im Sommer im Umkreis der Erde pulsiert. (In Sibylle v. Olfers' Kinderbuch „Etwas von den Wurzelkindern" aus dem Jahre 1906, z. B. Reprint im Esslinger Verlag, Esslingen, ist dies sehr liebevoll umgesetzt.) Diese Darstellung Steiners gibt uns ein völlig anderes Gefühl für die Jahreszeiten, verbindet uns tiefer mit unserer Umwelt. Den folgenden Text habe ich, wo es mir erforderlich erschien – natürlich ohne Sinnveränderungen – leicht umgestaltet; er ist in seiner Form als Stenogramm eines Vortrages sonst noch schwerer zu lesen.

Wenn man die Seele all den Eindrücken aufschließt gegenüber... diesen vier Gestalten, dann stellt sich zu gleicher Zeit vor die Seele manches hin, was im Laufe der Menschheitsentwicklung als ein Nachklang alter instinktiver hellseherischer Schauungen empfunden worden ist, und was eigentlich heute zuweilen nur historisch angeführt wird, aber im Grunde genommen nicht verstanden wird. 229, S 69

Steiner spricht hier altüberlieferte mystische Texte an.

In der Empfindung greifen dann diese oft wunderbaren Stimmen, die traditionell herüberklingen aus den Zeiten, wirkliche Dichter oder Geistesmenschen auf und gebrauchen sie, gebrauchen sie gerade dann, wenn sie das Höchste, das Größte ausdrücken wollen. Aber eigentlich finden auch sie damit recht wenig Verständnis. So klingt

*in einer ganz wunderbaren Weise aus dem ersten Teil des «Faust» ein
Wort heraus, das oftmals zitiert wird… aber kaum wirklich verstanden
wird. Es ist das Wort, das im «Faust ertönt, nachdem Faust das Buch
des Nostradamus aufgeschlagen hat, das Zeichen des Makrokosmos
erblickt und dann in die Worte ausbricht (Goethe, Faust, I, Nacht):*

*Wie alles sich zum Ganzen webt,
Eins in dem andern wirkt und lebt!
Wie Himmelskräfte auf und nieder steigen
Und sich die goldnen Eimer reichen,
Mit segenduftenden Schwingen
Vom Himmel durch die Erde dringen,
Harmonisch all das All durchklingen!
229, S 69-70*

Goethe schenkt uns hier ein sehr poetisches Bild. Wir nennen es
poetisch – Rudolf Steiner behauptet jedoch, der große Dichter habe
hier etwas aus alten Quellen übernommen, ein Bild, das Goethe selbst
nicht habe verstehen können, das sich aber dem Hellseher bei der
Beobachtung des geistigen Wirkens in den Jahreszeiten offenbart. Da
ist die Rede von „Himmelskräften", die „auf und nieder steigen", sich
„goldne Eimer reichen" und „die Erde durchdringen". Wirklich nur
reine Poesie? Laut Steiner sind die Verse so zu deuten:

*Ein großartiges Bild, von dem man eigentlich, wenn man Goethe
kennt, nur sagen kann, dass er es in der Empfindung erfasst hat. Denn
das, was ja Goethe offenbar aus seiner Lektüre aus alten Traditionen
geschöpft hat, herausgenommen hat für sein Gefühl, steht eigentlich
erst ganz vor unserer Seele, wenn wir das vor uns haben, was ich
Ihnen in den vier großen kosmischen Imaginationen darlegen
konnte, der Herbstes-Imagination des Michael, der Weihnachts-
Imagination des Gabriel, der Oster-Imagination des Raphael, und
der Hochsommer-, der Johanni-Imagination des Uriel. Denn von allen
diesen Wesenheiten, Gabriel, Raphael, Uriel, Michael, sollen Sie sich
eigentlich vorstellen, dass durch den Kosmos hin Kräfte ausstrahlen,*

Kräfte wiederum einströmen in den Menschen, den Menschen bilden. Um das zu verstehen, muss man schon etwas hinschauen, wie, ich möchte sagen, rein materiell der Mensch im Kosmos drinnensteht. 229, S 70

Demnach durchstrahlen laut Steiner Kräfte von Erzengeln den Kosmos und auch unsere Körper, sind wir innig verbunden mit diesen und anderen Wesen, die unsere Körper „bilden".

In dieser Beziehung ist ja leider heute recht wenig Verständnis vorhanden für das, was ist. Sie werden zum Beispiel finden, dass überall in naturforscherischen, medizinischen Kreisen beschrieben wird, wie der Mensch den Sauerstoff aus der Luft einatmet, wie der Kohlenstoff in ihm den Sauerstoff aufnimmt; dann wird dieser Vorgang verglichen mit einer äußeren Verbrennung, wo ja auch irgendwelche äußeren Stoffe mit dem Sauerstoff der Luft sich verbinden, und dann wird geradezu dasjenige, was da im Menschen vor sich geht, eine Verbrennung genannt. Ja, es wird auch der ganze Prozess, der sich da im Blute abspielt, diese Aufnahme des Sauerstoffes durch den Kohlenstoff, so äußerlich geschildert wie eine Verbrennung, weil man eines nicht weiß: Man weiß nicht, dass alle die Prozesse und alle die Stoffe, die außerhalb des Menschen irgend etwas sind, wenn sie in den Menschen hineinkommen, gleich etwas anderes werden. 229, S 70

Das ist eine ganz entscheidende Aussage bezüglich aller Therapie-Ansätze mit irgendwelchen „Wirkstoffen". Ohne das Bewusstsein dafür wird die medizinische Forschung stets unvollständig bleiben, wie wir es heute ja immer wieder erleben. Daher rühren meiner Ansicht auch all die Probleme mit pharmazeutisch-chemischen Produkten.

Und derjenige, der von dieser eigentümlichen Verbindung des Kohlenstoffes mit dem Sauerstoff im Menschen spricht und sie als eine Verbrennung auffasst, der redet eigentlich geradeso wie einer, der sagt: Es ist nicht notwendig, dass im Menschen zwei lebendige

Lungen sind, es können auch zwei Steine drinnen sein; man könnte da zwei Steine hineinhängen. – So redet ungefähr derjenige, der für den Menschen von der Verbrennung des Kohlenstoffes mit dem Sauerstoff spricht.

Alles das, was äußerlich in der Natur geschieht, ist anders, wenn es in den Menschen hineindringt. Es ist kein Prozess im Menschen so, wie er äußerlich in der Natur verläuft. Und dasjenige, was wir äußerlich in der Flamme haben, wenn sie brennt, das ist totes Feuer; dasjenige, was wir entsprechend im Menschen haben, ist die belebte Flamme, die lebendige, durchseelte Flamme. Und so wie sich der Stein zur Lunge verhält, so verhält sich äußerlich die Flamme zu dem, was unter der Wirkung des Lebens im Menschen vorgeht, wenn sich der Kohlenstoff mit dem Sauerstoff verbindet, was äußerlich angesehen, chemisch, auch eine Verbrennung ist. Aller geistige Fortschritt der Gegenwart hängt davon ab, dass solche Dinge in der richtigen Weise aufgefasst werden können. 229, S 70-71

Auch dieser Text enthält eine fundamentale Aussage für die Zukunft der Menschheit. Unser geistiger Fortschritt – und um diesen geht es in der GEIST-WISSENSCHAFT –, hängt davon ab, ob wir diese Zusammenhänge erkennen. Das Feuer der Verbrennung in uns ist ein lebendiges Feuer. Lebendiges, beseeltes Feuer! Was kann das bedeuten? Ist es vielleicht das AGNI aus dem altindischen Ayurveda? AGNI ist dort einerseits der lebendige „Gott des Feuers", aber auch das „Verdauungsfeuer", ergo würde Steiners Beschreibung darauf passen.

Wenn Sie äußerlich Salz haben und das mitessen mit den Speisen, oder wenn Sie irgend etwas anderes essen, Eiweiß, oder was es ist – die Leute stellen sich das ja heute vor, als ob es auch im Menschen drinnen noch solches Eiweiß bliebe, wie es äußerlich ist –, solch ein Stoff bliebe zum Beispiel Salz, wie es äußerlich ist. Das ist nicht wahr. Dasjenige, was den Menschen betritt, wird gleich etwas anderes. Und die Kräfte, die das zu etwas anderem machen, gehen aus von jenen

Wesenheiten, die ich in den vier Imaginationen geschildert habe, und zwar in einer ganz bestimmten Weise. 229, S 71

Konkret bedeutet das: Die Erzengel wirken in unsere Verdauung hinein. Das mag einigermaßen abstrus, vielleicht sogar abschreckend klingen, doch befasst man sich näher mit Physiologie und der Chemie der großen Verdauungszyklen, wird man gewahr, es handelt sich hierbei um regelrechte Wunderwerke, von größter Weisheit bestimmte Vorgänge. Nach Steiners (und meiner) Ansicht deshalb, weil eben höchst weise Wesen darin wirken. Hier verwandelt sich Staunen in Demut, und solche zu wecken, sind auch die Bilder Steiners angetan:

Stellen wir das allerletzte Bild vor uns hin, wie ich es geschildert habe: wie für die Johanni-Impression, in dem webenden Sonnengolde sich seinen Leib aus goldigem Lichte webend, Uriel oben schwebt in den Höhen. Man muss sich ihn vorstellen, wie ich Ihnen sagte, mit ernst urteilendem Auge, denn diese Augen sind hingerichtet auf die Kristallsphäre der Erde, und er schaut, wie wenig die menschlichen Fehler angemessen sind der abstrakten, aber deshalb nicht minder glänzenden Schönheit desjenigen, was an Kristallisation unten in der Kristallsphäre der Erde vor sich geht. Das gibt ihm das ernst urteilende Auge, das nach abwärts gerichtet ist, vergleichend die menschlichen Fehler mit dem, was in den Kristallen der Erde wirkt und lebt. Und ich habe Ihnen davon gesprochen, wie die Gebärde des Uriel eine mahnende Gebärde ist, gewissermaßen ein an die Menschen gerichtetes Soll, das sie auffordert, wenn sie es verstehen, die Fehler in Tugenden zu verwandeln. Denn oben in den Wolken erscheinen die Schönheitsbilder, die aus dem Sonnengolde gewobenen Schönheitsbilder alles desjenigen, was die Menschen an Tugenden vollbringen. 229, S 71

Lassen Sie bitte vor allem den letzten Satz auf sich wirken: Schönheit wird durch Tugend bewirkt – alles, was wir an Tugenden entwickeln, erschafft Schönheit im Kosmos! Das ist unser Erleben wirklicher Kunstwerke. Es ist eines der Schöpfungsgeheimnisse

– ohne das Gute kann wirkliche Schönheit nicht sein. Der geistige Seher erschaut das direkt, wir können es nur spürend erahnen und in der Nacht nacherleben, wenn wir mit den Erzengeln in Kontakt kommen – solange unser höheres Bewusstsein noch nicht erwacht ist, allerdings nur unbewusst.

Dass es sich in den Erzengeln zeigt, spiegelt Uriel wider. Uriel gibt den Menschen die Chance innezuhalten, es nicht zu übertreiben und sich mit der Seele nicht alleine an die Welt der Sinne zu verlieren.

Von der Wesenheit, die man so beschreiben muss – man kann sie nicht anders beschreiben –, von dieser Wesenheit gehen Kräfte aus, die nun aber im Menschen wirken, aber auf eine eigentümliche Art im Menschen weiterwirken. Dasjenige, was ich Ihnen schildere, geht zur Hochsommerzeit vor sich. Wir müssen uns nun vorstellen, dass diese Wesenheit des Uriel nicht eigentlich ruht, sondern in einer majestätischen Bewegung ist. Und das muss sie ja sein, denn wenn bei uns Sommer ist, dann ist auf der abgewandten Halbkugel der Erde Winter, und wenn bei uns Winter sein wird, dann ist auf der abgewandten Halbkugel Sommer; dann ist der Uriel dort für die Höhen. Und wir müssen uns eigentlich vorstellen, dass, wenn wir hier die Erde haben [s. Zeichnung], hier für uns, für unsere Sommerzeit, Uriel erscheint und dieser Uriel eine Bewegung vollführt, die ihn nach einem halben Jahre auf die andere Seite bringt: da haben wir dann Winter. Während Uriel absteigt (gelber Pfeil), während also seine Kräfte in absteigender Linie zu uns kommen, verwandelt sich für uns der Sommer in den Winter: wir sind hier im Winter, Uriel ist auf der andern Seite. Aber die Erde ist kein Hindernis dafür, dass die Kräfte des Uriel zu uns kommen. Wenn Uriel für die Bewohner der andern Halbkugel da unten ist, dann dringen seine Kräfte durch die Erde zu uns. So dass wir sagen können: Dasjenige, was auf direktem Wege von oben nach unten von Uriel zu uns dringt (rote Pfeile) und uns mit sommerlichem Sonnengold durchdringen will, das wirkt zur Winterzeit durch die Erde hindurch und durchdringt uns von der andern Seite; da ist es in aufsteigender Linie, da hat es eine aufsteigende Strömung (rot).

Wenn wir zur Johannizeit im Hochsommer das, was durch die Natur im Menschen geschieht – denn das, was Uriel da wirkt, wirkt in die Kräfte der Natur hinein –, wenn wir das vor unsere Seele stellen, dann müssen wir eigentlich diese Kräfte des Uriel uns vorstellen ausstrahlend im Kosmos, einstrahlend in unsere Wolken, in unseren Regen, in unseren Blitz und Donner, einstrahlend in das Pflanzenwachstum. So müssen wir uns alles das vorstellen. 229, S 72-73

Was bewegen solche Worte in Ihnen, meine Leser? Was geht in Ihnen vor, wenn Steiner behauptet, ein Wesen namens Uriel durchdringe uns alle ständig, im Winter jedoch anders als im Sommer? Dieses Wesen sei mit seinen Kräften lebendig in und um uns, es „wirke mit seinen Kräften in die Natur"? Wahrhaftig keine leichte Kost, was Sie hier vorgesetzt bekommen! Angesichts solcher und ähnlicher Ausführungen erscheint vielen Menschen der Zugang zu den Texten und Erkenntnissen Rudolf Steiners sehr schwierig. Doch bilden sie eine großartige Kraftquelle für jeden, der sich ernsthaft damit auseinanderzusetzen bereit ist.

Im Winter, nachdem Uriel sozusagen seinen Weg um die Erde gemacht hat, strömt uns das durch die Erde zu und macht Halt in unserem Haupte. Und in unserem Haupte werden dann die Kräfte, die sonst in der Natur draußen sind, die wir Urielkräfte nennen können, zu den Kräften, die eigentlich uns zum Bürger des ganzen Kosmos machen, die wirklich in unserem Haupte wieder ein Abbild des Kosmos erstehen lassen, die in unserem Haupte erleuchtend wirken, so dass wir eben Besitzer der menschlichen Weisheit sind. 229, S 73

Demnach machen die „Urielkräfte" uns Menschen zu „kosmischen Bürgern". Alle Wissenschaft in unseren Köpfen entsteht durch Uriels Kräfte, die sich zu weisheitsvollen Gedanken formen, weil die Weisheit selbst – als Mikrokosmos – in unseren Gehirnen verankert ist. Ergo können wir Mathematik, Physik und alles andere, auch die Astrologie, nur deshalb betreiben, weil Uriel uns Menschen den Kosmos im Gehirn geschenkt hat!

Und wir sprechen richtig, wenn wir sagen: Uriel steigt nieder vom Sommer gegen den Herbst bis zum Winter, Uriel beginnt im Winter aufzusteigen, und von dieser ab- und aufsteigenden Kraft des Uriel haben wir die innerlichen Kräfte unseres Menschenhauptes. Und sehen Sie, so wie Uriel zur Hochsommerzeit in der Natur wirkt, wie er zur Winterzeit im Menschenkopfe wirkt, so dass der Mensch wirklich auch in dieser Beziehung ein Mikrokosmos gegenüber dem Makrokosmos ist – wir verstehen den Menschen nur, wenn wir ihn nicht bloß natürlich, sondern geistig in die Welt hineinstellen –, so wie wir da verfolgen die von Uriel ausstrahlenden, im Menschen durch den Jahreslauf einströmenden Kräfte, so müssen wir dasselbe zum Beispiel von Raphael sagen, der seine Kräfte einströmen lässt während des Frühlings in die Naturkräfte, wie ich Ihnen das geschildert habe. So dass ich Ihnen schildern musste, dass die Oster-Imagination ergänzt wird durch die Lehre, die Raphael, ich möchte sagen, als der große Weltenmediziner der Menschheit geben kann. Denn gerade wenn wir alles dasjenige, was Raphael während der Frühlingszeit vollzieht, webend in den Naturkräften wie Uriel während der Sommerzeit, wenn wir das durch das inspirierte geistige Ohr zur Osterzeit auf uns wirken lassen, dann kommt, wie ich Ihnen dargestellt habe, die Krönung aller Heilwahrheiten über den Menschen. 229, S 74

In seinen Vorträgen bezeichnet Steiner Raphael als die große Heilkraft, die über unser Atemsystem wirkt. Ein wichtiger Hinweis für alle Therapeuten, vor allem Atemtherapeuten, wie im Folgenden weiter ausgeführt:

Aber das, was da Raphael während der Frühlingszeit webt, das wiederum umkreist die Erde, wie Uriel die Erde umkreist. Uriel ist der Sommergeist in kosmischer Richtung, der die Erde umkreist und während des Winters die Kräfte des inneren menschlichen Hauptes schafft. Raphael ist der Frühlingsgeist, der die Erde umkreist, und der während der Herbsteszeit die Kräfte der menschlichen Atmung eigentlich schafft. So dass wir sagen können: Während Michael zur Herbsteszeit oben der kosmische Geist ist, der kosmische Erzengel,

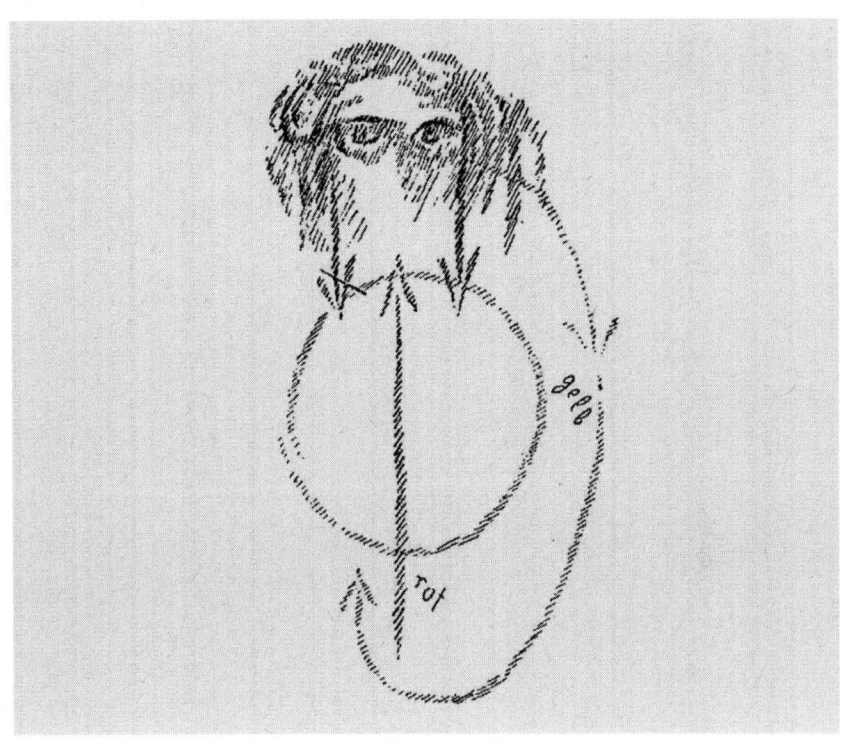

webt im Menschen während der Michaelzeit Raphael, Raphael, der
ordnend, segnend, wirkend im ganzen menschlichen Atmungssystem
tätig ist.

Und wir stellen uns im Grunde genommen den Herbst nur richtig vor,
wenn wir auf der einen Seite die mächtige Michael-Imagination haben
mit dem Schwerte, das aus dem Meteoreisen herausgeschmiedet
ist, mit dem Kleide, das aus dem Sonnengold, durchglänzt von den
Silberstrahlungen der Erde, durchwoben ist, wenn wir das oben
uns vorstellen, im Menschen aber wirkend Raphael, Raphael, Sinn
habend für jeden Atemzug, Sinn habend für alles dasjenige, was von
den Lungen aus zum Herzen, und vom Herzen wiederum durch den
ganzen Blutkreislauf geht. Daher lernt der Mensch jene heilenden
Kräfte, die in der Raphaelzeit im Frühling den Kosmos durchweben,
in sich selber kennen, wenn er dasjenige, was da Raphael, indem dann
seine Strahlungen durch die Erde durchgehen, zur Herbsteszeit, wenn

Michael oben ist, in der Atmung des Menschen tut. Denn es gibt ein großes Geheimnis: Alle heilenden Kräfte liegen nämlich ursprünglich im menschlichen Atmungssystem. Und wer den ganzen Umfang des Atmens wirklich versteht, der kennt aus dem Menschen heraus die heilenden Kräfte. Nicht in den andern Systemen liegen die heilenden Kräfte. Die andern Systeme müssen selbst geheilt werden. 229, S 74

Hier gibt Steiner uns eine Art „Generalschlüssel" für alle Heilsysteme" in die Hand, der weitere wissenschaftliche Forschung und therapeutischen Nutzen „aufschließen" soll.

Das Atmungssystem – sehen Sie nach in dem, was ich über Pädagogik gesagt habe – kommt ja insbesondere zur Tätigkeit zwischen dem siebenten und vierzehnten Lebensjahr des Kindes. Währenddem die Krankheitsmöglichkeiten in den ersten sieben Lebensjahren groß sind, nach dem vierzehnten Lebensjahre wiederum groß werden, sind sie relativ am geringsten in der Zeit, wo das Atmungssystem durch den menschlichen Leib hindurch mit Hilfe des Ätherleibes durchpulsiert. Es liegt ein geheimnisvolles Heilungsweben gerade im Atmungssystem. Und alle Geheimnisse des Heilens sind zugleich die Geheimnisse des Atmens. Und das hängt damit zusammen, dass jene Raphael-Wirkungen, die im Frühling kosmisch sind, eindringen zur Herbsteszeit in das ganze Geheimnis des menschlichen Atmens. 229, S 75

Danach wäre es also im Sinne einer Optimierung des Heilerfolges wichtig, Atemtherapien vor allem im Herbst einzusetzen, in Verbindung mit Entgiftungs- bzw. Ausleitungskuren. Das klingt doch sehr plausibel?!

Gabriel haben wir als den Weihnachts-Erzengel kennen gelernt. Er ist dann der kosmische Geist. Wir müssen hinaufschauen, um ihn zu finden. Während der Sommerzeit trägt Gabriel in den Menschen all dasjenige hinein, was die nährenden Kräfte im Menschen bewirken, die nährend gestaltenden, die nährend plastischen Kräfte. Sie sind während der Hochsommerzeit durch die

Gabriel-Kräfte in den Menschen wiederum hineingetragen, nachdem Gabriel seinen Abstieg durchgemacht hat von seiner kosmischen Wirksamkeit während des Winters zu seiner menschlichen Wirksamkeit während des Sommers, wo seine Kräfte durch die Erde strömen, weil jetzt der Winter auf der andern Seite ist.229, S 75

Demnach wirken die Erzengelkräfte zweifach: Von oben – kosmisch – in der Natur und dort von außen auf uns, von unten – menschlich – wirken sie direkt in unsere Innenwelt hinein. Diese speziellen Erzengel stehen uns sozusagen direkt zur Seite, während andere Erzengel die Volksseelen der Nationen bilden und über das kollektive nationale Unterbewusstsein wie auch die jeweilige Muttersprache in uns tätig werden.

Und wenn wir endlich zu Michael kommen, so haben wir Michael als kosmischen Geist im Herbste. Dann ist er am höchsten, dann ist er in seiner kosmischen Kulmination. Dann beginnt sein Abstieg, und seine Kräfte durchdringen die Erde zur Frühlingszeit, steigen auf, und sie leben in all dem, was im Menschen Bewegung wird, was im Menschen Ausdruck des Willens ist, was den Menschen gehen und greifen und arbeiten lässt. 229, S 76

Demnach bringen die Sternschnuppen im August als eine der Michaels-Kräfte die Kraft des Eisens auf die Erde, die den im Schwefel lebenden ahrimanischen Kräften entgegentritt. Laut Steiner besorgt der Eisen bildende Prozess in unserem Blut dasselbe, indem er dort dem Schwefel entgegenwirkt. Das heißt, das kosmisch-makroskopische Geschehen findet sein mikrokosmisches Äquivalent in unserem Blut. Der Drachentöter, der mit dem Eisen-Schwert bewaffnete Erzengel Michael entspricht genau den „Imaginationen" der Eingeweihten alter Zeiten, die das im Tempelschlaf Erschaute in dieses Bild fassten. Michael besiegt Ahriman, Eisen besiegt den Schwefel bzw. mindert dessen Wirkung, da er sonst zerstörerisch für uns würde. Folglich steht Michael auch für jene Kraft, die uns Menschen über unseren Willen zur Handlung führt. Damit verbunden ist seine Aufgabe als Bote Christi, er geht diesem gleichsam voraus. Da christliche Nächstenliebe tätiges Handeln sein muss und sich nicht im Predigen erschöpfen darf, ist der barmherzige Samariter das Abbild der Michaelskraft in uns. Leben wir diese Michaelskraft, führt sie uns zum Christus in uns selbst, zur universellen, bedingungslosen Menschenliebe.

Im Folgenden erläutert Steiner das Zusammenspiel der vier Erzengel und das Rätsel der goldenen Eimer aus den alten, wohl von Goethe herangezogenen Texten:

Und jetzt stellen Sie sich die vollständigen Bilder vor. Stellen Sie sich vor das Sommerbild, das Johannibild: Oben der ernste Uriel mit dem urteilenden Blick, der mahnenden Gebärde und Geste, und, an den Menschen herantretend, ihn innerlich durchdringend, den milden liebenden Blick des Gabriel, die segnende Gebärde des Gabriel; da haben Sie während der Sommerzeit die Zusammenwirkung von Uriel im Kosmos, von Gabriel an der Seite des Menschen.

Und gehen Sie vom Sommer nach dem Herbste zu, da haben Sie, so wie ich es Ihnen geschildert habe, den, ich kann nicht sagen befehlenden, ich möchte sagen den weisenden Blick des Michael. Denn Michaels Blick ist, wenn man die Gestalt richtig anschaut, so, wie wenn das Auge ein Fingerzeiger wäre, wie wenn das Auge nicht in sich hineinschauen wollte, sondern hinausschauen wollte mit dem Blick in die Welt. Der Blick ist ein aktiver, ein positiver, ein tätiger bei Michael. Und das aus dem kosmischen Eisen geschmiedete Schwert wird so vom Michael in der Hand gehalten, dass die Hand zugleich eine den Menschen auf seine Wege weisende ist. Das ist das Bild oben. Und drunten der mit dem tiefsinnigen Blicke schauende Raphael, der an den Menschen herantritt und die heilenden Kräfte, die er erst, ich möchte sagen, im Kosmos entzündet hat, nun an den Menschen heranbringt, Raphael mit dem tiefen, sinnenden Blicke, gestützt auf den Merkurstab, gestützt auf die inneren Kräfte der Erde; da haben Sie das Zusammenwirken des Michael im Kosmos, des Raphael auf der Erde. 229, S 76

Hier gibt Steiner erneut Aufschluss über ein altbekanntes Symbol und seine Herkunft: den Stab des Hermes/Merkur (lat. caduceus) bzw. des griechischen Heiler-Gottes Asklepios (lat. Äskulap). Jeder Apotheker begegnet dem oben geflügelten, von zwei Schlangen symmetrisch umwundenen Äskulap-Stab täglich am Arbeitsplatz, oftmals jedoch ohne zu wissen, was seine Heilmittel damit zu tun haben.

Und gehen Sie zur Winterzeit. Gabriel ist der kosmische Engel, Gabriel oben mit dem mild liebenden Blick, mit der segnenden Gebärde, in den Winterwolken webend, ich möchte sagen, im weißen Schneegewande; unten der ernste, urteilende und mahnende Uriel an der Seite des Menschen. Die Positionen sind vertauscht.

Und eben wiederum, wenn wir nach dem Frühling zu kommen: Raphael oben mit dem tiefsinnigen Blick, mit dem Merkurstab, der aber jetzt in den Lüften etwas wie eine feurige Schlange geworden ist, wie eine in Feuer erglänzende Schlange; nicht mehr sich stützend auf die Erde, sondern wie hingehalten, die Kräfte der Luft benutzend, alles das, was an Feuer, Wasser, Erde vorhanden ist im Kosmos, gewissermaßen zusammenmischend und zusammenwirkend, um es in Heilkräfte, die im Kosmos wirken und weben, zu verwandeln. Und unten dann an den Menschen herantretend Michael, der da ganz besonders sichtbar wird, mit seinem Blick – positiv habe ich ihn genannt – hinweisend: ein Blick, der wie zeigt in der Welt, und der gerne den Menschenblick mitnehmen möchte, wenn da Michael im Frühling, Raphael ergänzend, neben dem Menschen steht.

Sehen Sie, da haben wir die Bilder: Winter – Gabriel oben, Uriel unten, Frühling – Raphael oben, unten Michael, Sommer – Uriel oben, Gabriel unten beim Menschen, Herbst – Michael oben, Raphael unten beim Menschen. Und nun nehmen Sie das, was wie ein altes Zauberwort durch viele Zeiten gegangen ist, von Goethe wieder aufgenommen worden ist:

Wie alles sich zum Ganzen webt,
Eins in dem andern wirkt und lebt!

Jawohl, Uriel, Gabriel, Raphael, Michael, sie wirken zusammen, eins wirkt in dem andern, lebt in dem andern, und wenn der Mensch als geistig-seelisch-physisches Wesen in das All hineingestellt ist, so wirken zauberisch diese Kräfte in ihm. Und bis wie weit gehend sind solche Worte richtig, bis wie weit! Denken Sie sich doch, dass das Wort ja heißt:

Wie alles sich zum Ganzen webt,
Eins in dem andern wirkt und lebt!
Wie Himmelskräfte auf und nieder steigen

– auf und nieder steigen! – auf die nächste Zeile komme ich gleich:

Und sich die goldnen Eimer reichen,
Mit segenduftenden Schwingen
Vom Himmel durch die Erde dringen,
Harmonisch all das All durchklingen!

Erinnern Sie sich an den gestrigen Vortrag, wie alles das Übergehen von dem Plastischen zum Klanghaften herausforderte: harmonisch all das All durchklingen.

Ich kann Ihnen nicht sagen, was ich empfunden habe, als dies vor meiner Seele stand, und ich dieses Wort bei Goethe Wieder las: «Vom Himmel durch die Erde dringen!» Dieses «durch» – es kann einen furchtbar erschüttern in seiner einzigartigen Richtigkeit; denn jetzt hat man es, es ist wahr! Und es erschüttert einen, dass diese Worte wie Schellenklänge durch die Welt gehen, dass man da glaubt, es ist dichterische Freiheit, es ist irgend etwas, ein Wort, wie es die Menschen sonst in ihren Briefen hinschreiben, oder wie es sonst die Menschen hinschreiben in ihren Artikeln. Es ist nicht so. Es ist ein Wort, das einer kosmischen Tatsache entspricht. Es ist etwas furchtbar Erschütterndes, im Zusammenhange mit der Wahrheit an dieser Stelle des Goetheschen Faust dieses Wort zu lesen. 229, S 77-78

„Es ist ein Wort, das einer kosmischen Tatsache entspricht". Dieser Satz Steiners verdeutlicht das Wesen der sogenannten Imaginationen: Es sind kosmische Abbilder geistiger Realitäten, die jedoch ihrerseits noch verstanden, oder besser: „enträtselt" werden müssen. Dergleichen Bilder wurden den Eingeweihten in ihrem Tempelschlaf zuteil. Solange die Menschheit noch nicht reif war für das direkte Verständnis ihrer „Bilder", vermittelten sie diese in Form von Sagen und Legenden. Heute sind wir in der Lage, solche seherischen Imaginationen verstandesmäßig unmittelbar zu erfassen – was uns in die GEIST-WISSENSCHAFT führt.

Und nun gehen wir weiter. Es hat sich uns bisher enthüllt, wie die Himmelskräfte mit den goldenen Schwingen – es sind die Erzengel – harmonisch all das All durchdringen, wie eins in dem andern wirkt und lebt. Aber es ist mehr da. Betrachten wir Gabriel, der aus dem Kosmos die nährenden Kräfte nimmt, der diese nährenden Kräfte einführt in den Menschen zur Hochsommerzeit. Diese nährenden Kräfte sind im Stoffwechselsystem des Menschen tätig. Raphael waltet im Atmungssystem. Und nun wirken, während sie auf- und niedersteigen, Gabriel und Raphael so zusammen, dass Gabriel seine Kräfte, die sonst in den ernährenden Impulsen des Menschen sind, hinaufreicht im Atmen: da werden die ernährenden Kräfte heilende Kräfte. Gabriel reicht die Nahrung dem Raphael: da wird die Nahrung Heilung. Wenn dasjenige von dem Geheimnis der Atmung durchzogen wird, was im Menschen sonst nur Ernährung ist, dann wird es Heilung.

Ja, man muss hinschauen auf jene Wandlung, welche die äußeren Stoffe durchmachen im Ernährungssystem: dann erkennt man die Bedeutung der Gabriel-Kräfte, der Ernährungskräfte im Menschen. Aber diese Kräfte werden übergeführt ins Atmungssystem. Und indem sie im Atmungssystem weiterwirken, werden sie nicht bloß hunger- und durststillende Kräfte, werden sie nicht nur den Menschen ausbessernde Kräfte: sie werden den kranken Menschen innerlich korrigierende Kräfte. Die metamorphosierten Ernährungskräfte sind Heilkräfte.

Wer die Ernährung richtig versteht, versteht den Anfang der Heilung.
229, S 69

Auch hier äußert Steiner wieder wertvolle Erkenntnisse zum Thema Gesundheit, einiges ist aus den verschiedenen Heilrichtungen schon geläufig, doch bislang in anderen Zusammenhängen und auch nicht mit diesem spirituellen Zugang. „Nahrung ist Heilmittel". Dieser Satz gilt sowohl für den AYURVEDA wie auch für die Fünf-Elemente-Medizin der Tibeter oder Chinesen. Die Aussage „Mit Ernährung kann man alle Krankheiten heilen" formuliert den Anspruch dieser alten Heilweisen. Steiner schließt sich diesem Konzept durchaus an, will jedoch die Kraft des Atems noch mit eingebunden wissen – vielleicht ein nützlicher Hinweis nicht nur für Ernährungs-Wissenschaftler und -Therapeuten...

Wer weiß, was das Salz im gesunden Menschen soll, der weiß, wenn er jene Metamorphose auf sich wirken lässt, die von der Gabrielweise auf die Raphaelweise übergeht, wie dann das Salz als Heilmittel in diesem oder jenem Falle wirkt. Die heilenden Kräfte in uns sind Metamorphosen der ernährenden Kräfte. Raphael empfängt den goldenen Eimer der Ernährung von Gabriel. Er wird ihm gereicht.

Und nun kommt ein Geheimnis, von dem man auch findet, dass es in alten Zeiten den Menschen geläufig war, aber es ist eigentlich ganz erloschen. Derjenige, der heute den Hippokrates lesen kann, ja, vielleicht derjenige, der den Galen nicht lesen, sondern etwas interpretieren kann, der merkt, dass bei Hippokrates, selbst bei Galen, den alten Medizinern, noch etwas lebt von dem, was eigentlich ein großes menschliches Geheimnis ist.

In unserem Atmungssystem walten die heilenden Kräfte, sie heilen uns fortwährend. Unsere Atmung ist fortwährend eine Heilung. Aber wenn diese Atmungskräfte heraufkommen in das menschliche Haupt, dann werden die heilenden Kräfte die geistigen Kräfte des Menschen, die in Sinneswahrnehmung, im Denken wirken.

Und dass das Denken, das Wahrnehmen, das innerliche Geistleben des Menschen die höhere Metamorphose, der Therapie, der Heilung ist, dass dasjenige, was zwischen dem Kopf und dem Stoffwechselsystem des Menschen als das Atmungs-Heilungssystem liegt – gewissermaßen noch weiter nach oben getrieben, als wenn es als heilende Kräfte wirkt – die Grundlage ist, die stoffliche Grundlage für das Geistleben des Menschen: das ist das Geheimnis, das man einmal gewusst hat, das bei Hippokrates fast ganz deutlich gelesen, bei Galen wenigstens noch interpretiert werden kann.

So dass man sagen kann: Der Gedanke, der das menschliche Haupt durchzuckt, der ist eigentlich eine metamorphosierte Kraft der heilenden Impulse, die in den verschiedenen Stoffen vorhanden sind. – Wenn man dies durchschaut und, sagen wir, in seiner Hand hat irgendein heilendes Salz, irgendeinen heilenden Pflanzenstoff, dann schaut man sich die Sache an und sagt: Hier bist du die wohltätige Heilungskraft, wenn ich dich je nach Bedarf in den Menschen bringe; dringst du aber selber ein, passierst du die Atmungssphäre, wirkst du im menschlichen Haupte, dann bist du der stoffliche Träger der menschlichen Gedankenkraft, denn Raphael reicht seinen Eimer dem Uriel.

Was Raphael von der Nährung empfangen hat und in die Heilung verwandelt hat, das reicht Raphael dem Uriel, und es wird Gedankenkraft.

Warum ist ein Heilmittel heilend? Ein Heilmittel ist heilend, weil es auf dem Wege zum Geist ist. Und weiß man, inwiefern ein Heilmittel auf dem Wege zum Geist ist, so kennt man die Heilkraft des Heilmittels. Der Geist allein kann im Menschen in das Irdische nicht unmittelbar eingreifen, aber die untere Stufe des Geistes ist die therapeutische Kraft. 229, S 79ff

Nach Steiner besaß der berühmteste Arzt des Altertums, der Grieche Hippokrates (um 460-370 v. Chr.), noch die gesamte alte Weisheit, sein in Rom tätiger Kollege Galenus (129-216 n. Chr.) hingegen nur noch einen Bruchteil davon. Weiter erläutert Steiner, weshalb und wann ein Heilmittel überhaupt seine Wirkung entfaltet, und in welchem Zusammenhang das mit unseren Gedanken steht. Viele Menschen von heute teilen durchaus die Überzeugung, dass unsere Gedanken direkt in den materiellen Körper eingreifen. Allerdings sind die Gedanken in ihrer Macht zunächst eingeschränkt. Und das ist auch gut so! Stellen Sie sich Folgendes „nur mal eben so" vor: Wie sähen Sie wohl aus, hätte jeder schöne Gedanke sofort schöne und jeder hässliche sofort hässliche Auswirkungen auf Ihren Körper?

Einstmals, in unendlich ferner Zeit, war das tatsächlich der Fall – und das meinen die alten Legenden, wenn sie von „merkwürdigen Gestalten" berichten. Irgendwann in der Zukunft wird es wieder so sein, dann werden die Menschen ihr wahres Selbst nicht mehr hinter der glatten Fassade eines Dorian Gray verbergen können, weil sich auch Lügen und böse Gedanken direkt körperlich manifestieren. Das wenigstens behaupten die Seher. Heute verläuft der Weg unserer Gedanken noch über den Astralkörper, über die seelischen Bilder im Emotionalkörper, die dann ihrerseits zunächst über den Ätherkörper Einfluss auf den physischen Körper nehmen. Doch wird die Macht der menschlichen Gedanken als ins rein Positive gewandelte Kraft einmal ein wirkliches Heilmittel werden – das ist alles längst in uns angelegt.

Darauf lässt sich auch die Heilkraft von Bildern, von Imaginationen, Suggestionen usw. zurückführen. Bestes Beispiel für die Wirkung derartiger „astraler Bilder" (im Gegensatz zu den abstrakten Gedanken) ist die sexuelle Stimulation: Ein erotisches Bild in der Phantasie eines Mannes erzeugt eine Erektion, während der bloße Gedanke an eine Erektion nichts dergleichen vermag. Daran wird eines klar: Nicht die Gedanken wirken auf die Physis, es sind vielmehr die astralen, durch entsprechende Gedanken erzeugten Bilder, die sich erst in den Ätherleib und dann in den physischen Körper einprägen. Mit diesem Wissen verfügen wir über ein machtvolles Instrument, ein „Heil-Mittel", das ja auch schon Eingang in das ärztliche Repertoire gefunden hat, so etwa in der Krebstherapie.

Und ebenso wie Gabriel die nährenden Kräfte dem Raphael zur Umwandlung in heilende Kräfte, das heißt, seinen goldenen Eimer reicht, wie Raphael seinen goldenen Eimer dem Uriel reicht, indem er die heilenden Kräfte zu den Gedankenkräften macht, so ist es Michael, der von Uriel die Gedankenkräfte empfängt und kraft des kosmischen Eisens, aus dem sein Schwert geschmiedet ist, diese Gedankenkräfte umsetzt in den Willen, so dass sie Bewegungskräfte im Menschen werden. 229, S 81

Damit schließt sich der Kreis, der in uns allen wirkende Kreis der Kräfte. Unsere heutige Wissenschaft wie auch unser „normales", d. h. von Normen geprägtes Verstandesdenken ist (noch) weit davon entfernt, diese Bilder leicht aufzunehmen – bedauerlicherweise, denn es steckt eine große Heilkraft darin. Die Imaginationen selbst sind heilende Bilder, sie verbinden uns wieder mit dem Geistigen, mit unseren geistigen Begleitern und Führern – wenn wir uns unbefangen auf sie einlassen, sie gefühlsmäßig empfinden, mit unserem Verstand prüfen und für uns als „stimmig" erkennen. Doch lassen Sie uns den Worten Steiners weiter folgen:

Uriel reicht seinen Eimer dem Michael, und es werden aus den Gedankenkräften Bewegungskräfte. So dass wir wirklich auch dieses zweite Bild bekommen: Auf- und absteigend Uriel, Raphael, Gabriel, Michael, ineinander wirkend, sagen wir; Uriel und Gabriel zusammen, aber auch miteinander wirkend, einer dem andern seinen Besitz abgebend, so dass er in ihm weiterwirken kann.

Wir sehen, wie Himmelskräfte auf- und niedersteigen und sich die goldenen Eimer reichen, die goldenen Eimer des Nährenden, des Heilenden, des Gedankenhaften, des Bewegenden. So bewegen sich diese goldenen Eimer von einem zum andern, während zu gleicher Zeit der eine mit dem andern in Weltenharmonie zusammenwirkt.

Und wieder haben wir ein solches Wort an dieser Stelle des «Faust»: Wie Himmelskräfte auf und nieder steigen Und sich die goldnen Eimer reichen! Bis zum «goldnen» ist das Wort richtig, denn diese Dinge werden ja aus dem Sonnengolde gewoben, von Uriel ausgehend, wie ich Ihnen beschrieben habe. Goethe hat dasjenige, was er in diesen Spruch dichterisch hineingebracht hat, eben gelesen. Es hat auf ihn einen großartigen Eindruck gemacht. Dasjenige, was hier geschildert werden konnte, das kannte er nicht. Aber gerade das ist es, was einen so erschüttert, dass, wenn aus einer gewissen dichterischen Empfindung heraus ein solcher Geist wie Goethe etwas aufgreift, was durch alte Traditionen heraufgekommen ist, dass es dann so unglaublich die Wahrheit wiedergebend ist.

Das ist jenes Großartige, das uns wieder verbindet, wenn wir Geisteswissenschaft in der Gegenwart treiben und diese Dinge sich für uns ergeben: wenn wir wirklich sehen, wie Uriel und Raphael und Michael und Gabriel zusammenwirken, wie sie wirklich das, was ihre eigenen Kräfte sind, einer dem andern reichen, wenn wir das ursprünglich sehen und dann uralte Sprüche, die vielleicht auf einem Umwege, wie hier durch Goethe, auf uns gekommen sind, auf uns wirken lassen und sehen, wie eine alte instinktive Wahrheit – meinetwillen mythisch, meinetwillen legendarisch – einstmals durch die Welt gebraust ist! Wie dann eine andere Zeit gekommen ist, und wie in unserer Zeit das wiederum auf eine höhere Stufe gehoben werden muss.

Oh, Hippokrates – ob wir ihn Raphael nun nennen, der an seiner Seite stand, ob er Merkur, ob er Hermes genannt worden ist, das ist schon einerlei –, dieser Hippokrates lebte in einer Zeit, in der schon in der Abenddämmerung war jenes Wissen vom Zusammenwirken von Gabriel, Raphael und Uriel, so dass in der Mitte zwischen den Gedanken und den ernährenden Kräften die heilenden Kräfte drinnenstehen. Das gab einer instinktiven Urweisheit jene merkwürdigen alten Heilmittel, die eigentlich immer wieder erneut worden sind, die man heute bei so genannten primitiven Völkern findet, und wo sich die Leute gar nicht vorstellen können, wie die Menschen darauf gekommen sind. Das alles hängt aber mit dem zusammen, dass die Menschheit einmal eine

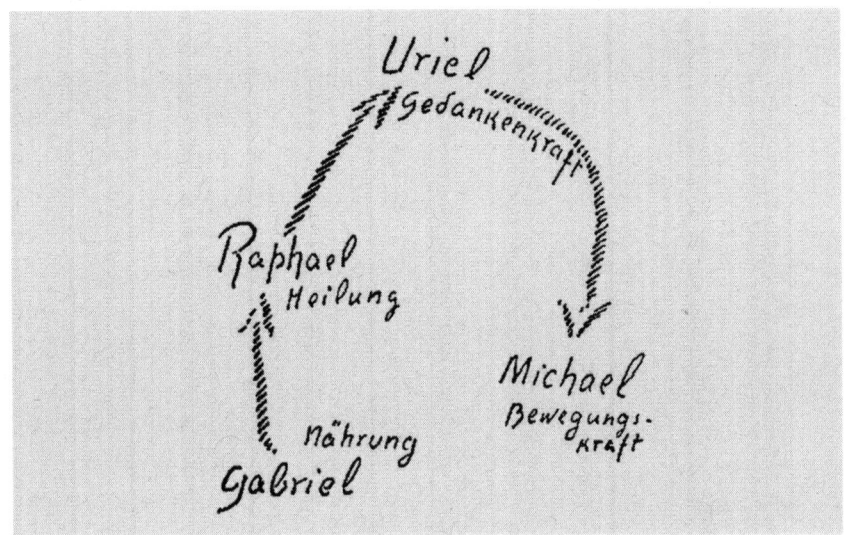

Urweisheit besessen hat. 229, S 81-82

Alle alten Berichte behaupten, der Mensch, die spezies humana habe in früheren Zeiten über eine Art Urweisheit verfügt. Und wir Menschen von heute versuchen immer wieder, uns diesen „Schatz" über die Wege der Vergangenheit zurückzuholen, machen Yoga, befragen das I Ging-Orakel usw. Doch so bleibt man nur in den alten Zeiten stecken! Denn längst schon hat die Menschheit etwas Neues erobert: den Intellekt mit seinem Wahrheitsdenken, der Wissenschaft und unsere sich derzeit entwickelnde Bewusstseins-Seele. Weil die Eingeweihten stets zusammenarbeiten, fließt ein kontinuierlicher Strom der Weisheit nach der zeit von Atlantis. Er beginnt in Indien, wo Manu, zugleich der erste Mensch, Urvater der Menschheit wie auch die Verkörperung der Menschheit an sich, sieben weisen Rishis das Urwissen verkündete – den Veda. Es folgte Zarathustra mit der persischen Kultur, die als erste von Ahriman berichtet. Den Anschluss bildeten die Eingeweihten Babylons, Sumers, Assyriens und Ägyptens. Zarathustra kehrte wieder über seine Schüler Hermes und Moses. Mit der großen Zeitenwende erschien der kosmische Christus. Dieses Ereignis stellt die Weltenmitte innerhalb der 7 großen Zyklen von

Saturn bis Vulkan dar. Christus benötigte ein heiliges Gefäß für seine „Erdengeburt", einen vorbereiteten Körper. Diesen bot ihm der wiedergeborene Zarathustra, der den Weisen aus dem Morgenland (d. h. den Eingeweihten aus Persien, die ihren Meister wiederfanden) als ihr Stern, ihr Zoroaster voranging und sich als Jesus von Nazareth inkarnierte. So verläuft der Strom der Weisheit über alle Zeiten – ohne je abzureißen oder zu versickern, und er verbindet alle Menschen und alle Religionen. Parallel dazu kam Buddha in die Welt, um den Christus mit seiner Lehre von Liebe und Mitgefühl vorzubereiten. Während Buddha von der Liebe lehrte, die kommen würde, brachte Christus sie in die Welt. Er lebte sie. Seit jener Zeit ist jede Einweihung christlich geprägt. Im Mittelalter begründete ein alter Eingeweihter, damals unter dem Namen Christian Rosenkreutz, die neue Tradition der spirituellen Schulung.

Diese kennt statt der Meister nur noch Lehrer, sie vereint den wissenschaftlichen Geist mit der Spiritualität. Die Rosenkreuzer legten das Fundament der GEIST-WISSENSCHAFT. Nach dem Zeugnis der Akasha-Chronik vereinte Christian Rosenkreutz das alte Wissen der Rishis mit allen anderen Weisheitslehren in seiner Person. Der neue Mensch war geboren, der aus voller Freiheit, Kraft seines bewussten Ichs sein Leben und die kosmischen Kräfte in sich beherrscht. (Übrigens erschien Rosenkreutz später des öfteren als der berühmte Graf St. Germain auf dem • • der Geschichte.) Und schließlich nahm die ANTHROPOSOPHIE mit der Person Rudolf Steiners ihren endgültigen Ausdruck als moderne Form allen Einweihungswissens an. Sie beinhaltet den alten Veda, den Buddhismus, den Zarathustrismus, Hermes, Moses, die Bibel wie auch die Rosenkreuzer – und verbindet diese alle darüber hinaus mit der Naturwissenschaft.

Ein Rätsel muss jetzt eigentlich in Ihrer Seele klingen, meine lieben Freunde, das ist, dass, wenn Sie alles dasjenige nehmen, was ich Ihnen dargestellt habe, Sie dann eigentlich zum Beispiel glauben müssten: die Raphael-Kräfte weben und leben zur Frühlingszeit, werden zur Herbsteszeit von Raphael in das Innere des menschlichen

Atmungssystems getragen, und der Mensch wäre ganz eingespannt in die webend-wirkenden Kräfte des Kosmos nach dem Zeitenlaufe. Das ist auch das Ursprüngliche. Aber wie der Mensch ein Wesen ist, das sich an das, was es einmal erlebt hat, dann weiter fort erinnert, wie also dasjenige, was ein äußeres Erlebnis im Menschen ist, durch das Gedächtnis aufbewahrt wird und nach Tagen, nach Jahren noch inneres gegenwärtiges Nacherlebnis sein kann, so bleiben auch diese für den Kosmos durchaus richtigen Wahrheiten bestehen. Aber der Mensch erlebt nicht nur die Raphael-Kraft zum Beispiel innerlich im Atmungssystem im Herbste, sondern dann auch durch den Winter, Frühling, Sommer hindurch. Es bleibt gewissermaßen eine dichtere Erinnerung davon. Während also die Sache so veranlagt ist, wie ich sie geschildert habe, bleiben im Menschen das ganze Jahr hindurch Wirkungen. Wie ein Erlebnis im Gedächtnisse haften bleibt, so bleiben das ganze Jahr hindurch Wirkungen da, sonst könnte der Mensch ja nicht ein gleichmäßig durch das Jahr hindurch sich entwickelndes Wesen sein. Im physischen Erdenleben ist es so, dass der eine leichter, der andere schwerer vergisst; dasjenige aber, was Raphael in einem Herbst in unser Atmungssystem gepflanzt hat, das würde verschwinden im nächsten Herbste, wenn nicht Raphael wieder käme. Bis dahin wirkt das Gedächtnis, dieses Naturgedächtnis in dem Atmungsorgan; dann aber muss das wiederum aufgefrischt werden.

Und so ist der Mensch dennoch hineingestellt in den Lauf der Natur, ist nicht herausgeworfen aus dem Weltengang, ist hineingestellt in diesen Weltengang. Aber er ist noch in einer andern Weise hineingestellt in diesen Weltengang. Es ist nun schon einmal so, dass der Mensch, wenn er hier auf Erden steht, von seiner Haut umgrenzt, von seinen Organen durchdrungen, dann sich schon etwas isoliert vorkommt im Kosmos, weil die Zusammenhänge, wie ich sie geschildert habe, eben eigentlich geheimnisvolle sind. Aber so ist es nicht, wenn der Mensch geistig-seelisch ist, zum Beispiel im vorirdischen Dasein. Da webt ja zwischen dem Tode und einer neuen Geburt das Geistig-Seelische im geistigen Gebiete, in der geistigen Sphäre. Da schaut dieses Seelische gewissermaßen herab, nun nicht auf einen einzelnen Menschenkörper zunächst, den wählt es sich dann im Laufe der Zeit, aber es schaut herab auf die ganze Erde, ja auf die Erde im Zusammenhang mit dem ganzen planetarischen System, mit all diesem Leben und Weben von Raphael, Uriel, Gabriel, Michael. Da ist man außerhalb, schaut es sich von außerhalb an.

Und da öffnet sich das Tor für den Eintritt der Seelen, die vom vorirdischen Leben ins irdische Leben kehren, nur während der Zeit, während welcher von Ende Dezember an bis zum Frühlingsbeginn Gabriel oben webt als kosmischer Erzengel, unten an der Seite des Menschen Uriel, in das menschliche Haupt hineintragend die kosmischen Kräfte. Während dieser drei Monate kommen die Seelen, die das ganze Jahr verkörpert werden, alljährlich vom Kosmos zur Erde nieder. Dann bleiben sie und warten, bis sich ihnen die Gelegenheit bietet in der planetarisch-irdischen Sphäre; auch diejenigen Seelen, die meinetwillen im Oktober geboren werden, haben schon innerhalb der irdischen Sphäre gewartet auf ihre Geburt. Und es hängt im Grunde genommen viel davon ab, ob eine Seele, nachdem sie schon in die Erdensphäre eingetreten ist, schon berührt worden ist davon, noch warten muss innerhalb der Erdensphäre auf ihre irdische Verkörperung. Bei der einen Seele ist es länger, bei der andern kürzer der Fall.

Aber das ist noch das besondere Geheimnis, dass ebenso, wie zum Beispiel in das Ei nur an einer Stelle der befruchtende Samen eindringt, so der Himmelssamen in das ganze Jahreswesen der Erde nur eindringt, wenn oben waltet Gabriel als kosmischer Engel mit dem milden, liebenden Blick, mit der segnenden Gebärde, unten Uriel ist mit dem urteilenden Blick und der mahnenden Gebärde. Da ist die Zeit, wo die Erde von Seelen befruchtet wird. Das ist die Zeit, wenn die Erde Schneehülle hat, wenn die Erde in ihre Kristallisationskräfte übergeht, wenn der Mensch mit der Erde als dem denkenden irdischen Weltenkörper verbunden sein kann: dann ziehen die Seelen aus dem Kosmos in die Erdensphäre ein, versammeln sich gewissermaßen. Das ist die jährliche Befruchtung des irdischen Jahreslaufwesens. 229, S 82-84

Welchem wissenschaftlich-modernen Geist sträubten sich bei der Lektüre solcher Texte nicht die Haare? „Wir Menschenseelen befruchten die Erde!" Aber wenn dem doch so ist oder wäre? Welchen Nutzen könnten Sie daraus ziehen? Was könnten Sie in der ernsthaften Auseinandersetzung mit diesem gewiss nicht eben einfachen Stoff für sich gewinnen? Sehr viele Menschen erlebten in ihrem Inneren einen großen Zuwachs an Hoffnung, (Gott-)Vertrauen, Zuversicht, Selbstbewusstsein, Mut – und LIEBE... Vielleicht bietet dieses Buch Ihnen den Anlass, sich das Weisheitsgut einer neuen SPIRITUELLEN WISSENSCHAFT einfach einmal genauer anzusehen? Sozusagen ganz unverbindlich! Sich einfach einmal darauf einzulassen?

Doch gilt dasselbe wie bisher: Nichts glauben, es einfach nur unbefangen auf sich wirken lassen. Prüfen mit Herz und Verstand, mit Fühlen und Denken. Die ANTHROPOSOPHIE schließt das Fühlen nicht aus – im Gegenteil! Spüren Sie einmal hin, was die Texte, die Bilder, in Ihrer Seele bewegen. Und stellen Sie sich noch einmal die simple Frage: Was geschähe, wenn das die Wahrheit wäre? Was könnte oder würde das für mich selbst bedeuten? Worin könnte oder würde der Wert für mein Leben liegen – vor allem für mein Großes Leben, dasjenige, von dem eingangs die Rede war? Und wer könnte ein Interesse daran haben, Sie all die bisherigen Ausführungen für unwirklich, für bloßen Unfug, halten zu lassen? Wer sollte und könnte Sie daran hindern, sich mit den hier angesprochenen Themen zu befassen?

Die ahrimanischen Wesen... wollen den Menschen nach jeder Beziehung ganz zum Materialisten machen, dass der Mensch eigentlich nichts können soll, als was die in ihm verdauten Nahrungsmittel an Denkkraft, an Gefühlskraft und so weiter hervorbringen. Und dieser Einfluss der ahrimanischen Wesenheiten macht sich besonders in unserm Zeitalter geltend und wird immer stärker werden. 229, 07.10.23, S 49

16. KAPITEL

Was ist ein Anthroposoph, was ist Anthroposophie?

„Wissenschaft ohne Religion ist lahm, Religion ohne Wissenschaft ist blind."
Albert Einstein

Schon die enorme Anzahl der bereits in Buchhandlungen und Bibliotheken vorhandenen Bücher über ANTHROPOSOPHIE – sie füllen ganze Regalwände – lässt Umfang und Komplexität dieses Themas erkennen. Und doch erfährt man erst aus dem Gesamtwerk Rudolf Steiners, womit man es hier wirklich zu tun hat. Kurz gefragt: Wer ist denn nun ein ANTHROPOSOPH?

Ein Anthroposoph ist jemand, der sich ernsthaft mit der GEIST-WISSENSCHAFT befasst, ungefähr so, wie ein Mathematiker Mathematik studiert. Dieses Unternehmen gestaltet sich gar nicht so schwierig, denn das Wissen und die Unterlagen der Anthroposophie sind jedermann zugänglich. Tatsächlich können wir alle Nutzen aus der Anthroposophie ziehen, –innerhalb des Rahmens, in dem wir sie einsetzen wollen. Das „KLEINE EINMALEINS" DER ANTHROPOSOPHIE ist überschaubar und erlernbar, ich möchte Ihnen in diesem Buch die Grundlagen dazu vermitteln. (Zum Umgang mit der „HÖHEREN" ANTHROPOSOPHIE gehören später auch seherische Fähigkeiten, doch darauf möchte ich hier (noch) nicht tiefer eingehen.) Das Studium der von Rudolf Steiner hinterlassenen Erkenntnisse legt das geeignete Wissens-Fundament. Wobei ich eines vorausschicken möchte: Das alleinige intellektuelle Erfassen ist dabei nicht ausreichend, vielmehr bewirkt es nach Steiner sogar das Gegenteil. Das heißt, eine Herangehensweise allein mit dem (akademisch geschulten) Intellekt führt hier nicht zum Ziel. Unser innerstes Fühlen, unsere gefühlsmäßige Anteilnahme sind dagegen ganz wesentlich. So gibt es sicher Menschen, die zwar wenig von Steiner gelesen, aber seine Worte in ihrem Herzen bewegt haben und deshalb der Anthroposophie vielleicht näher gekommen sind, als viele Steiner-Enthusiasten, die Unmengen gelesen, aber dabei hauptsächlich ihren Kopf bemüht haben. Andererseits besitzen heute schon viele Menschen eine seherische Begabung, haben aber dafür Probleme mit dem wissenschaftlichen Denken. Deshalb fällt es ihnen schwer, ihre geistige Schau klar darzustellen. Erst in der Zukunft wird die GEIST-WISSENSCHAFT uns allen immer geläufiger werden. Rudolf Steiner hat in zahlreichen Werken das Wesen der GEIST-WISSENSCHAFT dargelegt, wobei ich Ihnen hier nur einen kleinen Ausschnitt präsentieren kann:

Man könnte nun diese Geisteswissenschaft ebenso hinstellen wie andere Weltanschauungen der Gegenwart, nennen sie sich nun Materialismus, Monismus, Spiritualismus, Idealismus, Realismus und so weiter, man könnte sie hinstellen wie andere Weltanschauungen der Gegenwart, als etwas, was die bloße Wissbegierde befriedigen soll. So ist es aber nicht. Sondern in dem, was der Mensch sich durch diese Geisteswissenschaft erwirbt, hat er ein positives, fortwirkendes Lebensgut, das nicht nur seine Gedanken, sein Erkenntnisbedürfnis befriedigt, sondern das ein realer Faktor im Leben selber ist.
Rudolf Steiner, 107, 22.03.09, S. 240

Nach Steiners eigenen Worten ist das Studium der Anthroposophie ein lebendiges Lernen und keineswegs eine rein intellektuelle Beschäftigung! Anthroposophie verändert etwas in der Seele – diese Erfahrung machen alle, die sich ihr aufrichtig zuwenden. Steiners große Gabe ist die geistige Schau gewesen und aus dieser Schau eine neue Wissenschaft entstanden: die ANTHROPOSOPHIE. Wir können diese gleichsetzen mit:

- GEIST-WISSENSCHAFT
- SPIRITUELLER WISSENSCHAFT
- Spiritueller Geisteswissenschaft

Wobei der Begriff „GEIST-WISSENSCHAFT" den Gegenstand am präzisesten fasst: die Erforschung der geistigen Welt auf wissenschaftliche Art und Weise. Der Begriff ANTHROPOSOPHIE leitet sich von griech. anthropos „Mensch" und sophia „Weisheit" ab, das besagt, diese Wissenschaft basiert auf einer ganz bestimmten Sichtweise: auf dem Blickwinkel des Menschen. Demnach ist GEIST-WISSENSCHAFT die Erforschung der geistigen Welt. Und was genau ist eigentlich unter „Wissenschaft" zu verstehen? Wissenschaft muss drei Kriterien erfüllen:

- Exakte Beobachtung (in Naturwissenschaft mit Messung)
- Logische Konsistenz (saubere Theorie)
- Überprüfbarkeit in der Praxis (Experiment)

GEIST-WISSENSCHAFT muss daher als Wissenschaft diese Kriterien erfüllen!

Und was heißt exakte Beobachtung? Man muss die geistige Welt schauen können, um in ihr wissenschaftlich forschen zu können. Die Anhänger der heutigen Esoterik befassen sich auch mit der geistigen Welt, jedoch überwiegend leider ohne die Anwendung wissenschaftlicher Methoden. Das macht den großen Unterschied zwischen der GEIST-WISSENSCHAFT und vielen anderen modernen spirituellen Ansätzen aus. Man könnte es folgendermaßen auf den Punkt bringen: Sämtliche Disziplinen, welche die geistige Welt wirklich wissenschaftlich erforschen, gehören zur ANTHROPOSOPHIE.

Nach Steiners eigenen Worten wird auch sein Beitrag wegen der stark zunehmenden Zahl der geistigen Seher in einigen Jahrhunderten völlig überarbeitet sein. Vielleicht dauert es nur noch einige Jahre, ein paar Jahrzehnte oder doch noch Jahrhunderte, bis die Anthroposophie ganz selbstverständlich zu unserem täglichen Leben gehören wird. Es liegt an uns, wie wir damit umgehen wollen. Physik, Chemie, Biologie usw. existieren weltweit jeweils nur als eine einzige Fachrichtung und nicht in Form christlicher, jüdischer oder muslimischer Versionen, denn die Wahrheit ist unteilbar. Genauso kann es auch nur eine GEIST-WISSENSCHAFT geben. Die obigen Disziplinen sind sämtlich Bestandteil einer einzigen Wissenschaft, der NATURWISSENSCHAFT, der Wissenschaft der materiellen Welt.

Eine „Mathematik" (die übrigens keine Naturwissenschaft ist!) gab es schon lange, doch konnte man sie noch nicht als „Wissenschaft" bezeichnen. Die Kunst des Rechnens und der geometrischen Figuren avancierte erst mit dem griechischen Denker Euklid zur mathematischen Wissenschaft. Erst als die Menschen begannen, „wissenschaftlich" zu denken, d. h. präzise Beobachtungen anzustellen und daraus logisch exakte Schlussfolgerungen zu ziehen, stiegen die einzelnen Forschungsgegenstände zu Wissenschaften auf. Dieser Wandel vollzog sich in der griechischen Antike durch große Geister wie Platon, Aristoteles und Euklid.

Ähnlich verhält es sich mit der GEIST-WISSENSCHAFT und Dr. Rudolf Steiner. Philosophische Gedanken gibt es (natürlich!) ohne Ende, „Philosophen" und „Philosophien" beinahe genauso viele. Nicht wenige „Philosophen" haben ihre eigene „Philosophie" begründet.

So wie es aber nur eine Mathematik, die eine „Wissenschaft von den Zahlen und geometrischen Figuren", gibt und nur eine Physik, die eine „Wissenschaft von den materiellen Kräften", kann es nur eine Philosophie, die eine „Wissenschaft von der Weisheit" und nur eine Psychologie, die „Wissenschaft von der Seele" geben. Und so wie die Logik, die „Wissenschaft von den Gesetzen des Denkens" zur Grundlage aller Mathematik und Naturwissenschaft, ja letztlich aller Wissenschaften geworden ist, soll die Anthroposophie, die „Wissenschaft von der geistigen Welt" die Grundlage aller geisteswissenschaftlichen Disziplinen bilden.

Die Anthroposophie, die GEIST-WISSENSCHAFT, ist – nach ihrem Begründer Rudolf Steiner – ein „Erkenntnisweg" und vor allem eine Wissenschaft. Diesem Anspruch muss sie gerecht werden. Als Wissenschaft bezeichnet man eine definierte, exakte Vorgehensweise, Wissen zu erwerben. Jede Wissenschaft hat ihren Untersuchungs- und Forschungsgegenstand. So befassen sich die Naturwissenschaften mit der materiellen, die GEIST-WISSENSCHAFT mit der geistigen Welt. Da sie dabei auch auf die Materie stößt, muss sie dementsprechend auch im Einklang mit den Naturwissenschaften stehen, was einen noch viel höheren Anspruch beinhaltet.

Die Naturwissenschaften sind längst an ihre Grenzen gestoßen – in der Quantenphysik beim Kleinsten des Universums und in der Astrophysik beim Größten. Obwohl die Quantenphysiker in ihren „Feldern" und „Quantenvakuumzuständen" längst den Geist entdeckt haben, fehlt den meisten der Mut, das Wort „Geist" auch zu verwenden. Dasselbe gilt für die Astrophysiker: Sie haben in den letzten Jahren etwas ganz Merkwürdiges entdeckt, das sie als Dunkle Materie und Dunkle Energie bezeichnen. Nach den neuesten Erkenntnissen besteht unser ganzes materielles Universum sogar bis zu 90% aus dieser merkwürdigen, den Physikern selbst noch nicht ganz geheuren „Substanz". Doch sie als Geist oder sogar Akasha anzusprechen, trauen sie sich noch nicht...

Der hohe Anspruch der GEIST-WISSENSCHAFT gipfelt in ihrer Erkenntnis, dass die Materie nichts anderes ist als Geist! Ergo ist die GEIST-WISSENSCHAFT in Konsequenz auch eine Wissenschaft von der Materie, allerdings aus dem Blickwinkel des Geistes. Demzufolge müssen die Aussagen der GEIST-WISSENSCHAFT in vielen Bereichen durch die Naturwissenschaften überprüfbar sein, und zwar überall da, wo sie konkrete Aussagen über die Materie machen. (Wie von mir in Kap. 7 dargelegt.)

Exakte Beobachtung bedeutet, der GEIST-WISSENSCHAFTLER ist ein geistiger Seher. Und die Ergebnisse der GEIST-WISSENSCHAFT können nur Erkenntnisse aus der exakten Beobachtung der geistigen Welt sein. (Darin unterscheidet sie sich von den modernen Geisteswissenschaften, die der Erforschung ihrer Gegenstände eine materielle Sichtweise zugrunde legen.) Die Ergebnisse der GEIST-WISSENSCHAFT können wir alle, auch wer noch nicht über seherische Fähigkeiten verfügt, anhand der beiden anderen Kriterien überprüfen und für uns nutzbar machen: Zum einen müssen die Ergebnisse logisch nachvollziehbar sein. Folglich ist die Logik, das klare Denken, wie bei allen anderen Wissenschaften das wichtigste Instrument der Erkenntnisgewinnung.

Man braucht gewisse Fähigkeiten, um die Dinge, um die es sich handelt, aufzufinden. Werden sie aber, nachdem sie aufgefunden sind, mitgeteilt, dann kann jeder Mensch sie verstehen, der unbefangene Logik und gesundes Wahrheitsgefühl anwenden will. GA 9

Die Erkenntnisse der Seher müssen jedoch auch in der Praxis nachvollziehbar sein, d. h. wir müssen und können alles im täglichen Leben ausprobieren und damit überprüfen, ob es standzuhalten vermag. Die Bedeutung der GEIST-WISSENSCHAFT reicht aber noch viel tiefer, indem sie uns das große Mysterium des Christus enthüllt. Die GEIST-WISSENSCHAFT beinhaltet auch das Wissen von Christus und macht uns das Ereignis seiner Existenz überhaupt erst begreiflich. Dieses Wissen ist für jeden einzelnen von uns und zugleich für das Überleben unserer Welt entscheidend. Rudolf Steiner selbst sagt dazu:

So heißt Geisteswissenschaft treiben, verstehen, dass der Christus den Geist in die Welt gesandt hat, so dass es im wahren Christentum liegt, Geisteswissenschaft zu betreiben. Das wird immer mehr, und mehr den Menschen klar werden. Dann werden sie einsehen, dass sie in der Geisteswissenschaft etwas haben, was ein positives Lebensgut ist. Die Menschen haben das an der Geisteswissenschaft, dass ihnen Christus nach und nach bewusst wird als der Geist, der die Welt durchleuchtet. 107, 22.03.09, S. 255f.

So wird die Erde immer mehr und mehr der Ausdruck ihres Geistes, des Christus-Geistes werden. So wird Geisteswissenschaft nach und nach verstanden werden aus den Grundlagen der Welt heraus. Man wird verstehen, dass sie eine positive reale Macht ist. Heute ist die Menschheit an verschiedenen Punkten nahe daran, den Geist ganz zu verlieren. Schon neulich wurde es im öffentlichen Vortrage gesagt, wie die Menschen heute leiden unter der Furcht vor der Vererbung. Die Furcht vor der erblichen Belastung ist so recht eine Beigabe unseres materialistischen Zeitalters. Aber ist es genug, wenn sich der Mensch der Illusion hingibt: Ich brauche diese Furcht nicht zu haben? Keineswegs reicht das hin.

Der Mensch, der sich nicht um die geistige Welt kümmert, der nicht in seine Seele hineingießt, was aus der geisteswissenschaftlichen Bewegung heraus fließen kann, er ist dem unterworfen, was aus der physischen Vererbungslinie kommt. Einzig und allein dadurch, dass der Mensch sich mit dem durchsetzt, was ihm aus der geisteswissenschaftlichen Geistesströmung zukommen kann, macht er sich zum Herrn über das, was aus der Vererbungslinie herunterfließt, macht es zu einem Unbedeutenden und wird Sieger über alles, was in der Außenwelt an den Menschen durch hemmende Mächte herantritt.

Nicht dadurch, dass er es hinwegphilosophiert, herausdiskutiert, nicht dadurch, dass er sagt: Es gibt einen Geist - gelangt der Mensch zur Herrschaft über das Sinnliche, sondern dadurch, dass er sich mit diesem Geist durchdringt, dass er ihn in sich wirklich aufnimmt, dadurch, dass er wirklich den Willen hat, ihn in allen Einzelheiten kennen zu lernen. Dann werden die Menschen in der physischen Welt auch immer gesünder werden durch die Geisteswissenschaft. Denn die Geisteswissenschaft wird selber das Heilmittel werden, welches die Menschen schön und gesund in der physischen Welt macht.

Noch mehr wird uns die reale Kraft der Geisteswissenschaft klar werden, wenn wir einen Blick darauf werfen, was der Mensch betritt, wenn er durch das Tor des Todes schreitet. Das ist etwas, was der

Mensch heute nur sehr schwer einsehen wird. Der Mensch denkt: Wozu brauche ich mich um das zu kümmern, was in der geistigen Welt vorgeht? Wenn ich sterbe, gehe ich ja ohnehin in die geistige Welt, da werde ich schon sehen und hören, was da drinnen ist! – In unzähligen Variationen können Sie das hören, jene bequeme Weise: Ach, was kümmere ich mich vor meinem Tode um das Geistige! Ich werde ja sehen, was daran ist; denn das kann ja nichts ändern an meinem Verhältnis zur geistigen Welt, ob ich mich hier damit befasse oder nicht! - So ist es aber nicht. Der Mensch, der so denkt, wird eine finstere und düstere Welt kennenlernen. Es wird sein, wie wenn er nicht viel unterscheiden könne von dem, was Sie beschrieben finden in meinem Buche «Theosophie» von den geistigen Welten. Denn dass der Mensch hier in der physischen Welt seinen Geist und seine Seele verbindet mit der geistigen Welt, das macht ihn erst fähig zu sehen, indem er sich hier darauf vorbereitet.

Die geistige Welt ist da; die Fähigkeit, darin zu sehen, müssen Sie sich hier auf der Erde erringen, sonst sind Sie blind in der geistigen Welt. So ist Geisteswissenschaft die Macht, die Ihnen erst die Möglichkeit gibt, überhaupt bewusst in die geistige Welt einzudringen. 107, 22.03.09, S. 256f.

Was geschieht, wenn wir einem Dschungel-Ureinwohner einen Laptop zeigen? Kann er etwas mit diesem seltsamen Ding anfangen? Wohl kaum, er weiß doch gar nicht, was das ist! Er kennt Computer nicht, hat noch nie davon gehört. Seine Sprache besitzt keinen Begriff dafür. Mit der geistigen Welt verhält es sich ähnlich. Wenn es ein Leben nach dem Tod in der geistigen Welt gibt, wovon wir ausgehen, dann werden wir dort geistigen Wesen begegnen. Um mit diesen Wesen gut „klar zu kommen", um Engel und Dämonen auseinanderhalten zu können, braucht man ein bestimmtes Wissen. Und das kann man sich (nur) hier auf unserer Erde aneignen.

Die GEIST-WISSENSCHAFT dient hierbei als Vorbereitung, das ist einer ihrer Daseinszwecke, dazu wurde sie der Welt übergeben.

Früher benötigten wir Menschen dieses Wissen noch nicht, denn wir waren stärker geschützt. Doch sind mit unserer wachsenden geistigen Freiheit die alten „Schutzwälle" um uns gefallen, und wir Menschen haben zunehmend selbst für unseren Schutz zu sorgen. Dazu müssen wir vor allem lernen, auch im Geistigen zu differenzieren. Und das Unterscheidungsvermögen liefert uns der Verstand! Wissenschaftliches Denken ist gemäß den Erkenntnissen der GEIST-WISSENSCHAFT der Schutz gegenüber den Gefahren der geistigen Welt. Viele Esoteriker wehren sich leider – wie ich meine, aus Unkenntnis oder Missverständnissen heraus – gegen dieses spirituelle Rüstzeug. Dabei ist es so wichtig für alle Menschen, die sich auf den spirituellen Weg begeben haben! Das Wissen um die geistige Welt, vom Verstand erfasst und vom Gefühl durchdrungen, schützt uns in der geistigen Welt. Das macht die GEIST-WISSENSCHAFT gerade für alle esoterisch orientierten Menschen so wichtig, um nicht zu sagen: unentbehrlich.

Wäre der Christus nicht in der physischen Welt erschienen, so würde der Mensch versinken in der physischen Welt, könnte nicht in die geistige Welt eintreten. So aber wird er hinaufgehoben durch den Christus in die geistige Welt, dass er darinnen bewusst wird, darinnen sehen kann. Das hängt davon ab, dass er sich auch zu verbinden weiß mit dem, den der Christus gesandt hat, mit dem Geist; sonst ist er unbewusst. Der Mensch muss sich seine Unsterblichkeit erwerben, denn eine Unsterblichkeit, die unbewusst ist, ist noch keine Unsterblichkeit. 107, 22.03.09, S. 257f.

Dass wir über unsere Unsterblichkeit Bescheid wissen müssen, diese Erkenntnis besaßen auch schon die alten indischen Weisen vor rund 8000 Jahren. Diese Rishis sprachen von Lesh Avidya –, der „letzten Unwissenheit", und meinten damit, es reiche nicht aus, Erleuchtung zu erleben. Ein Mensch sei erst dann wirklich erleuchtet, wenn er jemanden habe, der ihm sein Erlebnis auch als Erleuchtung bestätige. „Das ist es" – „Tat vam asi", sagte ein alter Meister zu seinem Schüler, und erst dann wurde die Erleuchtung Realität. Daran lässt sich – einmal mehr – erkennen, welche immense Bedeutung spirituelles Wissen, exaktes spirituelles Wissen, für uns besitzt.

Schon der Meister Eckhart hat daraufhin das schöne Wort gesprochen: Was nützte es dem Menschen, ein König zu sein, wenn er doch nicht weiß, dass er das ist! – Damit hat er aber gemeint: Was nützt dem Menschen alle geistige Welt, ohne dass er weiß, was die geistiger Welten sind. Aneignen können Sie sich das Sehvermögen für die geistige Welt nur in der physischen Welt. Das mögen diejenigen beherzigen, die da fragen: Warum ist denn der Mensch überhaupt heruntergestiegen in die physische Welt? Der Mensch ist heruntergestiegen, damit er hier sehend werden kann für die geistige Welt. Blind würde er bleiben für die geistige Welt, wenn er nicht heruntergestiegen wäre und sich hier das selbstbewusste Wesen angeeignet hätte, mit dem er zurückkehren kann in die geistige Welt, so dass sie jetzt lichtvoll vor seiner Seele liegt.

So ist Geisteswissenschaft nicht bloß eine Weltanschauung, sondern sie ist etwas, ohne das der Mensch gar nicht in seinem unsterblicher Teil etwas von den unsterblichen Welten wissen kann. Eine reale Macht ist Geisteswissenschaft, etwas, was als eine Wirklichkeit in die Seele einfließt. Und indem Sie hier sitzen und Geisteswissenschaft treiben, lernen Sie nicht nur etwas wissen, sondern Sie wachsen hin ein, etwas zu werden, was Sie sonst nicht sein würden.

Das ist der Unterschied zwischen der Geisteswissenschaft und anderen Weltanschauungen. Alle anderen Weltanschauungen beziehen sich auf da Wissen, Anthroposophie bezieht sich auf das Sein des Menschen. 107, 22.03.09, S. 258

Einen mir besonders wichtigen Aspekt möchte ich noch einmal aufgreifen: Das Wesen der ANTHROPOSOPHIE ist wirklich nicht einfach zu beschreiben. Denn im Gegensatz zu den Naturwissenschaften bezieht die GEIST-WISSENSCHAFT die Ebene der menschlichen Gefühle mit ein, baut darauf auf. Die Naturwissenschaften unterlassen das geflissentlich, denn um Erkenntnisse über die materielle Welt zu sammeln, bedarf es keiner Gefühle, ganz im Gegenteil: Gefühle würden sich in Physik oder Mathematik nur störend auswirken. In den Naturwissenschaften benötige ich das Fühlen nur an einer einzigen, allerdings fundamentalen Stelle: in der Logik. (Wundern Sie sich ein bisschen? Die Erklärung folgt gleich!) Die Logik bildet die Basis aller Wissenschaften, ohne sie könn(t)en wir weder Physik noch Mathematik, noch irgendeine andere Wissenschaft betreiben. Als unbestritten gilt doch: Etwas ist nur dann wahr, wenn es auch in sich logisch ist. Das ist eine wissenschaftliche, aus der Erkenntnistheorie abgeleitete Tatsache. Alle Wissenschaften fußen darauf. Doch jetzt wird's spannend: Woher weiß ich, dass die Logik als solche wahr ist? Das ist eine der Kernfragen aller Wissenschaften.

Jede Wissenschaft vertraut auf die Logik. Wahrheit basiert auf der Logik. Aber worauf basiert die Wahrheit der Logik? Wieder aus der Erkenntnistheorie ist bekannt, dass die Logik sich nicht selber beweisen kann. Das geht nicht. Woher also wissen wir, dass die Logik als solche wahr ist? Die Antwort: Dieses Wissen erwächst nicht aus dem Denken, nicht aus der Logik selbst. Es kommt aus einer Instanz in uns selbst, die wir Wahrheits-Gefühl nennen. Auf der tiefsten Ebene unseres Seins fühlen wir: Die Logik ist wahr. Der „normale" Wissenschaftler wird uns natürlich entgegenhalten, das könne und dürfe nicht sein. Doch der Erkenntnistheoretiker wird antworten, dass es so ist und dass es im Grunde sogar bewiesen ist, weil wir wissen, dass die Logik sich nicht selbst beweisen kann. Dabei will ich es bewenden lassen, denn diese Diskussion führt uns zu tief in Wissenschaft und Wissenschaftstheorie hinein.

Im Ergebnis sieht es so aus: In uns selbst existiert neben dem Denken (Logik) und dem Wollen (Experiment) noch eine dritte Instanz: das Fühlen. Die Naturwissenschaften benötigen es nur an der „Basis der Basis". In der GEIST-WISSENSCHAFT ist es hingegen elementarer Bestandteil. Ohne das Fühlen bleibt man im kalten Denken stecken, kommt damit nie in seinem Leben an. Die von

Rudolf Steiner beschriebene Wirkung der Anthroposophie tritt nur ein, wenn man seine Erkenntnisse auch gefühlsmäßig durchdringt, wenn man sie erlebt. Physikalische Erkenntnisse braucht man nicht gefühlsmäßig zu erfassen – die anthroposophischen auch nicht. Doch damit diese ihre volle Wirkung entfalten können, muss die Gefühlsebene einbezogen sein. Die geistige Schau wird ebenfalls erst dann möglich, denn die geistige Welt öffnet sich nicht ohne die gefühlsmäßige Kraft der Hingabe. Steiner hat das in seinem Grundlagenwerk (8) eingehend erläutert.

Fühlen bedeutet leben. Erst das Fühlen macht uns Menschen lebendig. Der kalte Intellekt alleine zerstört. Naturwissenschaften alleine zerstören. Materialistisches Denken alleine zerstört. Wird das Denken jedoch vom Gefühl durchdrungen, erwacht es zum Leben. Und dann erfahren wir das wahre Wesen der Anthroposophie: ein lebendiges Erkennen. Werden Gedanken lebendig – so schwer vorstellbar das sein mag, weil wir nur tote Gedanken kennen –, beginnt die wahre GEIST-WISSENSCHAFT. Dieser Aspekt der Anthroposophie ist deshalb so schwer zu vermitteln, weil er üblicherweise außerhalb unseres Erfahrungsbereichs steht, weshalb wir uns alle erst mit dieser fundamentalen Tatsache vertraut machen müssen.

Aus dem kalten, toten Denken der Naturwissenschaften, deren Wert jedoch gerade in dieser Kälte liegt, erfahren wir nichts über den Geist. Orientieren wir uns als Menschheit ausschließlich an diesem Denken, werden wir uns selbst zerstören, was ja bereits in großem Stil geschieht. Das ist längst kein Geheimnis mehr und beispielsweise anhand der Abendnachrichten im Fernsehen für jedermann leicht nachvollziehbar. Die Gründe dafür kann uns nur die GEIST-WISSENSCHAFT enthüllen – Rudolf Steiner hat das in all seinen Ausführungen unermüdlich getan. Dem schier unermesslichen Wert seines Werkes sollten wir stärker Rechnung tragen, schon aus reinem Selbsterhaltungstrieb. Damit habe ich in ganz groben Zügen den Inhalt der GEIST-WISSENSCHAFT umrissen. Sie allein ist imstande, uns wissenschaftlich exakte Erkenntnisse zu allen Themen zu liefern, etwa auch über die Engel. Eine wirkliche Engelkunde kann nur aus der GEIST-WISSENSCHAFT kommen!

Deshalb gibt es auch bei GEIST-WISSENSCHAFTLERN verschiedene Grade: Wer die klare geistige Schau besitzt, wer Seher ist und zugleich über die Kraft des klaren logischen Denkens verfügt und sie auch nutzt, ist GEIST-WISSENSCHAFTLER. im umfassenden Sinn. Wer lediglich die beiden anderen Mittel einsetzen kann, ist auch ein GEIST-WISSENSCHAFTLER, aber eben in eingeschränktem Maß. Der erste GEIST-WISSENSCHAFTLER in „Reinkultur" war Rudolf Steiner. Doch haben auch andere Eingeweihte einen hohen Grad erreicht, wie Mikhael Ivanhof, Peter Deunov oder Daskalos, wobei die Genannten im Gegensatz zu Steiner ihr Hauptaugenmerk weniger auf die Klarheit des Denkens legten, sondern mehr auf die seherische, heilerische (Daskalos) und gefühlsmäßige Ebene (Ivanhof). Rudolf Steiner hat an seinem Lebensende sogenannte Leitsätze für GEIST-WISSENSCHAFTLER formuliert (GA 26). Der erste Leitsatz gibt Auskunft über das Wesen der Anthroposophie und darüber, wer sich letztlich damit befassen wird: der Mensch, dessen Geist und Seele nach Wissen über sich und die Welt dürsten. Dieses Wissen kann niemandem aufgezwungen werden. Jeder Mensch muss selbst das Verlangen nach Antwort auf die Fragen in sich spüren: Wer bin ich? Wozu bin ich hier? Wo komme ich her? Wo gehe ich hin? Erst der nach Erkenntnis suchende Mensch ist „reif" für die GEIST-WISSENSCHAFT – mit ihr wird er Hunger und Durst seiner Seele stillen. Und genau dazu ist die GEIST-WISSENSCHAFT durch Rudolf Steiner der Menschheit überbracht worden – im Auftrag der geistigen Welt. Nur die Seele eines Suchenden wird eine wirkliche, tiefe Wertschätzung für dieses Wissen empfinden können.

Anthroposophie ist ein Erkenntnisweg, der das Geistige im Menschenwesen zum Geistigen im Weltenall führen möchte. Sie tritt im Menschen als Herzens- und Gefühlsbedürfnis auf. Sie muss ihre Rechtfertigung dadurch finden, dass sie diesem Bedürfnis Befriedigung gewähren kann. Anerkennen kann Anthroposophie nur derjenige, der in ihr findet, was er aus seinem Gemüte heraus suchen muss. Anthroposophen können daher nur Menschen sein, die gewisse Fragen über das Wesen des Menschen und die Welt so als Lebensnotwendigkeit empfinden, wie man Hunger und Durst empfindet. 26, Leitsatz 1

Dieses Kapitel hat uns weit in ein grundlegend wissenschaftliches Denken hineingeführt, doch so trocken es Ihnen auch manchmal vorgekommen sein mag, so wichtig ist es für das wirkliche inhaltliche Verständnis. Buddha hat seinem Achtfachen Pfad die folgende Schulung an den ersten Platz gestellt: „Mache dir richtige Vorstellungen." Das ist ganz wesentlich für unser Leben. Falsche Vorstellungen bezüglich der Realität bedeuten Irrtum, und Irrtum führt zu Schwierigkeiten und Misserfolg. In einem sinnvoll aufgebauten Erziehungs- und Bildungssystem sollten Kinder von Beginn an lernen können (und müssen), klar zu denken und sich richtige, das heißt, an der Wirklichkeit orientierte Vorstellungen zu bilden. Das Fehlen von Anleitung und geeigneter Unterstützung ist eines der zentralen Probleme unseres Bildungswesens. Angesichts u. a. der zunehmenden Gewaltdelikte bei Jugendlichen können wir uns um die Auseinandersetzung mit diesen Themen nicht länger drücken. Mit Verlaub: Der Besuch von Engel-Seminaren, so tröstlich diese sein mögen, kann nicht die dringend notwendige Diskussion sowie den längst fälligen Bewusstseins- und Werte-Wandel in unserer Gesellschaft ersetzen.

17. KAPITEL

Denken – Fühlen – Wollen: Mysterien unserer Seele

> *„In den Geheimnissen des Denkens, des Geistes, hat sich mir die Kraft offenbart."*
> **Euripides** | um 480-406 v. Chr.

Wir alle führen sie täglich im Mund: Worte wie „Denken", „Fühlen" oder „Wollen". Doch sind wir uns ihrer Bedeutung auch tatsächlich bewusst? Ist es nicht oft so, dass ein „Sprachwirrwarr" der Verständigung unter den Menschen entgegenwirkt, weil wir uns über die Inhalte der verwendeten Begriffe nicht wirklich im klaren sind, und sie dementsprechend unterschiedlich besetzen? So redet man zwar miteinander, aber zugleich aneinander vorbei! Anscheinend fehlt inzwischen auch die Vermittlung wissenschaftlicher Grundbegriffe und Definitionen in den Lehrplänen unserer Schulen. Wie ich in meinen Seminaren immer wieder feststelle, haben viele Menschen (mitunter völlig) falsche Vorstellungen von „Wissenschaft", „Logik" oder „Wahrheit", obwohl diese drei Begriffe das Fundament unserer modernen Wissenschaftlichkeit bilden. Heute herrscht vielfach die Meinung, ein jeder habe seine eigene Wahrheit, und die Wahrheit sei etwas individuell Festlegbares. Das heißt, man unterscheidet nicht mehr zwischen Wahrnehmung und Wahrheit, verwechselt Denken und Fühlen oder Fühlen und Spüren u. v. m. – vor diesem „Begriffskauderwelsch" sind offensichtlich auch anerkannte Disziplinen nicht gefeit, so reicht er beispielsweise bis in die Psychologie hinein. Hier sehe ich einen großen Nachholbedarf an Ausbildung – Ausbildung auch in der GEIST-WISSENSCHAFT. In diesem Kontext kommt den Erkenntnissen über die Kräfte unserer Seele ein besonders hoher Stellenwert zu. Wesentlich ist hier u. a. Rudolf Steiners klare Aufgliederung unserer Seele in drei Kräfte:

Denken, Fühlen, Wollen.

Seine seherische Erkenntnis, wonach wir es im Grunde mit diesen drei Kräften zu tun, diese zu schulen und zu beherrschen haben, findet meiner Ansicht (und Erfahrung) nach außerhalb der Anthroposophen-Kreise viel zu geringe Beachtung. Und schließlich geht Steiner noch weit darüber hinaus und tief in die SPIRITUELLE WISSENSCHAFT hinein, indem er aufzuzeigen versucht, dass hinter diesen drei Kräften unserer Seele bestimmte Wesenheiten stehen, die uns diese Kräfte erst zur Verfügung stellen. Einer seiner weiteren Erkenntnisse folgend dominiert die am Anfang dieses Buches dargestellte 1. Hierarchie mehr unser Wollen, die 2. das Fühlen und die 3. das Denken. Mit unserem Denken, zunächst einmal nur den Gedanken, dann jedoch auch den höheren Fähigkeiten des Denkens, mit unserem Fühlen, das unsere Gefühle und den Willen (d. h. die Willensimpulse) einschließt, befinden wir uns mitten in der geistigen Welt. Auf der Seelenebene stehen wir in beständigem Kontakt mit den Engeln oder Göttern aller Ebenen. Das ist die Realität, sie betrifft unser aller Seelen! Diese grundlegenden Erkenntnisse und Zusammenhänge bezeichne ich als das „kleine Einmaleins der GEIST-WISSENSCHAFT", das sinnvollerweise in allen Schulen gelehrt werden sollte.

Einer ganz wesentlichen Erkenntnis Steiners zufolge sind wir alle nur im Denken bewusst. Was das heißt? Es gibt drei sogenannte Hauptbewusstseinszustände: Wachen, Träumen, Schlafen. Diese drei darf man nicht verwechseln, am wenigsten Traum und Schlaf! Auch die durch EEGs (Elektro-Enzephalogramme, Hirnstrommessungen) belegbare neurologische Forschung nimmt hier eine ganz klare Unterscheidung vor. Und nur im Wachzustand können wir voll über unser Bewusstsein verfügen! Das gilt auch für das Denken, darin ist der Mensch wach. Im Fühlen hingegen „träumen" wir, was sich daran erweist, dass wir unsere Gefühle erst dann wirklich fassen können, wenn sie uns als Gedanken zu Bewusstsein kommen.

Die moderne Neurowissenschaft hat zwar herausgefunden, dass der Mensch im Wollen gewissermaßen schläft, dieses Ergebnis jedoch falsch interpretiert. Es ist heute durchaus bekannt, dass die Bewusstwerdung eines Willensimpulses erst nach diesem selber erfolgt. Im Klartext heißt das: Die Handlung selbst bzw. der Wille dazu steht am Anfang, dann erst kommt der Gedanke hinzu. Nach Steiner geht es zunächst um die Freiheit unseres Denkens, weil erst daraus die Freiheit des Willens erwächst. Unser Wille ist oftmals unfrei, das sagt auch Steiner selbst, und diesbezüglich haben die Neurowissenschaftler recht (s. a. Kap. 18). Jedoch ziehen sie aus ihren Ergebnissen den meiner Ansicht falschen Schluss, wir hätten überhaupt keinen freien Willen. Für mich handelt es sich dabei um eine rein materialistische und daher fragwürdige Interpretation eines neurologischen Befundes. Ein Beispiel: Bevor im Radio Musik ertönt, erfolgt ein elektrischer Impuls. Das bedeutet jedoch nicht, dass dahinter kein (im Radio unsichtbarer) Musiksender existierte, der die Musik an das Radio ausgestrahlt hat.

Im Wollen schlafen wir, das heißt, unsere Willensimpulse liegen noch tiefer in unserer Seele verborgen. Deshalb tun wir Menschen uns auch oft im Leben sehr hart damit herauszufinden, was wir wirklich wollen.

Das Geheimnis unserer Seele können wir nur entschlüsseln, in dem wir die Beherrschung der drei Kräfte lernen und zugleich den Umgang mit den drei geistigen Hierarchien. Weil sie stets Hand in Hand gehen, sind die drei Seelenkräfte so schwer auseinanderzuhalten. Elektrizität und Magnetismus sind zwar zwei verschiedene Kräfte, doch treten sie als Elektromagnetismus stets zusammen auf – und genauso verhält es sich hier: Denken, Fühlen und Wollen sind zwar verschiedene Kräfte, bilden aber trotzdem stets eine Einheit. Mit einem Gedanken ist stets ein Gefühl verbunden: Ein Gefühl kann einen Gedanken auslösen, ein Gedanke ein Gefühl. Einem Willensimpuls werden ein Gedanke und ein Gefühl folgen, einem Gedanken die beiden anderen.

Dieser enge Bezug der Kräfte gilt allerdings nur für unser Leben hier auf der Erde. Danach trennen sie sich und wir erleben sie anders. Aus anthroposophischer Sicht ließe sich hierüber mindestens ein dickeres Buch schreiben. An dieser Stelle muss ich mich jedoch auf das Grundlegende beschränken, möchte Sie aber – sicher nicht zum letzten Mal – darauf hinweisen, dass die Werke Steiners dem Interessierten eine Über-Fülle von Erkenntnissen und Gedanken zu diesem und anderen Themen bieten.

18. KAPITEL

Freiheit!

> *„Das gemeinsame Urwesen, das alle Menschen durchdringt, ergreift*
> *somit der Mensch in seinem Denken. Das mit dem Gedankeninhalt*
> *erfüllte Leben in der Wirklichkeit ist zugleich das Leben in Gott."*
> **Rudolf Steiner** | „Philosophie der Freiheit", 1894, S. 250

Im folgenden Kapitel behandele ich das vielleicht wichtigste Thema dieses Buches: die Freiheit des Menschen. Aus seiner geistigen Schau teilt Steiner den Menschen mit, das große Ziel der Erdenevolution sei die LIEBE. Da Liebe immer aus freien Stücken gegeben, d. h. geschenkt werden muss (s. auch (2)), hat Menschenliebe Freiheit zur Bedingung. Und deshalb ist die Freiheit eines der Grundthemen für uns. Allerdings haben die Philosophen und andere Wissenschaftler sich bis heute nicht darüber verständigen können, was die „Freiheit des Menschen" eigentlich bedeutet und ob ein „freier Wille" überhaupt existiert. Rudolf Steiners Werk „Die Philosophie der Freiheit – Seelische Beobachtungsresultate nach naturwissenschaftlicher Methode" gibt auf die alten Fragen eine neue Antwort, die mir auch wirklich befriedigend erscheint.

Damit ist die Ansicht Kants und Schopenhauers und im weiteren Sinne auch Fichtes widerlegt, dass die Gesetze, die wir behufs Erklärung der Welt annehmen, nur ein Resultat unserer eigenen geistigen Organisation seien, dass wir sie nur vermöge unserer geistigen Individualität in die Welt hineinlegen. 2, S. 49

Der Text entstammt den „Grundlinien einer Erkenntnistheorie der Goetheschen Weltanschauung" – da behauptet im Jahr 1886 der damals 25jährige Steiner doch tatsächlich, kraft seiner Erkenntnisse könne er die großen Philosophen Kant, Schopenhauer und Fichte widerlegen! Ist das Anmaßung?

Vielen Menschen mag das so erscheinen, andere vertreten hingegen die Ansicht, Steiner habe der Philosophie die ihr seit Jahrhunderten fehlende Erfüllung geschenkt. Rudolf Steiner hat die Brücke zwischen Intellekt und geistiger Schau geschlagen, die Kluft zwischen Philosophie und Wissenschaft sowie zwischen Religion und Wissenschaft geschlossen. 1891 promovierte er zum Dr. phil., 1982 erscheint die erweiterte Dissertation „Wahrheit und Wissenschaft" (GA 3), schon vorher hatte das Weimarer Goethe-und-Schiller-Archiv ihn mit der Herausgabe von Goethes Naturwissenschaftlichen Schriften (GA 1a-e) betraut. Sein oben genanntes Werk über Goethe ist – im Vorfeld seiner Arbeit über die Freiheit – die Zusammenfassung seiner Erkenntnisse über den Wissenschaftler J. W. von Goethe. Darin beleuchtet er das völlig Neue an Goethes Denkweise, das ein lebendiges Denken war, ein organisches Denken, das sich nicht in mechanischen Begriffen erschöpfte, sondern mit Begriffen des Lebens, der Metamorphosen, der Wandlung und des Wachstums, arbeitete. Goethes Idee einer „Urpflanze", die sich in jedem Teil der Pflanze zeigt, aber eben in „metamorphisierter", d. h. gewandelter Gestalt, erweist den großen Dichter – ein Mal mehr – als einen überragenden Geist und seiner Zeit weit voraus.

Bis heute setzt sich die Lesergemeinde von Steiners Büchern über Erkenntnistheorie wohl fast nur aus Anthroposophen zusammen, das gilt auch für seine „Philosophie der Freiheit" (GA 4), zusammen mit „Wissenschaft und Wahrheit" das philosophische Fundament der GEIST-WISSENSCHAFT. Es sind dies Schriften für all jene, die das Denken als solches lieben und wertschätzen. Jeder Erkenntnishungrige, der das Geheimnis seines Mensch-Seins auf rein philosophischer Basis ergründen möchte, findet in den genannten Werken alles dazu Wesentliche. Rudolf Steiner hat mit seinen Erkenntnissen die Philosophie unendlich bereichert. Deshalb können wir heute wieder darauf zurückkommen – jedoch auf einer ganz neuen, einer spirituellen und gedanklichen Ebene. Der tiefere Inhalt von Steiners oben zitiertem Satz ist auf den Seiten vorher dargelegt: Unser Denken und alles, was wir denkerisch erkennen, existiert im Gegensatz zur Meinung vieler Philosophen nicht nur in unserer Vorstellung, es ist vielmehr geistige Realität – all die in der Wissenschaft entdeckten (und zu entdeckenden) Naturgesetze eingeschlossen. Die Kernaussagen der philosophischen Werke Steiners lassen sich folgendermaßen zusammenfassen: Wir leben mit unserem Denken direkt in der geistigen Welt! Die geistige Welt ist uns demnach näher als die materielle. Die von uns aus dem Geistigen „herausdestillierten" Gedanken entsprechen real vorhandenen Ideen. Zugleich verkörpern diese Ideen die Gedanken Gottes, aus denen die Welt erschaffen wurde. Das heißt in der Konsequenz, wir stehen durch unser Denken in Verbindung mit Gott und seinen Ideen.

Durch das Aufgreifen von Gedanken und das Erschaffen eigener Gedanken sind wir in der geistigen Welt sogar schon schöpferisch tätig! In unseren Denkprozessen, in der Wissenschaft, erkennen und erschaffen wir geistige Ideen. In der Kunst, und ebenso in der Technik, finden diese ihren materiellen Ausdruck. Beide Male sind wir Schöpfer. Steiners „Philosophie der Freiheit" ist ein entscheidendes Werk. Bereits er selbst hat immer wieder darauf hingewiesen: Wer dieses Buch wirklich liest, macht einen gewaltigen Schritt in Richtung auf die geistige Welt, weil das Buch nicht durch seinen Inhalt, sondern durch seine Form den menschlichen Geist dazu bringt, sich dem Geistigen zu öffnen. Ich selbst habe das Buch schon vor vielen Jahren zum ersten Mal gelesen, doch erst nach dem dritten „Durchgang" gewann ich eine Ahnung von der Größe dieses Werkes. (Und beim vierten Durcharbeiten wird es noch einmal klarer!) Es gibt Werke der Sekundärliteratur dazu mit einem Umfang von nahezu 1000 Seiten (33).

Unsere Ausführungen haben gezeigt, dass der wahre Inhalt der Wissenschaft überhaupt nicht der wahrgenommene äußere Stoff ist, sondern die im Geiste erfasste Idee... Die Idee ist Inhalt der Wissenschaft. Gegenüber der passiv aufgenommenen Wahrnehmung ist die Wissenschaft somit ein Produkt der Tätigkeit des menschlichen Geistes. Damit haben wir das Erkennen dem künstlerischen Schaffen genähert, das ja auch ein tätiges Hervorbringen des Menschen ist...

Sowohl die erkennende wie die künstlerische Tätigkeit beruhen darauf, dass der Mensch von der Wirklichkeit als Produkt sich zu ihr als Produzenten erhebt. 2, S. 131

In seiner Doktorarbeit (bzw. als die Arbeit später in Buchform erschien (GA 3), in der Vorrede und der Praktischen Schlussbetrachtung) hat Steiner die wesentlichen Inhalte seiner Philosophie dargestellt und zusammengefasst. Mit einigen Passagen daraus möchte ich Sie hier bekannt machen:

VORREDE

Die Philosophie der Gegenwart leidet an einem ungesunden Kant-Glauben. Die vorliegende Schrift soll ein Beitrag zu seiner Überwindung sein. Frevelhaft wäre es, die unsterblichen Verdienste dieses Mannes um die Entwicklung der deutschen Wissenschaft herabwürdigen zu wollen. Aber wir müssen endlich einsehen, dass wir nur dann den Grund zu einer wahrhaft befriedigenden Welt- und Lebensanschauung legen können, wenn wir uns in entschiedenen Gegensatz zu diesem Geiste stellen. 3, S. 9

Hier lernt der Leser Steiner als Kritiker und das für ihn typische Verhalten kennen: Er kritisiert nicht einfach nur, vielmehr bringt er den Arbeiten anderer Achtung und Wertschätzung entgegen. Durch seine sachliche Herangehensweise an deren Werke bleibt er der Wahrheit verbunden und kann folglich auch die Schwächen klar erkennen. So würdigt er die Leistungen Kants, wie an anderer Stelle die Darwins, Haeckels, Nietzsches und die all der anderen Geistesgrößen, um dann jedoch deren grundlegende Denkfehler aufzudecken. Das ist „Kritik" im konstruktiven, im Wort-Sinn, denn Kritik (von griech. krinein, „sichten, auswählen, unterscheiden") bedeutet nicht negative Bewertung, sondern sachliche und qualifizierte Unterscheidung zwischen „qualitätvoll" und „mangelhaft" oder „falsch" und „richtig".

Unsere Schrift sucht nun den Beweis zu führen, dass für unser Denken alles erreichbar ist, was zur Erklärung und Ergründung der Welt herbeigezogen werden muss. Die Annahme von außerhalb unserer Welt liegenden Prinzipien derselben zeigt sich als das Vorurteil einer abgestorbenen, in eitlem Dogmenwahn lebenden Philosophie. Zu diesem Ergebnisse hätte Kant kommen müssen, wenn er wirklich untersucht hätte, wozu unser Denken veranlagt ist. Stattdessen bewies er in der umständlichsten Art, dass wir zu den letzten Prinzipien, die jenseits unserer Erfahrung liegen, wegen der Einrichtung unseres Erkenntnisvermögens nicht gelangen können. Vernünftigerweise dürfen wir sie aber gar nicht in ein solches Jenseits verlegen. Kant hat wohl die «dogmatische» Philosophie widerlegt, aber er hat nichts an deren Stelle gesetzt. 3, S. 10

Kant ist – nicht nur nach Steiner – einem Irrtum aufgesessen, denn er hat der menschlichen Erkenntnisfähigkeit Grenzen gesetzt, die in Wahrheit gar nicht vorhanden sind. (Daher rührt die weit verbreitete Ansicht, die Menschheit würde gewisse Tatsachen nie ergründen können.) Laut Rudolf Steiners Erkenntnistheorie unterliegt das Denken keinerlei Beschränkungen, weil das Denken selbst in eben jenen geistigen Welten sich vollzieht, die es untersuchen will. Deshalb ist unser Denken grenzen-los.

Die zeitlich an ihn anknüpfende deutsche Philosophie entwickelte sich daher überall im Gegensatz zu Kant. Fichte, Schelling, Hegel kümmerten sich nicht weiter um die von ihrem Vorgänger abgesteckten Grenzen unseres Erkennens und suchten die Urprinzipien der Dinge innerhalb des Diesseits der menschlichen Vernunft. Selbst Schopenhauer, der doch behauptet, die Resultate der Kantschen Vernunftkritik seien ewig unumstößliche Wahrheiten, kam nicht umhin, von denen seines Meisters abweichende Wege zur Erkenntnis der letzten Weltursachen einzuschlagen. Das Verhängnis dieser Denker war, dass sie Erkenntnisse der höchsten Wahrheiten suchten, ohne für solches Beginnen durch eine Untersuchung der Natur des Erkennens selbst den Grund gelegt zu haben. Die stolzen Gedankengebäude Fichtes, Schellings und Hegels stehen daher ohne Fundament da.

Der Mangel eines solchen wirkte aber auch schädigend auf die Gedankengänge der Philosophen. Ohne Kenntnis der Bedeutung der reinen Ideenwelt und ihrer Beziehung zum Gebiet der Sinneswahrnehmung bauten dieselben Irrtum auf Irrtum, Einseitigkeit auf Einseitigkeit. Kein Wunder, dass die allzu kühnen Systeme den Stürmen einer philosophiefeindlichen Zeit nicht zu trotzen vermochten, und viel Gutes, das sie enthielten, mit dem Schlechten erbarmungslos hinweggeweht worden ist.

Einem hiermit angedeuteten Mangel sollen die folgenden Untersuchungen abhelfen. Nicht wie Kant es tat, wollen sie darlegen, was das Erkenntnisvermögen nicht vermag; sondern ihr Zweck ist, zu zeigen, was es wirklich imstande ist. 3, S. 10f.

Steiner geht mit seinen Ausführungen den positiven Weg: Er zeigt auf, was unserem Denken möglich ist – ganz anders als Kant, der sich auf die Suche nach den Grenzen des menschlichen Denkens begeben hatte. Doch was hat es für Konsequenzen, sollte unser Denken keinerlei Einschränkungen und Begrenzungen unterliegen?

Das Resultat dieser Untersuchungen ist, dass die Wahrheit nicht, wie man gewöhnlich annimmt, die ideelle Abspiegelung von irgendeinem Realen ist, sondern ein freies Erzeugnis des Menschengeistes, das überhaupt nirgends existierte, wenn wir es nicht selbst hervorbrächten. 3, S. 11

Das ist ein „Schlüsselsatz", denn Steiner betont, eine „Wahrheit" als solche existiere nicht, vielmehr kreierten wir Menschen sie erst als etwas Neues, Noch-Nicht-Dagewesenes. Vorher haben wir es mit der Wirklichkeit, der Realität, zu tun, geistig und materiell. Doch jetzt erschafft der Mensch „Begriffe", sie entspringen seinem Denken. Er benötigt sein materielles Gehirn, um Erklärungen für die Wirklichkeit zu finden. Erst unsere Wissenschaften, die Naturwissenschaften und die GEIST-WISSENSCHAFT, erzeugen Wahrheit. Wir sind die Schöpfer der Wahrheit, vorher existierte nur die Wirklichkeit Gottes. Gemäß Auftrag soll jeder Mensch ein in die Materie hinabsteigender Gott sein, der auch seine eigene Schöpfung aus dieser Sicht betrachtet (WAHRNEHMUNG) und die Erklärungen für die Gesetze hinter den äußeren Phänomenen findet, der begreift, wie sie die äußeren Dinge in einer Einheit zusammenhalten (DENKEN, ERKENNTNIS, WAHRHEIT).

Wir kennen zwar aus allen östlichen Philosophien ähnliche Aussagen über unser Schöpfertum, jedoch nicht in dieser Klarheit über Macht und Größe unseres Denkens als Schöpferkraft. Das ist eine gigantische Erkenntnis (und Aussage!) Rudolf Steiners.

Die Aufgabe der Erkenntnis ist nicht: etwas schon anderwärts Vorhandenes in begrifflicher Form zu wiederholen, sondern die: ein ganz neues Gebiet zu schaffen, das mit der sinnenfällig gegebenen Welt zusammen erst die volle Wirklichkeit ergibt. Damit ist die höchste Tätigkeit des Menschen, sein geistiges Schaffen, organisch dem allgemeinen Weltgeschehen eingegliedert. Ohne diese Tätigkeit wäre das Weltgeschehen gar nicht als in sich abgeschlossene Ganzheit zu denken. Der Mensch ist dem Weltlauf gegenüber nicht ein müßiger Zuschauer, der innerhalb seines Geistes das bildlich wiederholt, was sich ohne sein Zutun im Kosmos vollzieht, sondern der tätige Mitschöpfer des Weltprozesses; und das Erkennen ist das vollendetste Glied im Organismus des Universums. 3, S. 11

Als ich diese Aussage vor Jahren zum ersten Mal in aller Konsequenz verstand, hat mich die Erkenntnis wie ein Blitzschlag getroffen. In über 20 Jahren fernöstlicher Meditation, dem Studium des VEDA und des Yoga habe ich viele wunderbare innere Erfahrungen machen dürfen. Die uns allen von den Rishis, den alten indischen Sehern, hinterlassene großartige Schau über die Göttlichkeit des Menschen habe ich verinnerlicht. Doch erst die Klarheit der Gedanken Rudolf Steiners hat mir etwas geschenkt, das mir sämtliche östlichen Lehren nicht hatten geben können: die wirklich glasklare Erkenntnis über die Größe meines Mensch-Seins. Was vorher mystisches Erleben und spirituelle Hingabe gewesen war, gewann nun erst wirklichen, tiefen Sinn durch die Klarheit der Schau Rudolf Steiners. Seine Aufgabe bestand nicht in einem Dasein als Guru, der Menschen um sich schart und direkt beeinflusst, sondern uns durch seine Erkenntnisse und die daraus abgeleiteten Schlussfolgerungen in das volle Bewusstsein und damit in unsere uneingeschränkte geistige Freiheit zu bringen. Mir persönlich wurde durch seine Ausführungen vor allem eines bewusst: Wir sind aktiv an einer neuen Schöpfung, an der Schöpfung eines neuen Universums beteiligt!

Wir sind keine armseligen Erdenwürmchen ohne Bedeutung und Aufgabe, sondern bereits erschaffende „Götter" oder – wenigstens – an einer Schöpfung mitbeteiligt. Laut Steiner wird diese Schaffens- und Schöpferkraft im Lauf der Jahrtausende zunehmen. Sie basiert auf unserer Freiheit:

Für die Gesetze unseres Handelns, für unsere sittlichen Ideale hat diese Anschauung die wichtige Konsequenz, dass auch diese nicht als das Abbild von etwas außer uns Befindlichem angesehen werden können, sondern als ein nur in uns Vorhandenes. Eine Macht, als deren Gebote wir unsere Sittengesetze ansehen müssten, ist damit ebenfalls abgewiesen. Einen «kategorischen Imperativ», gleichsam eine Stimme aus dem Jenseits, die uns vorschriebe, was wir zu tun oder zu lassen haben, kennen wir nicht. Unsere sittlichen Ideale sind unser eigenes freies Erzeugnis. Wir haben nur auszuführen, was wir uns selbst als Norm unseres Handelns vorschreiben. Die Anschauung von der Wahrheit als Freiheitstat begründet somit auch eine Sittenlehre, deren Grundlage die vollkommen freie Persönlichkeit ist. 3, S. 12

Demnach ist unsere Freiheit das Ziel. Doch noch haben wir sie nicht! Wir müssen sie uns erst Stück für Stück erobern:

Diese Sätze gelten natürlich nur von jenem Teil unseres Handelns, dessen Gesetze wir in vollkommener Erkenntnis ideell durchdringen. Solange die letzteren bloß natürliche oder begrifflich noch unklare Motive sind, kann wohl ein geistig Höherstehender erkennen, inwiefern diese Gesetze unseres Tuns innerhalb unserer Individualität begründet sind, wir selbst aber empfinden sie als von außen auf uns wirkend, uns zwingend. Jedes Mal, wenn es uns gelingt, ein solches Motiv klar erkennend zu durchdringen, machen wir eine Eroberung im Gebiet der Freiheit. 3, S. 12

In dem Augenblick, da wir wirklich erkennen, was wir tun, werden wir frei. Und nicht eine Sekunde früher! Unsere Freiheit liegt in unserem Denken begründet, in unserem Erkennen. Nirgendwo anders. Nur auf dem Weg über das Denken erlangen wir unsere Freiheit und nur als wahrhaft freie Menschen können wir von Erleuchtung sprechen. Eine Erkenntnis von fundamentaler Bedeutung für alle geistig und spirituell Suchenden! Die ersten Werke Rudolf Steiners (GA 1-3) enthalten im Kern alles Wichtige, auch wenn sie schwierig zu lesen und noch mühsamer zu „ver-arbeiten" sind. Doch jeder von uns muss seine „Denk-Hausaufgaben" irgendwann machen – warum also nicht gleich damit beginnen?!

Die Erhöhung des Daseinswertes der menschlichen Persönlichkeit ist doch das Endziel aller Wissenschaft. Wer letztere nicht in dieser Absicht betreibt, der arbeitet nur, weil er von seinem Meister solches gesehen hat, er «forscht», weil er das gerade zufällig gelernt hat. Ein «freier Denker» kann er nicht genannt werden.

Was den Wissenschaften erst den wahren Wert verleiht, ist die philosophische Darlegung der menschlichen Bedeutung ihrer Resultate. Einen Beitrag zu dieser Darlegung wollte ich liefern. Aber vielleicht verlangt die Wissenschaft der Gegenwart gar nicht nach ihrer philosophischen Rechtfertigung! Dann ist zweierlei gewiss: erstens, dass ich eine unnötige Schrift geliefert habe, zweitens, dass die moderne Gelehrsamkeit im Trüben fischt und nicht weiß, was sie will. 3, S. 13

Hier legt Rudolf Steiner etwas Wesentliches dar: Wir alle sind von Natur aus Wissenschaftler. Denn Wissenschaft heißt nichts anderes als Wahrheitssuche und Wahrheitsfindung. Wissenschaft bedeutet Wahrheitsstreben – und da das unser Mensch-Sein ausmacht, lebt es auch in uns allen. Wissenschaft ist die Erfüllung des Mensch-Seins, weil Gott es auf diese Weise verstanden hat, sich selbst mit seinem ganzen Wesen in der Materie zu erkennen. Das ist das hohe Ideal der Wissenschaft und es ist Rudolf Steiners Verdienst, das Göttliche an der Wissenschaft erkannt und herausgearbeitet zu haben. Bitte beachten Sie dabei wieder den Unterschied zwischen Wissenschaft und Naturwissenschaft!

Mit dieser Schrift hoffe ich aber nun gezeigt zu haben, dass mein Gedankengebäude eine in sich selbst begründete Ganzheit ist, die nicht aus der Goetheschen Weltanschauung abgeleitet zu werden braucht. Meine Gedanken, wie sie hier vorliegen und weiter als «Philosophie der Freiheit» nachfolgen werden, sind im Laufe vieler Jahre entstanden.

Und es geht nur aus einem tiefen Dankesgefühl hervor, wenn ich noch sage, dass die liebevolle Art, mit der mir das Haus Specht in Wien entgegenkam während der Zeit, in der ich die Erziehung der Kinder desselben zu besorgen hatte, ein einzig wünschenswertes «Milieu» zum Ausbau meiner Ideen darbot; ferner dass ich die Stimmung zum letzten Abrunden manches Gedankens meiner vorläufig [in der Praktischen Schlussbetrachtung] keimartig skizzierten «Freiheitsphilosophie» den anregenden Gesprächen mit meiner hochgeschätzten Freundin Rosa Mayreder in Wien verdanke, deren literarische Arbeiten, die aus einer feinsinnigen, vornehmen Künstlernatur entspringen, voraussichtlich bald der Öffentlichkeit übergeben sein werden. Geschrieben zu Wien, Anfang Dezember 1891. Dr. Rudolf Steiner 3, S. 14

In dem seiner Dissertation zur Veröffentlichung angefügten Schlussteil stellt Rudolf Steiner die Ergebnisse seines großartigen Werkes, der „Philosophie der Freiheit" zusammen:

PRAKTISCHE SCHLUSSBETRACHTUNG

Die Stellung unserer erkennenden Persönlichkeit zum objektiven Weltwesen war es, worüber wir durch die vorhergehenden Betrachtungen Aufschluss verlangten. Was bedeutet für uns der Besitz von Erkenntnis und Wissenschaft? Das war die Frage, nach deren Beantwortung wir suchten.

Wir haben gesehen, dass sich in unserem Wissen der innerste Kern der Welt auslebt. Die gesetzmäßige Harmonie, von der das Weltall beherrscht wird, kommt in der menschlichen Erkenntnis zur Erscheinung.

Es gehört somit zum Berufe des Menschen, die Grundgesetze der Welt, die sonst zwar alles Dasein beherrschen, aber nie selbst zum Dasein kommen würden, in das Gebiet der erscheinenden Wirklichkeit zu versetzen. Das ist das Wesen des Wissens, dass sich in ihm der in der objektiven Realität nie aufzufindende Weltengrund darstellt. Unser Erkennen ist – bildlich gesprochen – ein stetiges Hineinleben in den Weltengrund.

Eine solche Überzeugung muss auch Licht auf unsere praktische Lebensauffassung werfen. Unsere Lebensführung ist ihrem ganzen Charakter nach bestimmt durch unsere sittlichen Ideale. Diese sind die Ideen, die wir von unseren Aufgaben im Leben haben, oder mit anderen Worten, die wir uns von dem machen, was wir durch unser Handeln vollbringen sollen. 3, S. 90

Was bitte ist der Weltengrund? In seinen ersten drei Werken und vorher in der Arbeit über Goethe (GA 1a-e) legt Steiner seine Erkenntnistheorie dar. Wir benötigen das „Instrument" der

Erkenntnistheorie, weil wir erst mit seiner Hilfe uns selbst verstehen lernen. Dabei lernen wir etwas ganz Entscheidendes: Erst durch unser Denken verbinden wir die von uns durch die Sinne wahrgenommene Außen-Welt mit dem Geist Gottes, dem Weltengrund. Unsere Sinne können uns jedoch keine wahrheitsgetreuen Eindrücke liefern, weil sie das hinter der Materie liegende Wesen nicht zu erfassen vermögen. Unser Ziel ist es, den Weltengrund, die Gesetze hinter der Materie, zu er-fahren, zu be-greifen.

Erst durch unser direkt im Geist stehendes, uns unmittelbar mit dem Geist Gottes verbindendes Denken können wir die Grenzen der illusionären, von unseren Sinnen vorgegaukelten Welt durchstoßen und die dahinter liegende Realität erkennen. Wir wollen erkennen. ERKENNTNIS ist das große Ziel des Menschen – und seine Bestimmung. Deshalb muss aller spirituellen Lehre die Erkenntnistheorie vorangehen. Denn solange ich nicht weiß, was Denken ist und was Erkennen, bin ich zu wirklichem Begreifen nicht in der Lage.

In dem Moment, da wir den Geist in Freiheit erringen, wird uns mit dieser Freiheit auch die Erkenntnis, was wir tun wollen zuteil. Wir finden unsere eigenen sittlichen Ideale. Niemand – absolut niemand – kann sie uns vorgeben, niemand in der materiellen Welt, kein Wesen in der geistigen Welt, nicht einmal Gott. Wir handeln aus dem sittlich und moralisch Richtigen heraus. Unser Wille wird frei. Wir schaffen frei aus uns. Das ist unsere Bestimmung, doch gründet sich diese Freiheit ausschließlich auf ERKENNTNIS. Erkenntnis jedoch bleibt keineswegs auf intellektuelles Denken beschränkt, denn dies bildet nur eine Ebene unseres Denkens. Es gibt ein verstandesmäßiges wie auch ein vernunftgemäßes Denken, mit beiden gemeinsam entschlüsseln wir die Geheimnisse der Materie. Parallel dazu existiert das intuitive Denken, das uns die höchsten Wahrheiten der geistigen Welt enthüllt. Der Vorgang des Denkens an sich jedoch und der Vorgang der Erkenntnis bleiben dieselben – in den Naturwissenschaften und der GEIST-WISSENSCHAFT. Steiner hat als Erster eine Wissenschaft von der Erkenntnis selbst, unseres wichtigsten Werkzeugs, des Denkens, begründet – ein unschätzbares Verdienst.

Unser Handeln ist ein Teil des allgemeinen Weltgeschehens. Es steht somit auch unter der allgemeinen Gesetzmäßigkeit dieses Geschehens.

Wenn nun irgendwo im Universum ein Geschehen auftritt, so ist an demselben ein Zweifaches zu unterscheiden: der äußere Verlauf desselben in Raum und Zeit und die innere Gesetzmäßigkeit davon. Die Erkenntnis dieser Gesetzmäßigkeit für das menschliche Handeln ist nur ein besonderer Fall des Erkennens. Die von uns über die Natur der Erkenntnis abgeleiteten Anschauungen müssen also auch hier anwendbar sein. Sich als handelnde Persönlichkeit erkennen heißt somit: für sein Handeln die entsprechenden Gesetze, d.h. die sittlichen Begriffe und Ideale als Wissen zu besitzen.

Wenn wir diese Gesetzmäßigkeit erkannt haben, dann ist unser Handeln auch unser Werk. Die Gesetzmäßigkeit ist dann nicht als etwas gegeben, was außerhalb des Objektes liegt, an dem das Geschehen erscheint, sondern als der Inhalt des in lebendigem Tun begriffenen Objektes selbst. Das Objekt ist in diesem Falle unser eigenes Ich.

Hat dies letztere sein Handeln dem Wesen nach wirklich erkennend durchdrungen, dann fühlt es sich zugleich als den Beherrscher desselben. Solange ein solches nicht stattfindet, stehen die Gesetze des Handelns uns als etwas Fremdes gegenüber, sie beherrschen uns; was wir vollbringen, steht unter dem Zwange, den sie auf uns ausüben. Sind sie aus solcher fremden Wesenheit in das ureigene Tun unseres Ich verwandelt, dann hört dieser Zwang auf. Das Zwingende ist unser eigenes Wesen geworden. Die Gesetzmäßigkeit herrscht nicht mehr über uns, sondern in uns über das von unserm Ich ausgehende Geschehen. Die Verwirklichung eines Geschehens vermöge einer außer dem Verwirklicher stehenden Gesetzmäßigkeit ist ein Akt der

Unfreiheit, jene durch den Verwirklicher selbst ein solcher der Freiheit. Die Gesetze seines Handelns erkennen heißt, sich seiner Freiheit bewusst sein. Der Erkenntnisprozess ist, nach unseren Ausführungen, der Entwicklungsprozess zur Freiheit.

Nicht alles menschliche Handeln trägt diesen Charakter. In vielen Fällen besitzen wir die Gesetze für unser Handeln nicht als Wissen. Dieser Teil unseres Handelns ist der unfreie Teil unseres Wirkens. Ihm gegenüber steht derjenige, wo wir uns in diese Gesetze vollkommen einleben. Das ist das freie Gebiet. Sofern unser Leben ihm angehört, ist es allein als sittliches zu bezeichnen. Die Verwandlung des ersten Gebietes in ein solches mit dem Charakter des zweiten ist die Aufgabe jeder individuellen Entwicklung, wie auch jener der ganzen Menschheit.

Das wichtigste Problem alles menschlichen Denkens ist das: den Menschen als auf sich selbst gegründete, freie Persönlichkeit zu begreifen. 3, S. 90

Mit diesen Texten haben wir eine äußerst wichtige Etappe der Reise in unser Innenleben angetreten, obwohl Sie das vielleicht zunächst noch gar nicht so empfinden. Versuchen Sie bitte einmal, diese und die folgenden Worte mit deren ganzer Bedeutung in Ihr Gefühl, in Ihr Herz hineinzutragen und zu erspüren, wie es auf das Licht der Erkenntnis reagiert:

„Ich bin ein bewusster Schöpfer und stehe mit meinem Denken direkt mit Gott in Kontakt, nicht nur mit meinem Fühlen. In meinem Fühlen kann ich Gott zwar erleben, doch bleibt mein Fühlen dunkel. Erst wenn das Licht der Erkenntnis mich durchdringt, werde ich vollkommen, denn ich werde mir meiner Liebe und meiner Schöpferkraft bewusst. Ich werde mir erst durch das Licht der Erkenntnis, durch mein Denken, Gottes bewusst. Erst dadurch werde ich göttlich. Was vorher schon an mir göttlich war, das ist in allem, auch in den Steinen, den Pflanzen und den Tieren. Aber jetzt habe ich einen weiteren Teil meiner eigenen

Göttlichkeit erschaffen, indem ich mich erkannt habe. Ich habe verstanden, dass mein Verstehen ein göttlicher Schöpfungsakt ist. Ich habe die Göttlichkeit meines Verstandes erst jetzt erfasst." (Text Axel Burkart)

Das mit dieser Erkenntnis verbundene Gefühl wird Sie allmählich durchdringen und Ihre Seele „runder" werden lassen. Es ist das Gefühl, „in Gott zu leben". Tiere leben auch in Gott, aber ohne sich dessen bewusst zu sein bzw. sich dessen bewusst sein zu können. Unser göttlicher Auftrag ist es, als Menschen in unserem Denken zu erwachen und Gott so auf eine ganz neue Art und Weise zu leben. Hier erst beginnt unsere Freiheit wirklich.

Freiheit – das größte Geheimnis unseres Lebens

Was ist das wirkliche Geheimnis unseres Lebens? Was lässt uns zu Menschen werden? Was ist das wirklich Große in unserem Sein? Was ist unsere Bestimmung? Was lässt uns „erkennen"? Antworten auf diese Fragen finden Sie (natürlich!) wieder bei Rudolf Steiner:

Lehrt die Religion, dass Gott den Menschen nach seinem Ebenbilde geschaffen hat, so lehrt unsere Erkenntnistheorie, dass Gott die Schöpfung überhaupt nur bis zu einem bestimmten Punkte geführt hat. Da hat er den Menschen entstehen lassen, und dieser stellt sich, indem er sich selbst erkennt und um sich blickt, die Aufgabe, fortzuwirken und zu vollenden, was die Urkraft begonnen hat. 1, S. 16 Was ist das menschliche Erkennen? Und es fällt diese Antwort so aus, dass man sieht: das menschliche Sein wird erst zu dem, worauf es veranlagt ist, wenn es sich erkennend betätigt. Seelenleben ohne Erkenntnis wäre wie Menschenorganismus ohne Kopf; das heißt, es wäre gar nicht. 2, S. 138

Der Mensch schafft an dieser Welt-Wirklichkeit mit, indem er erkennt. 2, S. 138

Und wenn eine Pflanzenwurzel nicht denkbar ist ohne die Vollendung ihrer Anlagen in der Frucht, so ist nicht etwa nur der Mensch, sondern die Welt nicht abgeschlossen, ohne dass erkannt wird. 2, S. 138 Der Antrieb zum Handeln liegt nicht außer, sondern in uns.

Der Mensch lässt sich nicht von einer äußeren Macht Gesetze geben, er ist sein eigener Gesetzgeber.

Die höchste Form, in der er innerhalb der Wirklichkeit des gewöhnlichen Lebens auftritt, ist das Denken und mit demselben die menschliche Persönlichkeit. Hat somit der Weltengrund Ziele, so sind sie identisch mit den Zielen, die sich der Mensch setzt, indem er sich darlebt. Nicht indem der Mensch irgendwelchen Geboten des Weltenlenkers nachforscht, handelt er nach dessen Absichten, sondern indem er nach seinen eigenen Einsichten handelt. Denn in ihnen lebt sich jener Weltenlenker dar. 2, S. 125

Die Wissenschaft hat hier eine weltbedeutsame Rolle. Sie ist der Abschluss des Schöpfungswerkes. Es ist die Auseinandersetzung der Natur mit sich selbst, die sich im Bewusstsein des Menschen abspielt. Das Denken ist das letzte Glied in der Reihenfolge der Prozesse, die die Natur bilden. 2, S. 115

So angesehen wird Erkenntnistheorie ein Teil des Lebens. 2, S. 138

Diese Erkenntnistheorie möchte innerhalb derselben stehen, weil dadurch Philosophie Lebens-Inhalt und das Interesse an ihr lebensnotwendig wird. 2, S. 138

Vom neuen Denken der Griechen und dem Rätsel der Mathematik

Eines der größten Mysterien unseres Daseins ist unser Denken. Und es hat sich im Lauf der Evolution verändert. Wir dürfen auf keinen Fall davon ausgehen, dass in früheren Kulturen genauso gedacht wurde wie heute. Wie denken wir heute? Abstrakt! In Begriffen. Was aber heißt abstrakt? Und was ist ein Begriff? Leider kann ich dieses spannende Thema hier nur streifen, aber Sie vielleicht zu weiterer Beschäftigung damit anregen... Ziehen Sie einfach einmal das Phänomen der Zahl als Beispiel heran: „Million" ist als Mengenangabe für die alten Völker völlig irrelevant. So viel von irgendetwas war einfach nicht vorhanden. In einigen Südseekulturen kannte man bis vor einiger Zeit überhaupt nur die Zahlen „eins", „zwei" und „viel". Der abstrakte Begriff einer „Zahl" existierte gar nicht. Was ist denn eine Zahl? Eine Zahl kommt nirgendwo in der materiellen Natur vor. Machen Sie sich das bewusst! Oder haben Sie schon mal eine Zahl gesehen, gerochen, geschmeckt? „Zahl" ist ein abstraktes Wort. Abstrakt heißt, jenseits der Natur, der Materie liegend. Und damit sind wir beim „Begriff".

Wie war das Denken der Menschen vor dem abstrakten Denken beschaffen? Es war bildlich. Erst mit den Griechen, erst mit Platon und Aristoteles hielt etwas wirklich Neues im Denken der Menschheit Einzug: die Logik und mit ihr das exakte „begriffliche" Denken. Im Spätmittelalter, in der lateinischsprachigen Gelehrtenwelt der Scholastik, gedieh dieses Denken zur Hochblüte. Bitte halten Sie bei diesen Worten kurz inne: Das Denken gedieh, es blühte auf – das deutet auf ein organisches Wachstum unseres Denkens hin. Tatsächlich gleicht das Denken einer Pflanze, deren Blüten sich in die Menschheit hinein entfalten.

Wer sich mit Mathematik befasst, kommt um Exaktheit in seinem Denken nicht herum, denn ohne lässt Mathematik sich nicht betreiben. Die Exaktheit des Denkens, und zwar die absolute Exaktheit, bildet die Grundvoraussetzung der Mathematik. Unsere gesamte Technik, sämtliche Naturwissenschaften – alles, was wir so im Alltag an Computern, Waschmaschinen, Autos benutzen –, basiert auf diesem exakten Denken! Das exakte Denken eines Platon und Aristoteles, der spätmittelalterlichen Scholastik wie auch der Mathematik ist heute das Fundament, das Fundament, unseres gesamten technischen Lebens – des technischen Lebens wohlgemerkt. Für die Gefühlswelt ist es ohne Bedeutung. In der Mathematik trifft man immer wieder auf den uns allen wohlbekannten Kreis. Wo kommt der her? Was glauben Sie? Aus der Natur? Welch ein Irrtum! Nirgendwo in der Materie werden Sie einen wirklichen Kreis finden. Weshalb nicht? Weil der Kreis eine Idealform ist, eine Idee. Er ist „die Menge aller Punkte, die von einem Zentrum den gleichen Abstand haben". Etwas Derartiges existiert in der Natur jedoch nicht! Jeder gezeichnete Kreis besitzt eine gewisse Dicke, jede gezeichnete Linie zeigt das unter einem Mikroskop, und das ist niemals ein Kreis. Denn eine Kreislinie hat keine Dicke.

Das große Mysterium, das Kern-Rätsel der Mathematik besteht hierin: Wie kann es zugehen, dass ein Mathematiker ein paar Buchstaben und Ziffern auf ein Blatt Papier malt, Ingenieure danach Raketen bauen und diese erfolgreich ins Weltall schießen? Um hinter das Geheimnis zu kommen, muss man verstehen, was ein Begriff ist. Wie Platon es in seinem berühmten Höhlengleichnis beschrieben hat, existiert eine „Welt der Ideen", eine ganz reale Welt. Unsere Gedanken und Vorstellungen sind nur Abklänge, Schatten dieser Welt, so wie das Sonnenlicht von außen die Schatten irgendwelcher Objekte an die Wände einer Höhle wirft. Und ein Kreis existiert nirgendwo in der Materie, sehr wohl jedoch in der Mathematik! Und wo bewegt sich die Mathematik? Im rein Geistigen! Womit operiert sie? Unter anderem mit Kreisen. Der Physiker entwickelt Raketen auf der Basis angenäherter Kreisbahnen. Die Planeten bewegen sich auf Ellipsenbahnen. Das alles beschreibt die Mathematik. Diese ist eine rein geistige Wissenschaft. Ergo muss das Geistige die Ursache der Materie sein! Denn die Mathematik beherrscht die Physik. Den Kreis gibt es nur in der Mathematik. Da ist er auf jeden Fall Realität. Doch muss er auch in unserer Wirklichkeit real sein, denn sonst könnte die Technik nicht funktionieren.

Fazit: Der Kreis muss Realität sein – da er jedoch nicht in der Materie existiert, muss er im Geistigen existieren. Das ist die Idee Platons. Und der mathematische Begriff „Kreis" entspricht genau diesem geistig realen Objekt! Das ist die große und tiefe Bedeutung des Wortes „Begriff". Die „Begriffs-Klärung" verdanken wir Rudolf Steiner. Mit dem Schwert seiner Erkenntnisse, vor allem in seinem Werk „Philosophie der Freiheit", hat er den gordischen Knoten durchgehauen. Begriffe sind abstrakt: Worte, Gedanken, Ideen, Vorstellungen. Mit dem wissenschaftlichen Denken wurde die Welt der Begriffe eingeführt – und das abstrakte Nach-Denken darüber, zunächst jedoch auch ein Denken in der Schattenwelt.

Das war etwas ganz Neues! Den alten Indern, Persern, Ägyptern, ihnen allen war dieses abstrakte Denken fremd: Man dachte noch in Bildern, drückte sich durch Legenden, Geschichten, Märchen, Sagen und Erzählungen aus. Daher musste auch Jesus „Gleichnisse" heranziehen, um von den Menschen seiner Zeit verstanden zu werden. Abstrakten Gedanken, wie diesen hier beispielsweise, hätten seine Zuhörer nicht zu folgen vermocht. Ein Text des Apostels Paulus im Neuen Testament berührt dasselbe Thema:

„Jetzt sehen wir im Spiegel nur dunkle Konturen, dereinst schauen wir den Geist von Angesicht zu Angesicht. Jetzt ist mein Erkennen Stückwerk, dereinst werde ich ganz erkennen, wie ich selber bin.
1. Brief des Paulus an die Korinther, Kap. 13, Vers 12

Im antiken Griechenland liegen die Wurzeln einer völlig neuen Entwicklung der Menschheit: das logische und abstrakte Denken hielt Einzug. Und weil seit dieser Zeit die Denk-Weise der sogenannten zivilisierten Welt auf Logik und Abstraktion basiert, entzieht sich der in Bilder und Gleichnisse gefasste Inhalt der alten Heiligen Schriften unserem heutigen Begreifen! Jeder Versuch, mit dieser abstrakten Denkungsart den alten VEDA oder die Bibel zu verstehen, erweist sich als schwierig. Wir müssen erst ein anderes, ein neues Denken lernen: ein Denken, in dem sich das helle Licht des Intellekts und die Wärme des Gefühls vereinen, und für das Steiner den Begriff „Imagination" verwendet hat.

Erkenne *dich* selbst – Erkenne dich *selbst*

Aus der Antike ist ein bedeutender Spruch überliefert, der einerseits dem großen Denker Heraklit zugeschrieben wird, jedoch auch an der Wand der Vorhalle des Apollon-Tempels in Delphi zu lesen war, denn kein Geringerer als der Gott selbst soll der wirkliche Urheber sein:

GNÕTHI SEAUTÓN! ERKENNE DICH SELBST!

Wie könnte man diesen Satz noch lesen?

ERKENNE DICH SELBST!

Hier liegt die Betonung nicht auf dem eigentlichen Erkennen, sondern darauf, dass wir uns erkennen. Eine andere Deutung lautet:

ERKENNE DEIN SELBST!

Das wäre ein Hinweis auf unser großes Selbst, es hieße, wir sollten nicht nur unsere kleine Persönlichkeit, sondern unser wahres Ich, unser Höheres Ich, erkennen. Verlagert man das Schwergewicht des Satzes noch einmal:

ERKENNE DICH SELBST!

dann sollen wir selbst uns selbst erkennen. Diesmal geht es nicht darum, wen oder was wir erkennen sollen, also um das „Objekt", sondern um das Subjekt, das erkennen soll. Wir selbst sollen uns selbst erkennen!

Diese Interpretation beinhaltet einen zentralen Gegenstand der GEIST-WISSENSCHAFT Steiners: Unser ICH, unsere FREIHEIT, unser BEWUSSTSEIN. WIR sind es, die etwas erkennen sollen – und können!

Wir werden an unsere Erkenntnisfähigkeit erinnert. Es geht um uns selbst, unser Selbst und damit auch um die Welt, denn wir sind ein Mikrokosmos, ein kleines Abbild des großen Universums.

Damit werden wir auf uns selbst zurückgeworfen: Wir alle sind Götter der Erkenntnis – oder haben mindestens die Anlagen dazu in uns.

Wir alle sind Götter der Erkenntnis!

Eine Eiche treibt Blüten aus, die sich in Früchte bzw. Samen verwandeln. Und in jeder dieser Eicheln schlummert das Potential zur Eiche. Wird aus jeder Eichel ein Eichbaum? Sicher nicht. Mit uns ist es nicht anders: In jedem von uns schlummert Gott als schöpferisches Wesen, als Denker und damit kreativer Schöpfer, denn Ideen und Gedanken wirken schöpferisch. (Für die Qualität unserer Kreationen sorgt eine andere Kraft: die LIEBE.) Demnach schlummert in jedem von uns die Fähigkeit, selbst zum göttlichen Schöpfer zu werden. Dazu muss aber jeder von uns sein Denken entsprechend schulen, sonst kann sein Same nicht aufgehen!

Erkenne dich selbst heißt: Wir müssen selbst denken, (uns) selbst erkennen und selbst die Verantwortung für uns selbst übernehmen! Wir dürfen Erkenntnis und Verantwortung niemals jemand anderem überlassen, sie niemals abgeben, an niemanden! Weder an den Guru, den spirituellen Meister, den Psychotherapeuten, noch an den Pfarrer oder Papst, den Imam oder Rabbi. Denn für jeden von uns gibt es nur eine einzige zuständige, eine einzige wirklich kompetente Instanz: Sich selbst!

ERKENNE DU SELBST DICH SELBST!

19. KAPITEL

Vom 15. Jahrhundert, dem Quantensprung der Menschheit über 1879 zu 1899

> *„Eine weitere Theorie macht den Schwarzen Tod [die Pest] und die daraus resultierende Änderung der Weltanschauung im 14. Jahrhundert für die Renaissance verantwortlich. Er führte dazu, dass man sich stärker auf das Irdische statt auf Spiritualität und Jenseits konzentrierte."*
>
> **Wikipedia**

Jetzt liegt schon eine weite Reise hinter uns: Von Adam und Eva ausgehend über den Urbeginn bei Saturn, sind wir jetzt bei der Erkenntnis unserer Freiheit angelangt. Wir können freie Schöpfer werden, das ist Gottes wunder-volles Geschenk an uns. Doch um diese Freiheit erringen und damit auch die Mission der jetzigen Erde erfüllen zu können, in die LIEBE (s. (2)) zu kommen, müssen wir uns mit den dunklen Kräften, den Mächten der Finsternis, auseinandersetzen. Denn ohne ihren Gegenpol, das Böse, kann es wahre Liebe nicht geben, die sich in der Feindesliebe in ihrer reinsten, höchsten Form zeigt. Doch möchte ich meinen weiteren Ausführungen noch einen kurzen Abriss über die letzten Jahrhunderte und ihre Wendepunkte aus Sicht der GEIST-WISSENSCHAFT voranstellen.

Wie bereits erwähnt, begann nach Steiner im Jahr 1413 eine für die Menschheit wesentliche neue Epoche, das Zeitalter der Bewusstseins-Seele. Dieses 5. nachatlantische Zeitalter wird 2160 Jahre, d. h. bis etwa um 3753 n. Chr. dauern. Während dieser Entwicklungsphase wird unser Kampf gegen den Materialismus zunehmend heftiger werden (müssen). Das ist die große Herausforderung an uns und unabdingbar, damit wir die in uns angelegten Liebeskräfte auch wirklich ausbilden können. Was wir im 15. Jahrhundert in der äußeren Welt als die Überwindung des Mittelalters durch die Renaissance erleben, durch die Werke Leonardo da Vincis (1452-1519), die Lehre des Nikolaus von Kues (1401-1464), den Umbruch durch Kolumbus (1451-1506), Giordano Bruno (1548-1600), durch die Reformation durch Luther (1483-1546), den Aufbruch der Naturwissenschaften mit Galilei (1564-1642), Nikolaus Kopernikus (1473-1543) und Johannes Kepler (1571-1630), hat seine geistige Entsprechung im Aufbruch der Bewusstseins-Seele. Die Entwicklung im Außen manifestiert sich als eine starke Hinwendung zum Materiellen.

Der unaufhaltsame „Aufstieg" des Materialismus begann in der Mitte des 19. Jahrhunderts, nach Steiner genauer um das Jahr 1841. Zu den Denkern jener Zeit zählten u. a. Ludwig Büchner (1824-1899), dessen Buch „Kraft und Stoff" (1855) gewissermaßen zur Bibel des Materialismus avancierte und der evangelische Theologe David Friedrich Strauß (1808-1874), der den Materialismus zur Grundlage eines neuen Evangeliums erklärte. Mit Karl Marx und Friedrich Engels folgte der dialektische Materialismus, aus dem der Kommunismus hervorging, eine im Grundgedanken wohlgemeinte Utopie sozialer Gerechtigkeit, jedoch nicht realisierbar, da ohne Berücksichtigung des Geistigen rein auf dem Boden des Materialismus angesiedelt.

Rudolf Steiner führt in einem Vortragszyklus von 1917 aus, was spirituell, sozusagen „hinter den Kulissen" geschah:

Ich habe ja öfter darauf hingedeutet, wie die Mitte des 19. Jahrhunderts, besonders die vierziger Jahre, ein bedeutungsvoller Einschnitt in der geistigen Entwicklung der europäischen und der amerikanischen Menschheit ist. Ich habe darauf hingewiesen, wie damals gewissermaßen der Höhepunkt der materialistischen

Verstandesentwicklung auf der Erde war, der Höhepunkt für die Ausbildung desjenigen, was man ein Verstandesbegreifen der äußeren toten Tatsachen nennen könnte, das nicht an das Lebendige herangehen will.

Solche Ereignisse – und wir stehen ja heute durchaus unter den äußeren Nachwirkungen dieser Ereignisse und werden noch lange unter diesen Nachwirkungen stehen –, solche Ereignisse haben ihre tiefere Grundlage in Vorgängen der geistigen Welt. Und wenn wir nach den Vorgängen der geistigen Welt forschen, welche den äußeren irdischen Ausdruck in dem eben Gesagten fanden, so müssen wir auf einen Kampf hinweisen, geradezu auf eine Art von Krieg in der geistigen Welt, der dazumal begonnen hat, und der für die geistige Welt in gewissem Sinne eine Art Abschluss gefunden hat in dem Zeitpunkte, von dem ich ja auch schon öfters gesprochen habe, der in den Herbst des Jahres 1879 fällt. Sie werden sich also über diese Dinge eine richtige Vorstellung verschaffen, wenn Sie sich einen Kampf in den geistigen Welten denken, der Jahrzehnte hindurch gedauert hat, von den vierziger Jahren bis in den Herbst des Jahres 1879.

Der Kampf, der da stattgefunden hat, kann als ein Kampf der geistigen Wesenheiten bezeichnet werden, welche zu der Gefolgschaft jenes Wesens aus der Hierarchie der Archangeloi gehören, das kann als Michael man bezeichnen, als Kampf also Michaels und seiner Gefolgschaft gegen gewisse ahrimanische Mächte... 177, 14.10.17, S. 148f.

Sie werden diese Vorstellung namentlich dann, wenn Sie von ihr eine fruchtbare Anwendung machen für das Leben in der Gegenwart wollen, gut verstärken, wenn Sie sich vor das Seelenauge führen, dass diejenigen Menschenseelen, die gerade in dem Jahrzehnt der vierziger Jahre des 19. Jahrhunderts geboren sind, die ersten Phasen dieses Kampfes zwischen der Michael-Gefolgschaft und den ahrimanischen Mächten noch in der geistigen Welt mitgemacht haben. Also diejenigen Menschen, die in den vierziger Jahren des 19.

Jahrhunderts geboren sind, haben gewissermaßen als Seelen vor ihrer Geburt den Anfang dieses Geisterkampfes mit angesehen. Wenn man das bedenkt, wird man viel Verständnis haben können für die äußeren und inneren Schicksalserlebnisse solcher Menschen, namentlich für die Seelenverfassungen solcher Menschen. Dieser Kampf hat also in den vierziger, fünfziger, sechziger, siebziger Jahren stattgefunden und hat im Herbst 1879 damit seinen Abschluss gefunden, dass Michael und seine Gefolgschaft einen Sieg davongetragen haben.

Was bedeutet das nun? Man kann, wenn man so etwas in der richtigen Art verstehen will, immer wiederum sich mit dem Bilde behelfen, das ja durch die Entwicklung der Menschheit durchgehalten worden ist: Mit dem Bilde des Kampfes Michaels mit dem Drachen. Natürlich tritt der Kampf Michaels mit dem Drachen an den verschiedensten Stellen der Entwicklung auf. Man hat es oftmals in der Entwicklung mit einem Kampf des Michael mit dem Drachen zu tun. Man kann das so charakterisieren, dass jedes Mal, wenn solch ein Kampf des Michael mit dem Drachen auftritt, dieser Kampf in ähnlicher Weise sich wie in den vierziger Jahren des vorigen Jahrhunderts abspielt, aber um andere Güter und Ungüter, Schäden, Nachteile; dass gewisse ahrimanische Scharen immer von neuem bald dies, bald jenes der Weltenentwicklung einverleiben möchten, und dass sie immer wiederum besiegt werden. So sind sie besiegt worden – aber, wie gesagt, innerhalb der geistigen Welt – im Herbst 1879. 177, 14.10.17, S. 149

Diese Erkenntnisse sind äußerst interessant, vor allem für jene, die Geschichte ganz neu erfahren wollen, denn hier wird Geschichte lebendig fassbar. Bei genauerer Betrachtung der Zeit um das Jahr 1879 werden Ihnen sehr spannende Ereignisse und Zusammenhänge begegnen, unter anderem das Aufkommen der sogenannten Eugenik, der „Rassenhygiene" nach Dr. Alfred Ploetz, die später, noch weiter pervertiert, zur Rassenlehre der Nationalsozialisten wurde, aber auch die Gründung der Theosophischen Gesellschaft durch Helena Blavatsky.

Nach Steiner soll innerhalb der erwähnten 2160 Jahre des 5. nachatlantischen Zeitalters eine Reihe von Erzengeln die Regentschaft übernehmen. Ab 1879 war dies Michaels Aufgabe und dazu gehörte auch, dass er den Drachen besiegte und auf die Erde verbannte – weshalb die Menschheit seit jener Zeit so heftig und massiv mit den Kräften des Ahriman konfrontiert ist. Folglich kann das Jahr 1879 als Schicksalsjahr gelten. Dieser „Sturz der Geister der Finsternis", wie Steiner das Ereignis nennt, bildete im Jahr 1879 den Endpunkt eines geistigen Kampfes, der nach Steiner im Jahre 1841 begonnen hatte:

„Es handelt sich darum, dass vom Jahre 1841 an ein Geisterkampf in den geistigen Regionen stattgefunden hat zwischen gewissen geistigen Wesenheiten aus den höheren Regionen und übergeordneten Wesenheiten." GA 178, S. 105

Das Jahr 1871 führte gemäß der von Steiner erfassten Gesetzmäßigkeiten als Spiegelpunkt des Jahres 1841 zum 1. Weltkrieg:

Die Dinge geschehen zyklisch, das heißt periodenweise. Und was hier auf dem physischen Plan geschieht, das ist eigentlich immer eine Art Projektion, eine Art Abschattung dessen, was in der geistigen Welt geschieht. Nur geschieht das, was in der geistigen Welt geschieht, früher. Nehmen Sie einmal an, hier diese Linie [s. Zeichnung] stellte die Schwelle dar, also die Grenzlinie, Grenzebene zwischen der geistigen Welt und der physischen Welt, so würde das, was ich jetzt eben gesagt habe, in der folgenden Weise zu charakterisieren sein: Nehmen wir an, irgend etwas, was als geistiges Ereignis zu bezeichnen ist – der Kampf Michaels mit dem Drachen –, geschieht zunächst als ein Ereignis in der geistigen Welt. Es entlädt sich zuletzt dadurch, dass der Drache vom Himmel auf die Erde geworfen wird. Dann zeigt es sich auf der Erde so, dass ein Zyklus voll wird, das heißt ungefähr an demselben Zeitpunkt nach dem Ereignis, durch das der Drache auf die Erde heruntergeworfen worden ist, zeitlich so weit entfernt, wie dieser Zeitpunkt nach dem Beginne des geistigen Ereignisses liegt.

Man möchte sagen: Die Morgenröte, der erste Anfang, der erste Anstoß
zu diesem Kampfe des Michael mit dem Drachen im 19. Jahrhundert
war 1841. Besonders lebhaft ging es dann zu im Jahre 1845. Von 1845
bis 1879 verlaufen

34 Jahre, von 1879 weitergezählt 34 Jahre, würde das Spiegelereignis
sein: Sie haben das Jahr 1913, das 1914 eben vorangegangen ist. Sie
sehen, auf dem physischen Plane ist Spiegelbild der entscheidenden
Ursachen des geistigen Kampfes dasjenige, was von 1913 beginnt.

Und nehmen Sie gar 1841 bis 1879 bis 1917! Das Entscheidungsjahr
des 19.Jahrhunderts war 1841, sein Spiegelbild ist 1917. Und niemand
braucht sich sehr über mancherlei, was geschieht, zu wundern, wenn
er ins Auge fasst, dass jene Anstrengungen, die 1841 droben in der
geistigen Welt durch die ahrimanischen Scharen begonnen haben, als
der Drache mit dem Michael seinen Kampf begann, sich gerade 1917
spiegeln. Man versteht die Ereignisse des physischen Planes wirklich
nur, wenn man weiß, wie sie sich vorbereiten in den geistigen Welten
177, 14.10.17, S. 158f.

1899 erlebte die Menschheit ein weiteres Schicksalsjahr, es
entsprang allerdings einem anderen kosmischen Zyklus. Die Weisen
des alten Indien sprachen von den „Vier Großen Weltenzeitaltern",
den Yugas. Diese, darunter das „Goldene Zeitalter", bei den Indern
Sattva Yuga, waren auch den griechischen Eingeweihten bekannt,
wobei „golden" für die neubelebte Beziehung zu Gott steht. Während
dieser Epoche vollzieht sich stets das spirituelle Erwachen des
menschlichen Bewusstseins: Die Menschen verbinden sich wieder
mit dem Göttlichen, nachdem sie sich zuvor davon getrennt hatten
und bis ins Dunkle Zeitalter, das Kali Yuga, abgerutscht waren.
Diese Ära der Dunkelheit ging nach Steiner im Jahr 1899 zu Ende. In
jener Zeit des tiefsten Materialismus nahm der spirituelle Aufstieg
der Menschheit seinen Anfang, Spiritualität entwickelte sich zu
einem zentralen Thema, was sich heute in einer Fülle spiritueller
Bewegungen und der esoterischen Welle ausdrückt.

...so wahr ist es, dass wir gegenwärtig in einer wichtigsten Zeit stehen. Was man das finstere Zeitalter nennt, das begonnen hat mit dem Jahre 3101 vor Christus, und das seinen Höhepunkt erreicht hatte, als sich der Christus verkörperte, das hat sein Ende erreicht am Ausgang des 19. Jahrhunderts. Das Kali Yuga hat sein Ende erreicht im Jahre 1899, und wir gehen einer Zeit entgegen, in welcher sich auf natürliche Weise unter den Menschen neue Kräfte und Fähigkeiten entwickeln, die sich noch in der ersten Hälfte unseres jetzigen Jahrhunderts klar und deutlich zeigen werden. Diese neuen Kräfte und Fähigkeiten wird man verstehen müssen. Insbesondere diejenige Menschheit, welche die Aufgabe der Geisteswissenschaft begriffen hat, wird verstehen müssen, dass ein solches Erheben zum Geistigen wieder möglich ist. Denn in den wichtigen Zeiten, die auf das Jahr 1930 folgen werden, werden einzelne Menschen wie aus ihrer Natur heraus fähig werden, höhere Kräfte zu entwickeln, wodurch sichtbar werden wird, was wir den Ätherleib nennen. Ätherisch hellseherische Kräfte werden sich entwickeln bei einer Anzahl von Menschen. 116, 08.02.10, S. 93

Auch in der Zeit um 1900 lässt sich eine Art „großer Aufbruch" der Menschheit ausmachen, an Personen wie Sigmund Freud, Albert Einstein, Rudolf Steiner und vielen anderen: Das neue spirituelle Zeitalter ist angebrochen. Das bedeutet, wir dürfen und können jetzt enorme spirituelle Kräfte entfalten. Doch zur „Ent-Faltung" gehört eben auch die Auseinandersetzung mit jenen dunklen, vom Erzengel Michael auf die Erde verbannten Kräften. Natürlich hätten wir es hier auf diesem Planeten ohne die ahrimanischen Heerscharen weit schöner und weit weniger strapaziös. Doch brauchen wir sie, um in die universelle Menschenliebe zu finden: Die dunklen Wesenheiten dienen uns, indem sie uns dazu treiben, um LIEBE und FREIHEIT zu ringen. Außerdem haben wir alle Michael und Christus zur Seite, die uns unterstützen, uns helfen, die Kämpfe siegreich zu bestehen und dadurch unsere Freiheit zu erlangen. Doch zwingen sie uns zu nichts: Sie stehen für unsere Freiheit, unsere freie Willensentscheidung, wie auch alle „echten" Eingeweihten und spirituellen Lehrer der Neuzeit: Rudolf Steiner, Ivanhof, Deunov, Daskalos und andere.

Mit diesem kurzen Überblick über weitere kosmische Geschehnisse hier auf der Erde nähert sich unsere gemeinsame, ebenso spannende und abwechslungsreiche wie anstrengende Reise ihrem Ende. Es verbleiben noch ein interessanter Rückblick auf die Vergangenheit und eine Art Ausblick auf die Zukunft bezüglich unserer dunklen Begleiter sowie des Erzengels Michael.

20. Kapitel

Ahriman kommt – hält er uns fern von einem Paradies auf Erden?

> *„Sehen Sie, da muss man eine sehr wichtige, geheimnisvolle Tatsache der heutigen Menschheit eigentlich schon zum Bewusstsein bringen."*
> **Rudolf Steiner** | 01.11.19, (35) S. 15

Dieses Zitat Steiners ist sozusagen O-Ton, es entstammt einem kleinen Büchlein (35), während im Gesamtwerk (GA 191) derselbe Inhalt in abgeschwächter Formulierung erscheint. Von welcher geheimnisvollen Tatsache ist hier die Rede?

Gemäß einer Grundthese der GEIST-WISSENSCHAFT haben wir es alle im Leben mit drei großen Kräften zu tun: den luziferischen, den ahrimanischen und (dazwischen, in der Mitte) den christlichen. Unser Auftrag lautet nun, durch die Kraft Christi und Michaels die anderen beiden Kräfte auszubalancieren, sie im Gleichgewicht zu halten. Und genau dadurch werden wir Menschen, werden wir zu Individuen. Die anderen beiden Kräfte und ihre Wesenheiten gehören auch zu unserem Leben, sie zu bekämpfen erzeugt nur Verstrickungen und bringt uns nicht weiter. Unsere Aufgabe liegt vielmehr darin, sie zu nutzen – zum Wohl unserer Seelen! Das ist eine zentrale Botschaft der GEIST-WISSENSCHAFT.

Auch brauchen wir keine Angst vor irgendwelchen luziferischen oder ahrimanischen Wesen zu haben! Sämtliche menschlichen Ängste haben ihren Ursprung in der Kraft Ahrimans, doch macht uns das Wissen um all jene Wesen frei und beseitigt die Angst. Denken Sie an das Rumpelstilzchen: „Name bekannt, Gefahr gebannt".

Der GEIST-WISSENSCHAFT zufolge hat Luzifer sich etwa um 3000 v. Chr. ein einziges Mal in einem Menschenkörper inkarniert. Der als einer der Begründer chinesischer Weisheit berühmte Laotse wird im Chinesischen auch als Lao-Tsi oder Lau-Tsi angesprochen, nach heutigem Wissensstand lebte er etwa 400-500 v. Chr. Historisch wirklich fassbar ist er jedoch nicht. So mag sein Name vielleicht auch als eine Art „Gesamtbezeichnung" für andere (möglicherweise ältere) Persönlichkeiten stehen, denn bekanntlich wurden in den asiatischen Kulturen uralte Erkenntnisse (z. B. der VEDA in Indien) oft erst Jahrtausende später schriftlich festgehalten. Auch die asiatische Namensgebung hat gewisse Traditionen: So wurden bislang die alten ayurvedischen Schriften des Caraka einem einzelnen Arzt mit Namen Caraka zugeschrieben. Heute jedoch interpretiert die Wissenschaft Caraka eher als den Titel bzw. die Berufsbezeichnung „Wanderarzt", was darauf hindeutet, dass ein überliefertes Wissen zur damaligen Zeit erstmals aufgezeichnet worden ist, jedoch keineswegs von einem einzelnen Arzt.

Der Name Lâozǐ kann einen lautlich durchaus an Luzifer denken lassen. Die Erforschung möglicher Zusammenhänge könnte ein interessantes Studienobjekt abgeben... Interessanterweise hat der Daoismus, Chinas älteste Weisheitslehre, eben im 3. Jahrtausend vor Christus seinen Ursprung! Das könnte meines Erachtens als Indiz dafür dienen, dass Luzifer wirklich der Weisheitsgeber der damaligen chinesischen Kultur gewesen ist, was sich vielleicht in dem legendären späteren Namen Laotse widerspiegelt. Beide Namen – Luzifer und Laotse – sind natürlich weit jüngeren Ursprungs, sie bezeichnen jedoch beide eine Wesenheit, die der Menschheit große Weisheit überbracht hat.. Auch hier lässt sich für mich durchaus ein Zusammenhang zwischen den seherischen Erkenntnissen Steiners und den historischen Daten der chinesischen Kulturgeschichte erkennen.

Ebenfalls nach Aussage der GEIST-WISSENSCHAFT hat jenes andere kosmische Wesen, das wir CHRISTUS („der Gesalbte", von griech. chrizein, „salben") nennen, dessen wahrer Name jedoch ICH BIN lautet, vor 2000 Jahren Menschengestalt angenommen. Jetzt steht uns – laut Erkenntnis der GEIST-WISSENSCHAFT – die Inkarnation des Ahriman bevor. Wir müssen unbedingt damit rechnen und uns überlegen, wie wir damit umgehen wollen und werden. Wir können das Ereignis für uns nutzen oder dadurch in eine große Katastrophe schlittern. Das ist die Konsequenz unserer Freiheit heute. Da es zum wichtigsten für unsere heutige Zeit und unser aller Leben werden könnte, muss ich Sie mit diesem Thema konfrontieren.

Seit der Mitte des 15. Jahrhunderts, seit der in der Menschheitsentwicklung der Antrieb vorzugsweise zur Individualitäts-, zur Persönlichkeitsentwicklung entstanden ist, liegen in dieser Entwicklung auch die Kräfte, die wiederum eine neue Inkarnation eines übersinnlichen Wesens vorbereiten.

Und ebenso, wie es eine fleischliche Inkarnation Luzifers gegeben hat, wie es eine fleischliche Inkarnation des Christus gegeben hat, so wird es, ehe auch nur ein Teil des dritten Jahrtausends der nachchristlichen Zeit abgelaufen sein wird, im Westen eine wirkliche Inkarnation Ahrimans geben: Ahriman im Fleische. Dieser Inkarnation Ahrimans im Fleische kann die Erdenmenschheit nicht etwa entgehen. Die wird kommen. Es handelt sich darum, dass die Erdenmenschheit ihre richtige Stellung zu dieser Erdeninkarnation finden muss. (35), S. 10f.

Eine Aufgabe der Menschen für die nächste Zivilisationsentwicklung wird es sein, so voll bewusst der Ahrimaninkarnation entgegenzuleben, dass diese der Menschheit gerade dient in Bezug auf die Förderung einer höheren geistigen, einer spirituellen Entwicklung dadurch, dass man gerade an Ahriman gewahr wird, was der Mensch durch das bloße physische Leben erlangen oder, sagen wir, nicht erlangen kann. 193, 04.11.19, S. 187

Was Steiner hier schildert, hatte ich bereits angesprochen: Wir müssen Bescheid wissen, uns wappnen, um das Ereignis der Ankunft Ahrimans für uns zu nutzen und dürfen uns keinesfalls „blind" davon überraschen lassen.

Es hilft nichts, über diese Dinge sich Illusionen hinzugeben. Ahriman wird in Menschengestalt erscheinen. Es wird sich nur darum handeln, wie er die Menschen vorbereitet findet: ob seine Vorbereitungen dazu helfen, dass er die ganze Menschheit, die sich heute die zivilisierte nennt, zu seinen Anhängern hat, oder ob er die Menschheit so findet, dass sie ihm Widerstand leisten kann. Es hilft heute nichts, sich über diese Dinge Illusionen hinzugeben. Die Menschen fliehen heute gewissermaßen die Wahrheit, die man in ganz ungeschminkter Gestalt doch nicht geben kann, weil sie sie verlachen. verspotten, verhöhnen würden.

Aber das, dass man die Dinge nicht haben will, das ist gerade eines der Mittel, deren sich die ahrimanischen Mächte bedienen können, damit Ahriman dann, wenn er erscheint, eine möglichst große Anhängerschaft auf der Erde haben werde.

Gerade das Sich-Hinwegsetzen über die wichtigsten Wahrheiten, das wird Ahriman die beste Brücke für das Gedeihliche seiner Inkarnation bauen. Denn sehen Sie, es hilft nichts anderes, die richtige Stellung zu finden gegenüber dem, was da in der Menschheitsentwicklung sich durch Ahriman abspielen wird, als unbefangen die Kräfte kennen zu lernen, durch die das Ahrimanische wirkt, und auch die Kräfte kennen zu lernen, durch welche die Menschheit sich wappnen kann, um nicht versucht und verführt zu werden durch die ahrimanischen Mächte. Das eine Mittel, das Ahriman hat, sein Inkarnation möglichst wirksam zu machen ist: die Menschen bei dem wissenschaftlichen Aberglauben zu halten.

Das andere Mittel, das er hat, ist: alles das zu schüren, was die Menschen heute in Gruppen, in kleine Gruppen zerteilt, die sich gegenseitig befehden. 193, 27.10.19, S. 167

Selbst bei nur oberflächlichem Blick auf unsere politische Landschaft wird sehr schnell offenbar, wie die dargestellten Methoden funktioniert haben und leider noch bestens funktionieren. In unseren Parlamenten sind Kleinkriege und Grabenkämpfe innerhalb und zwischen den einzelnen Parteien an der Tagesordnung – doch ihren (Wähler-)Auftrag, zum Wohle des Volkes zu handeln, erfüllen die Politiker nur noch in seltenen Fällen. Natürlich ist auch jeder Parlamentarier nur ein „Rädchen im großen Getriebe", doch solange nicht genügend Menschen aufwachen, sich die hier geschilderten Abläufe klarmachen, das böse „Spiel" durchschauen und ihre Konsequenzen daraus ziehen, solange kann und wird sich hier nichts Wesentliches ändern.

Darauf kommt es heute an, dass wir erkennen: beweisbar ist alles, und dass wir deshalb auf solche Beweise, wie sie heute in der Wissenschaft geschmiedet werden, hinsehen. Nur innerhalb der Naturwissenschaft, des strengen Naturwissens selbst, da zeigt sich an den Tatsachen die Wirklichkeit. Auf keinem anderen Felde darf man dasjenige gelten lassen, was sich intellektuell beweisen lässt.

Daher benützt Ahriman in unserer Zeit, um die Menschen durcheinander zu bringen, auch alles dasjenige, was aus den alten Vererbungsverhältnissen stammt, alles, was von alten Familien-, Rassen-, Stammes-, Volksunterschieden kommt.

Und wenn der Mensch nicht durchschaut, dass er der durch den ökonomischen Menschen und der durch den Bankier hervorgerufenen ökonomischen Ordnung den Rechtsstaat und den Geistesorganismus entgegensetzen muss, dann wird Ahriman wiederum in diesem Nichtdurchschauen ein wesentliches Mittel finden, um seine Inkarnation, das heißt den Triumph seiner Inkarnation, die gewiss kommt, in der entsprechenden Weise vorzubereiten. 193, 27.10.19, S. 175

Heute glauben wir nur noch Dinge, die „wissenschaftlich" bewiesen oder beweisbar sind. Doch wie ich in meinem Buch ausgeführt habe, ist

Wissenschaft aus heutiger Sicht gleich Naturwissenschaft! Weshalb? Steiner gibt Antwort darauf: Ahriman hat ganze Arbeit geleistet...

Ganze Irrtümer werden bald durchschaut. Halbe und Viertelwahrheiten aber verführen die Menschen, so dass sie mit ihnen leben und sich diese halben und Viertelwahrheiten ins Leben hineinfinden und im Leben die furchtbarsten Verheerungen anrichten.

So wie es eine einseitige Art ist, die Welt kennen zu lernen durch eine galileisch-kopernikanische Wissenschaft, überhaupt durch die heutige Universitätswissenschaft materialistischer Art, so ist es auf der anderen Seite eine Einseitigkeit, die Welt bloß durch das Evangelium kennen zu lernen und jedes andere Eindringen in die wahre Wirklichkeit als durch das Evangelium abzulehnen. 193, 27.10.19, S. 175

An diesen Ausführungen, wie auch allein schon durch genaueres Hinsehen und Hinhören, wird deutlich: In unserer Welt, in unserem Leben, nehmen die Teil-Wahrheiten überhand! Der Blick in die Grauzone von Esoterik und Grenzwissenschaften offenbart die schier unermessliche Fülle des Nicht-Ganz-Wahren, aber auch Nicht-Ganz-Gelogenen oder Nicht-Ganz-Erfundenen. Als könnte Wahrheit teilbar sein... „Ein bisschen wahr" ist genauso wie „ein bisschen tot" oder „ein bisschen schwanger"!

Vielen von uns geht es längst nicht mehr um Wahrheit, Wahrhaftigkeit oder Authentizität, sie scheinen einer großen Zahl anderer „normaler menschlicher" Züge und Ziele wie Eitelkeit, Ruhm, Geld, Macht, Sozialprestige usw. den Vorzug zu geben. Zahllose Menschen haben sicher einfach nur Angst vor der Wahrheit, befürchten, diese selbst könnte sie verletzen bzw. ihre Schwächen vor der Außenwelt bloßlegen. Das ist auch sehr leicht nachvollziehbar, schließlich sind wir alle mehr oder weniger stark von unserem Umfeld und den dort gültigen Wertvorstellungen geprägt, vielleicht gar davon abhängig – auszubrechen ist schwierig, denn eine der schlimmsten Ängste ist sicher die vor dem Alleinsein, vor der Isolation. Doch überlegen wir einmal, ob etwas des eben Gesagten eventuell auch auf uns und unsere eigene Lebenssituation zutreffen könnte, und welchen Preis wir in unserem Inneren vielleicht für die Aufrechterhaltung einer „glatten Fassade" bezahlen.

Gemeinsam können wir – in gewissem Rahmen – uns ein „Paradies auf Erden" erschaffen, wenn wir uns auf die Grundwerte der menschlichen Existenz besinnen und Ahrimans Kraft für unser Leben sinnvoll nutzen, indem wir selbst den Weg der Offenheit, Klarheit, Wahrheit und LIEBE einschlagen und uns um keinen Preis(!) davon abbringen lassen.

21. KAPITEL

Die Konsequenzen für das 21. Jahrhundert und damit für uns selbst

> *Alle äußere Wissenschaft wird abdorren, alle äußere Kultur wird hineinführen in den Niedergang. Der Tod des Abendlandes wird erfolgen, wenn die Menschen sich nicht entschließen, sich eine solche Menschenerkenntnis anzueignen, die aus der Beobachtung der äußeren Lebensverhältnisse den Menschen wiederum so an den Kosmos anknüpft, dass der Mensch, indem er hier die Ideenwelt erlebt, sich des Ewigen bewusst wird.*
> **Rudolf Steiner** | 198, 10.07.20, S. 221

In Verbindung mit den furchtbaren Ereignissen des Irak-Krieges und anderen Gräueln wird gegen die Machthaber von heute nicht selten der Vorwurf laut, sie verhielten sich wie einst Julius Cäsar und seine Nachfolger, die römischen Cäsaren. Als Prototyp eines Herrschers im „Cäsarenwahn" gilt Kaiser Nero, der im Jahr 64 seine Hauptstadt Rom (angeblich!) eigenhändig in Brand setzte, diese Schandtat der jungen Christengemeinde anlastete und damit einen guten Grund für deren Verfolgung zu besitzen glaubte. Kommt Ihnen das Muster irgendwie bekannt vor? Was steht hinter diesem Bild?

Es könnte bedeuten, die Seelen der Regierenden von heute sind noch der antiken Auffassung von der absoluten Macht verhaftet, sie sind sozusagen in ihrer inneren Entwicklung im vorchristlichen „Gottkaisertum" steckengeblieben. Die christliche Entwicklung haben sie verpasst, gewissermaßen „verschlafen". Vergessen Sie bitte bei meinen Worten eines nicht: Ich spreche hier als GEIST-WISSENSCHAFTLER, nicht als Moralist oder gar Moralapostel. Ich will diese Personen nicht verurteilen, vielmehr lediglich bestimmte Phänomene aus Sicht der GEIST-WISSENSCHAFT beleuchten.

Denn vor Gott sind alle Geschöpfe gleichberechtigt und alle Seine Kinder! Das aus tiefster Seele anzuerkennen, ist die Quintessenz der christlichen (Nächsten-)Liebe. Und kein „Kind" darf sich zum Richter seines Bruders oder seiner Schwester erheben.

Wenn es in den Texten der GEIST-WISSENSCHAFT heißt, gewisse Personen seien „zurückgeblieben", sie hätten „eine Entwicklung verschlafen", dann will ich mich oder Steiner sich keinesfalls über diese Menschen erheben, sondern Erkenntnisse aus ihrem Verhalten und Leben gewinnen, um Problemlösungen finden zu können. Wir alle sind unterwegs zu einem höheren Mensch-Sein, doch da wir alle Individuen und damit unterschiedliche Wesen sind, gestaltet sich auch der Weg bei jedem von uns anders. Deshalb hat niemand das Recht, einen anderen Menschen – wie auch sich selbst! – bezüglich seiner Entwicklung über die Achsel anzusehen oder gar zu verurteilen. Wichtig ist dabei nur, seinen Mitmenschen (und sich selbst!) das zuzugestehen. Wir alle sollen uns weiterentwickeln und dadurch eine höhere (Bewusstseins-)Ebene erreichen. Der christliche Weg verlangt, sich gegenseitig dabei zu helfen, zur eigenen inneren Göttlichkeit vorzudringen.

Und das lässt sich nur auf der Basis von ERKENNTNIS bewerkstelligen. Folglich braucht der Mensch Erkenntnisse, sachliche, neutrale und wissenschaftliche Erkenntnisse – wobei ihm die GEIST-WISSENSCHAFT zu Hilfe kommt, denn das ist ihre Aufgabe, ihr Daseinszweck. Dank der GEIST-WISSENSCHAFT zeigen sich plötzlich Zusammenhänge, die vorher nicht offenbar waren, und das führt uns auf dem geistigen Weg jedes Mal ein Stückchen weiter. Was verbirgt sich denn möglicherweise hinter den Verhaltensweisen von Staatslenkern und anderen Politikern der Moderne? Sind ihre Zielsetzungen und Motive vielleicht von verborgenen Kräften beeinflusst oder gar bestimmt? Rudolf Steiner hat auch zur Geschichte des 1. Weltkriegs ausführlich Stellung bezogen und sich vor allem mit jenen Ereignissen und Ursachen befasst, die (langfristig) zu dieser Katastrophe geführt haben (z. B. Ga 170-174).

Nun, man braucht nur Einzelnes herauszugreifen, zum Beispiel die zwei dicken Bände von Tirpitz und von Ludendorff. Es ist höchst interessant für einen Menschen, der mit dem Geiste seiner Zeit denkt, die Art und Weise zu verfolgen, in der solche Menschen wie Tirpitz und Ludendorff schreiben. Inhaltlich sind sie sehr voneinander verschieden, denn sie konnten einander nicht leiden, sie hatten ganz verschiedene Ansichten. 194, 29.11.19, S. 97

Alfred v. Tirpitz (1849-1930), Großadmiral, Staatssekretär des Reichsmarineamts, Begründer der deutschen Hochseeflotte, brachte 1919 seine „Erinnerungen" in Buchform heraus. Erich Ludendorff (1865-1937) im ersten Weltkrieg Generalstabschef (mit „voller Mitverantwortung für alle Entscheidungen") Paul v. Hindenburgs, 1916 1. Generalquartiermeister, 1918 wegen seines unbedingten Willens zur Fortsetzung des Krieges entlassen, verfasste im schwedischen „Exil" „Meine Kriegserinnerungen 1914-1918": Dazu Rudolf Steiner:

Aber von den Ansichten wollen wir hier nicht reden, sondern von der Geisteskonfiguration wollen wir reden. Die Bücher sind ja im heutigen Deutsch geschrieben, wenigstens annähernd im heutigen Deutsch geschrieben, aber die Gedankenformen, die sind tatsächlich – man muss Verständnis haben für so etwas, sonst bemerkt man es nicht, sonst versetzt man ein solches Buch, weil die Jahreszahl 1919 drauf steht, in die Gegenwart – in den Vorstellungsarten so geschrieben, dass man sich fragt: Ja, was ist denn das eigentlich für eine Formung des Denkens? 194, 29.11.19, S. 97

Hier begegnet uns etwas wirklich Spannendes: die Unterscheidung zwischen dem Inhalt des Denkens und seiner Form! Als Eltern, Verwandte, Lehrer usw. haben wir die wichtige Aufgabe, Kindern und Heranwachsenden zu vermitteln, wie das mit dem richtigen Denken funktioniert – was sie dazu brauchen, und wie sie das Ganze am besten anstellen sollen. Mit dieser Vorbereitung werden sie später von selbst das inhaltlich Richtige in sich aufnehmen, also das, was sie denken. Klares, logisches Denken – und dafür gibt es Gesetzmäßigkeiten – ist eine unabdingbare Voraussetzung, um die wirkliche Wahrheit herauszufinden. Allerdings macht das logische Denken nur einen Teil einer guten Denkschulung aus. Darüber hinaus das freie, sprich „leibfreie", d. h. goetheanische Denken und diesem folgend das imaginative Denken im Sinne Rudolf Steiners zu lehren, wäre ein weiterer sinnvoller Bildungsauftrag unserer Gesellschaft.

Ich habe mir diese Frage ganz ernsthaftig vorgelegt, gerade die beiden genannten Bücher daraufhin untersucht, denn es ist eine vollständige Unwahrheit, reale Unwahrheit, dass diese Bücher deutsch geschrieben sind. Äußerlich sind sie deutsch geschrieben, aber eigentlich ist es nur eine Übersetzung, denn die Gedankenformen sind diejenigen der Cäsarenzeit. Ganz genau dieselbe Art des Denkens, wie sie bei Cäsar vorhanden war, ist bei diesen Leuten vorhanden. 194, 29.11.19, S. 97

Nach den Erkenntnissen der GEIST-WISSENSCHAFT ist die EVOLUTION keineswegs auf die Materie beschränkt, sie umfasst vielmehr auch Geist und Seele. In jedem Jahrhundert kann man eine Weiterentwicklung der Menschheit beobachten, wobei sich die gesamte Seelenstimmung und die geistigen Fähigkeiten ebenfalls verändern. Man kann dies als Metamorphose, als Wandlung zum geistigen Menschen bezeichnen, im Gegensatz zur Metamorphose im Sinne der evolutionären Umwandlung des Körpers. In einigen Jahrtausenden wird sich allerdings auch der menschliche Körper stark verändert haben. Die Beschaffenheit unserer Seele unterscheidet sich bereits heute stark von der vor 2000 Jahren. Jede Menschen-Seele durchläuft die verschiedenen Entwicklungsphasen, aber „jede zu ihrer Zeit" und auf die ihr gemäße Art.

Gerade dann, wenn man sich für die Metamorphose der Menschheit...
ein Verständnis erworben hat, merkt man das, wie zurückgeblieben
solche Seelen sind, denn die haben eigentlich die Metamorphose nicht
mitgemacht. Die Tirpitz-Memoiren und die Ludendorff-Memoiren,
die handeln nur zufällig von heutigen Ereignissen; die könnten ebenso
gut die Kriegszüge des Cäsar behandeln. Das ist exakt zu beweisen für
den, der die Methode hat, so etwas zu beweisen. Das heißt aber mit
anderen Worten: An diesen Menschen ist das Christentum überhaupt
vorbeigegangen, die haben nichts Christliches in sich. 194, 29.11.19,
S. 97f.

Weshalb ist die Besinnung auf das Christentum heute so wichtig
oder wichtiger denn je? Bei der Betrachtung der politischen Weltlage
drängen sich doch – wohl nicht nur mir – bestimmte Fragen
auf: Welche Kräfte wirken im politischen Raum? Wie hängen sie
zusammen und von wem gehen sie aus? Von Personen, deren Denken
und Zielsetzungen noch in alten Zeiten festhängen? Besonders
klar lässt sich diese Problematik am Nah-Ost-Konflikt wie auch am
Antisemitismus oder den von Fundamentalismus bzw. Fanatismus
gekennzeichneten Religions- und Glaubensrichtungen festmachen.
Mit den GEIST-WISSENSCHAFTLICHEN Grundeinsichten als
„Rüstzeug" lernt man den Gesamtkontext erkennen und kann sich so
eine umfassende Meinung bilden.

Worte gewiss – sie haben ja vielleicht in ihrer Jugend auch gebetet in
christlichen Kirchen, vielleicht, ich weiß nicht, von Tirpitz glaube ich es
nicht, von Ludendorff auch nicht recht, aber das würde ja auch nichts
weiter besagen –, aber den wirklichen Christus-Impuls, den haben sie
nicht in ihrem Herzen, in ihrer Seele. Sie sind stehen geblieben auf
einer früheren Entwicklungsstufe der Menschheit. An solche Art von
Vorstellungskonfiguration können die Geister heran, von denen ich
gesprochen habe; derer können sie sich bemächtigen, die ziehen sie zu
sich heran. Dadurch wollen sie ihre Herrschaft begründen. Dadurch
aber kommt ein fremdes Element, ein Element aus einer geistigen
Welt, die sich jetzt geltend macht, in die Entschlüsse dieser Menschen

herein. Bei Ludendorff ist es ja direkt historisch nachweisbar, obwohl man heute noch keine Historio-Psychopathologie betreibt – man wird sie in nicht gar zu ferner Zeit betreiben –, bei Ludendorff ist es direkt nachweisbar.

Es war am 6. August, Einnahme von Lüttich. In einer der Straßen staut sich der ganze Heereskörper, Ludendorff mitten darinnen, damals als Oberst noch. Auf ihn fiel alle Entschlusskraft. Nur durch seinen raschen Entschluss ist das zustande gekommen, was in Lüttich zustande gekommen ist. Dabei aber ging das Normale seines Bewusstseins verloren. Das brachte zu jener Verfassung, die noch die Cäsar-Verfassung des Seelenlebens ist, die Umdunklung des Bewusstseins hinzu, die Tor ist für die ahrimanische Welt.

Die Zeit stellt uns heute diese Probleme. Wir dürfen als Menschen nicht mehr vorübergehen an diesen Dingen. Bequem sind sie nicht. Denn bequem ist es geworden, über die Menschen anders zu denken, das heißt, gar nicht über die Menschen zu denken, ihnen überhaupt nicht nahe zu treten. Und ungefährlich ist es auch nicht in der Gegenwart, wo die Menschheit in vielen ihrer Individuen gar nicht den Wahrheitssinn liebt, über diese Dinge in voller Wahrheit zu reden. 194, 29.11.19, S. 98

Steiner erkannte also in Ludendorffs Memoiren anhand dessen eigener Schilderung der Einnahme Lüttichs das „Unnormale" am Vorgehen des damaligen Obersten und künftigen Generalquartiermeisters(!), der weit – und riskant – über seinen eigentlichen Auftrag hinaus handelte, so auch als er die Zitadelle von Lüttich in eigener Entscheidung „im Handstreich" einnahm. Seine Handlungsweise resultierte laut Steiner aus der beschriebenen Bewusstseinstrübung. Er will dies als ein Beispiel verstanden wissen – es steht für die Übernahme gewisser Bewusstseinsanteile in uns durch ahrimanische Kräfte. Müssen wir uns davor ängstigen? Ist dieser Gedanke so grauenvoll und furchterregend, dass wir uns gegenüber derartigen Darstellungen doch besser ablehnend verhalten? Sollten wir lieber sagen: „So ein Unsinn, davon will ich nichts hören!?" Wie wir alle wissen, ist der menschliche Organismus überall von Bakterien besiedelt. Unsere Schleimhäute sind voll winziger Lebewesen, die nicht zuletzt unserem Schutz dienen. Es ist ein Irrtum zu glauben, unser Körper diente ausschließlich als Gefäß für unser eigenes Leben. Weshalb sollte sich das mit dem Seelen- oder Geistkörper anders verhalten? Hand aufs Herz, worin läge der Unterschied?

Viele Menschen ekelt es vor Bakterien. Das ist nachvollziehbar, aber unüberlegt. Denn längst nicht alle Bakterien sind gesundheitsschädlich oder krankheitsverursachend, im Gegenteil: Ohne Bakterien auf der Haut und im Darm beispielsweise könnten wir Menschen überhaupt nicht existieren. Doch müssen wir natürlich lernen, durch entsprechende Hygiene diese kleinen „Freunde" oder „Feinde" in Schach zu halten. Wer die medizinische Theorie und Praxis Dr. Enderleins, des Erfinders der Dunkelfeld-Mikroskopie kennt, weiß: Im menschlichen Körper schlummert jede Menge selbsterzeugter möglicher Parasiten, und es hängt von der Lebensweise des Einzelnen ab, ob diese Parasiten ihm schaden werden oder nicht.

Das sind die nüchternen Fakten, auch wenn sie uns vielleicht nicht zusagen. Ähnlich ist es mit unseren geistigen und seelischen Körpern Auch diese tragen „fremde" Anteile in sich, die uns dienen (sollen), sich aber gegen uns wenden, wenn wir die Herrschaft darüber verlieren, weil wir keine ausreichende seelische und geistige Hygiene betreiben. So eine „Gesundheitsfürsorge" bei Gefühlen und Gedanken ist für die Seele lebensnotwendig. Eine von der Kraft der Liebe geleitete Seelen-Hygiene sichert uns die Herrschaft über unsere „dunklen" Wesensanteile.

Diese dunklen Anteile stehen für jene ahrimanischen Wesenheiten, mit denen wir es heute mehr den je zu tun haben. Sehen, lesen und hören Sie die Berichte von den Völkermorden auf dem afrikanischen Kontinent, von den Geschehnissen im ehemaligen Jugoslawien, vor Jahren im Kosovo. Auf andere Weise – aber nicht weniger – aufwühlend und erschreckend sind die Dokumentationen über Kindesvernachlässigungen, Kinder(zwangs)arbeit, Kindesmisshandlungen, Kinderprostitution, Gewaltverbrechen Jugendlicher und Erwachsener, an denen die Psychiater verzweifeln, weil sie nicht mehr wissen, mit was für Menschenwesen, Sozio- und Psychopathen, sie konfrontiert sind. Die GEIST-WISSENSCHAFT weiß, womit wir es da zu tun haben. In diesen Menschenseelen ist Raum ungenutzt und offen geblieben und nun von ahrimanischen Wesen besetzt. Wie oft sagen Verbrecher später aus, eine „innere Stimme" hätte auf sie eingeredet, sie angetrieben und sie hätten „nicht mehr gewusst, was sie taten oder warum". Bisher kann uns kein Psychologe und/oder Psychiater eine befriedigende Erklärung für dieses Phänomen der „bösen inneren Stimme" liefern. Es ist immer nur von Halluzinationen, Schizophrenie und ähnlichem die Rede. Die GEIST-WISSENSCHAFT hingegen gibt uns mit den „ahrimanischen Wesen" eine Erklärung. Wenden wir uns diesem Wissen jedoch weiterhin nicht zu, wie sollen wir dann jemals Herr der geschilderten Probleme werden?

Was können und müssen wir tun, um den Sumpf von Grausamkeit und Verbrechen trockenzulegen? Um zunächst einmal die Kinder dieser Welt ausreichend zu schützen, ihnen eine möglichst sichere Kindheit zu gewährleisten?! Wir haben momentan nur die Chance, über unser Bildungswesen wieder Werte zu setzen und zu fördern. Gewalt ist nichts Normales! Viele Kinder und Jugendliche müssen genau das aber erst lernen und erfahren. Gewalt in Filmen und Videospielen kennen viel zu viele von ihnen zur Genüge. Sie gehen solange damit um, bis sie die echte Realität von der virtuellen nicht mehr unterscheiden können. Und so ist es oftmals nur ein kurzer Weg von der „unechten" Gewalt im Videospiel zu der echten auf dem Pausenhof. Die jungen Menschen beherrschen das Internet, sie handhaben meist mühelos die kompliziertesten Abläufe am Computer – doch zu einer offenen Kommunikation sind sie nicht (mehr) in der Lage, weil sie weder mit Worten noch gar mit ihren Gefühlen umgehen können.

Traurigerweise ist das die äußere Situation, und dahinter verbirgt sich unser alter Gegenspieler Ahriman mit seinen geistigen Kräften und Wesenheiten. Sie sind zurzeit unsere wirkliche Herausforderung. Unsere Gesellschaft sucht logischerweise derartige Enthüllungen mit allen möglichen Mitteln zu verhindern, eben weil sie vom ahrimanischen Denken beherrscht ist. Darin liegt ja gerade seine Macht! Jenes Wissen, das – auch in Esoteriker-Kreisen – endlich an die Stelle von „Verschwörungstheorien" und „Dolchstoßlegenden" treten müsste, wird immer noch unterdrückt. Was endlich einmal bei seinem Namen („Rumpelstilzchen") genannt werden müsste, bleibt oft ungesagt und die Wenigen, die sich partout nicht mundtot machen lassen wollen, gelten als „unbequem" und Schlimmeres. Vor allem darin offenbart sich die wirkliche Macht Ahrimans – seine Tarnungen sind brillant bis genial und nahezu perfekt. Angesichts der Weltlage und mit der Erkenntnis der im Hintergrund wirksamen Mächte mag sich mancher die Frage stellen, was wir denn überhaupt unternehmen könnten, um der LIEBE in der Menschheit mehr Raum zu verschaffen. Dazu möchte ich einen Text Rudolf Steiners anführen, der von Frau Marie Steiner überliefert und erstmals 1978 veröffentlicht wurde:

„Dr. Steiner sagte einmal nach einem Vortrag, in welchem er über die Kriegsursachen gesprochen hatte, zu einer kleinen Gruppe von Menschen, welche ihn umstanden und noch Fragen stellten, Folgendes: «Ich werde so oft gefragt, was kann man tun? Gegen eine Übermacht kann man nicht ankommen. Man kann nur eines tun – die Wahrheit mitdenken, und zu diesem Zwecke habe ich Ihnen diese Vortrage gehalten.» – Er wendete sich hierauf zu einem Herrn, welcher rechts neben ihm stand und von dem er wusste, dass er sehr deutschfeindlich war, mit folgenden Worten:

«Wenn Sie z.B. auf Grund des heutigen Vortrags Ihre Meinung ändern und meinetwillen nach 14 Tagen in Ihre frühere Meinung zurückfallen, so haben diese 14 Tage, wo Sie die Wahrheit mitgedacht haben, für die geistige Welt schon eine große Bedeutung.»

Eine ältere Dame, welche weiter hinten stand, rief ein wenig impertinent: «Wieso das?» – Dr. Steiner wiederholte sehr ernst «Wieso das?» Weil Gedanken dynamische Kräfte sind, und – in der geistigen Welt wird nicht gezählt." Der Europäer, Nov.2007

Wir besitzen außer unserer Liebesfähigkeit noch eine andere gewaltige Waffe gegen Ahriman und seine Heerscharen: Die Kraft, die Wahrheit mitzudenken – und deren Macht verändert die Welt.

22. KAPITEL

Ist Rudolf Steiner gefährlich? – Zur Debatte um Person und Werk

„Die Lehre von Atlantis
Trotzdem findet das Steinersche Geschwurbel nach wie vor
Eingang in die Waldorfklassen... In seinem umfangreichen
Gesamtwerk fabuliert Steiner von Geistwesen, Äther- und Astral-
und physischen 'Leibern', 'atlantischen Kulturepochen' und vor
allem von der 'Akasha-Chronik'."
Per Hinrichs | in DER SPIEGEL 36/2007

Rudolf Steiner hat mit seinen Erkenntnissen und den dazugehörigen Ausführungen schon zu Lebzeiten die Menschen stark polarisiert, die Gemüter erhitzt und sich auch zahlreiche Gegner geschaffen. Sie kamen von überall her – sogar aus den „eigenen Reihen", aus denen der Anthroposophen. Bereits vor 90 Jahren setzte die katholische Kirche die Schriften Dr. Steiners auf ihren Index der verbotenen Bücher. Was lässt sich daraus ableiten? Bildet(e) Dr. Steiner mit seinen Vorträgen und Schriften tatsächlich eine Gefahr für seine Zuhörer und Leser?

Grundsätzlich stellt sich immer dieselbe Frage: Wie geht man mit solch einer Ausnahme-Persönlichkeit und einem derart gewaltigen Werk um? Das schwierige Vermächtnis Steiners ist auch schwierig zu verwalten! Viele Anthroposophen bevorzugen dabei den einfachen Weg, indem sie Werk und Person unkritisch annehmen. Bedenken Sie jedoch bitte, dass Steiner selbst stets die Betonung auf das kritische Bewusstsein des Einzelnen gelegt hat und daher eine unreflektierte Haltung – ganz gleich, welchen Tenors – nie gebilligt hätte. Und noch etwas gilt es zu berücksichtigen: Das Original-Gesamtwerk umfasst – auf über 400 Einzelwerke verteilt – mehr als 120.000 Seiten! Wer demnach ernsthaft mit Steiner umzugehen bereit ist, weil er den großen Wert der Ausführungen für sich erkannt hat, muss dieses gewaltige Werk erst einmal „durchackern"! Das erfordert neben der schon nicht eben einfach zu bewältigenden Lektüre auch eine enorme Reflexion, um zum Verständnis zu gelangen – keine einfachen Aufgaben! Als Prämisse sollte man dazu erst einmal die Richtigkeit der Steinerschen Thesen und Theorien zugrundelegen, um dann in der Praxis damit zu arbeiten und sie – wo immer möglich – zu verifizieren. Ohne die Aneignung der Erkenntnisse als Theorien und Thesen seitens des Lesers ist eine Überprüfung in und durch die Lebenspraxis nicht darstellbar. Und eine weitere intensive, kritische Auseinandersetzung kann erst auf der Basis dieses Vorgehens erfolgen.

Dem zweiten Extrem begegnet man in einer „Vorverurteilung" Steiners, durch Einzelne und/oder gesellschaftliche Gruppen, denen der Gelehrte – aus welchen Gründen auch immer – nicht ins Konzept passt, die sich jedoch nur allzu häufig gar nicht der Mühe einer wissenschaftlichen, kritischen, d. h. im Ausgang offenen, inhaltlichen Auseinandersetzung mit Person und Werk unterzogen haben. Natürlich spielen da vor allem weltanschauliche Gründe eine Rolle – wie etwa bei der Kirche. Eine solche Vorverurteilung und der Versuch, Steiners Werk oder Teile dessen der Allgemeinheit unzugänglich zu machen, nutzt in Wahrheit niemandem und stellt eine in meinen Augen unzulässige Einschränkung dar. Meiner Ansicht nach – andernfalls hätte ich keines meiner Bücher zu Steiner geschrieben! – werden Werk und Person Rudolf Steiners von unserer Gesellschaft noch viel zu gering gewürdigt. Außerhalb der anthroposophischen Zirkel, deren gesellschaftlicher Einfluss allerdings nicht zu unterschätzen ist – was auch Kritiker Helmut Zander in seinem Buch Anthroposophie in Deutschland ((47), Kap. 1) konstatiert – wird das Werk nicht in wissenschaftlicher Form rezipiert. Meines Erachtens eignet dieser Mangel ebenfalls Zanders eigenem, mit seinen über

1800 Seiten außerordentlich umfangreichem Buch, auf das ich noch eingehen werde.

Der akademische Weg der wissenschaftlichen Auseinandersetzung an unseren Hochschulen wird leider noch kaum je beschritten. Den Anthroposophen erscheint das auch nicht notwendig, da sie mit der Anwendung des Steinerschen Wissens ausreichend und erfolgreich beschäftigt sind: Laut der SZ vom 25.10.07 (s. unten), existieren in Deutschland 190 Waldorfschulen, 19 medizinische Einrichtungen, 6000 anthroposophische Ärzte, 1300 Demeter-Betriebe. Wozu also kritisieren, wenn die GEIST-WISSENSCHAFT praktisch längst schon bestens funktioniert? Einen wissenschaftlichen Dialog mit der anerkannten akademischen Welt zu pflegen, ist den Anthroposophen auch deshalb kaum möglich, weil besagte akademische Welt sich dagegen sperrt. Deshalb schufen die Anthroposophen mit der Gründung ihrer Universitäten (Witten-Herdecke, Alanus-Hochschule) ihre eigene – staatlich anerkannte! – akademische Realität.

Die öffentliche Diskussion um Steiner ist jedoch – bedauerlicherweise – meist von weniger Sachkenntnis als vielmehr von heftiger Polemik bestimmt. Der Antrag des deutschen Bundesfamilienministeriums, zwei Werke Steiners wegen angeblicher „rassistischer Äußerungen" auf den Index der jugendgefährdenden Schriften zu setzen, wurde am 6.9.2007 von der Bundesprüfstelle für jugendgefährdende Schriften abgewiesen.

Die oben zitierte grob unsachliche Äußerung aus dem Artikel des SPIEGEL über Steiner habe ich ausgewählt, weil sie für mich eine bestimmte Geisteshaltung, ein bestimmtes Geistes-Klima, in einer materialistischen Zeit widerspiegelt. Der Verfasser behauptet, Rudolf Steiner hätte fabuliert. „Fabulieren" bedeutet bekanntlich, Fabeln erzählen, d. h. Märchen und Geschichten, meist mit einer moralischen Ausrichtung. Heute wird das Wort auch für eine freie Rede ohne großen Wahrheitsanspruch verwendet. In Kapitel 7 dieses Buchs habe ich aufzuzeigen versucht, wie konkret Steiners Aussagen sind, dass sich viele der Erkenntnisse aus seiner geistigen Schau bereits heute von den modernen Naturwissenschaften beweisen lassen. In besagtem Artikel spricht der Autor auch vom „Steinerschen Geschwurbel". Dazu die Definition des Internet-Lexikons Wikipedia:

> „Geschwurbel ist abwertender Begriff der Umgangssprache für unverständliche, realitätsferne, inhaltsleere oder ideologische Aussagen."

Schon seine Wortwahl legt den Verdacht nahe, dass es dem Autor des Artikels weniger um die Vermittlung sachlicher Information über sein Thema und seinen Gegenstand zu tun ist, als vielmehr um eine Vorverurteilung und Abwertung. Durch entsprechendes Vokabular sowie Mangel an Distanz und Objektivität lässt sich ein anderer Mensch leicht ins vermeintliche Unrecht setzen und gar verächtlich machen... Doch ist das wirklich reeller, kritischer Journalismus? Neben der angeblichen Märchenerzählerei unterstellt der Verfasser Steiner auch noch Inhaltsleere und Realitätsferne. Erscheinen Ihnen die in diesem Buch behandelten Erkenntnisse und Aussagen inhaltsleer? Oder realitätsfremd? Letzteres freilich hängt vom Realitätsbegriff des Einzelnen ab. Was äußern denn die Vertreter der Quantenphysik über die Realität? Der am Anfang meines Buches erwähnte Film „What the bleep do we know?" belegt doch eindrucksvoll, dass – wenigstens derzeit – gerade die Physiker nicht mehr sagen können, was „Realität" ist!

Als ein weiteres Beispiel kann der Ätherkörper (dazu mehr in Kap. 9) dienen: Die Chinesen nennen ihn Chi- oder Qi-Körper, er bildet bekanntermaßen die Grundlage der ayurvedischen wie auch der Traditionellen Chinesischen Medizin (TCM) mit ihrem Heilverfahren der Akupunktur, mittlerweile als wissenschaftlich fundiert auch von den Krankenkassen anerkannt und finanziert. Ein anderer Zweig der Naturheilkunde ist der Ayurveda (siehe (3)), die altüberlieferte indische Medizin, und längst gibt es in Europa etliche staatlich anerkannte Ausbildungsstätten dafür – Tendenz steigend! Im Übrigen erkennen die Krankenkassen mittlerweile auch die Misteltherapie und die Mistelpräparate nach Steiner an. Doch nun zu einem weit heikleren Thema: In den seit vielen Jahren posthum erfolgenden Angriffen auf Rudolf Steiner geht es auch immer wieder um den Vorwurf des Rassismus. Im Folgenden möchte ich Ihnen meine Kenntnisse wie auch meine Ansichten dazu darlegen: Aus den insgesamt rund 120.000 Druckseiten umfassenden Büchern und Vorträgen Steiners hat man einige wenige Stellen aus dem Gesamtzusammenhang gerissen und daraus den Vorwurf des Rassismus – wie ich meine – „konstruiert". Es handelt sich dabei um einen sehr wichtigen Text, der die Schwangerschaft und den Einfluss der Gedanken der Mutter auf das Kind zum Inhalt hat. Doch lesen Sie erst einmal selbst:

Sehen Sie, so kann man sagen: Gerade die Geisteswissenschaft wird das Materielle wiederum in der richtigen Weise erklären können. Der Materialismus, der guckt ja das Materielle nur an, der weiß eben nicht was in dem Materiellen alles drinnen lebt. Der guckt das Fieber an weiß aber nicht, dass das Fieber auf Gehirnarbeit beruht, die sich ungeheuer ausdehnt. Der Materialismus ist ungeheuer erstaunt über die Kollaps, weiß aber doch nicht richtig, dass dieser Kollaps von dem Kaltwerden kommt, weil keine ordentliche Verbrennung mehr besorgt wird. Und so können wir sagen: Mit der Art und Weise, wie gerade der Kopf angeregt wird bei schwangeren Frauen, hängt es ungeheuer stark zusammen, wie das Kind ausgebildet wird.

Und wenn man an diese Dinge richtig denken würde – ich sage Ihnen jetzt etwas, was Sie vielleicht überraschen wird, was aber trotzdem angestrebt werden muss –, so würde auch etwas anderes entstehen, als heute entsteht. Sehen Sie, wenn heute eine schwangere Frau gerade fragen würde, was man ihr zu lesen geben will – es gibt ja nichts! Man kann auch eigentlich schon zu gar nichts raten! Neulich bin ich in Basel in eine Buchhandlung gekommen, da fand ich das neueste Programm dessen, was gedruckt wird: ein Negerroman, wie überhaupt jetzt die Neger allmählich in die Zivilisation von Europa hereinkommen! Es werden überall Negertänze aufgeführt, Negertänze gehüpft. Aber wir haben ja sogar schon diesen Negerroman. Er ist urlangweilig, gräulich langweilig, aber die Leute verschlingen ihn. Ja, ich bin meinerseits davon überzeugt, wenn wir noch eine Anzahl Negerromane kriegen, und wir geben diese Negerromane den schwangeren Frauen zu lesen, in der ersten Zeit der Schwangerschaft namentlich, wo sie heute ja gerade solche Gelüste manchmal entwickeln können – wir geben diese Negerromane den schwangeren Frauen zu lesen, da braucht gar nicht dafür gesorgt zu werden, dass Neger nach Europa kommen, damit Mulatten entstehen; da entsteht durch rein geistiges Lesen von Negerromanen eine ganze Anzahl von Kindern in Europa, die ganz grau sind, Mulattenhaare haben werden, die mulattenähnlich aussehen werden!

So dass man sagen kann: Man beachtet eben heute gar nicht dasjenige, was in der geistigen Kultur enthalten ist. Es ist eben so, dass eine gesunde Erziehung auch allmählich in alles hineingehen wird, was wir lesen oder was wir uns erzählen lassen. Und da werden zum Beispiel einmal vielleicht, wenn man das beachtet, was Anthroposophie sagt, Romane entstehen für Schwangere. Wenn die Schwangeren diese lesen werden, werden sie schöne Menschen wieder vor sich haben, und die schönen Menschen werden aber auch geboren werden zu starken und schönen Menschen. Denn während der Schwangerschaft ist die Frau zugleich durch das, was sie im Kopfe tut, die Veranlassung zu der Tätigkeit, die in ihrem Unterleib vor sich geht. Sie macht die Formen des Kindes aus dem, was sie sich vorstellt, was sie empfindet, was sie will.

Und da, meine Herren, wird Geisteswissenschaft überhaupt handgreiflich. Da wird es so, dass man nicht mehr sagen kann: das Geistige hat keinen Einfluss auf den Menschen. 348, 30.12.22, S. 189

Zweifellos erscheint dieser Text problematisch – und sicher nicht nur dem für solche Konfliktthemen sensiblen Leser von heute. Doch muss man dazu eines wissen: Der seitens der Gegner seiner Person und seiner Anthroposophie erhobene Vorwurf, Steiner wäre ein

Rassist gewesen, basiert fast ausschließlich auf diesem einen Text und einigen wenigen anderen. Hätte die Beschuldigung des Rassismus wirklich Substanz, müssten jedoch in Steiners mit über 120 000 Seiten enorm umfangreichem Werk eine größere Zahl „echter" Belege für seinen (angeblichen!) Rassismus zu finden sein. Diese gibt es meiner Kenntnis nach nicht – und wohl nicht nur nach meiner Kenntnis, denn wäre dergleichen vorhanden, hätten seine Gegner wohl kaum darauf verzichtet, dieses „Belastungsmaterial" zum Beweis von Steiners „Rassismus" heranzuziehen.

In seinem Gesamtwerk erscheint das Wort „Neger" an insgesamt 30 Stellen. Das ist vergleichsweise sehr wenig. Und dennoch: Liest man diese Texte heute, so empfindet man die Bezeichnung „Neger" darin als sehr unschön und befremdlich, weil wir inzwischen längst im Zuge der völlig angebrachten political correctness vereinbart haben, das Wort zu aus unserem Vokabular zu streichen und durch „Schwarze" zu ersetzen. Vielleicht erinnern auch Sie sich noch an die süßen „Mohrenköpfe" oder „Negerküsse" unserer Kindheit, die wir so gerne und ohne jeden unschönen Hintergedanken verspeist haben. Heute sind diese Begriffe tabu – und das ist gut so. Außerdem bin ich mir sicher, Rudolf Steiner – als Zeuge dieses Wandels – würde die fraglichen (und fragwürdigen) Ausdrücke heute selbst auch nicht mehr gebrauchen. Und bedenken Sie bei dieser Problematik bitte, dass die Verwendung der betreffenden Worte uns allen bis vor einigen Jahren noch ganz normal erschien, ohne dass wir (oder besser: die meisten von uns) deshalb Rassisten gewesen wären. Den einzigen Vorwurf, den wir uns in diesem Zusammenhang vielleicht machen sollten, ist der eines Mangels an Nachdenken und Sensibilität. Und das mag auch für Rudolf Steiner gelten – doch ihn wegen seiner vor 80 Jahren entstandenen Texte in die heutige Diskussion zu ziehen und mit einem Begriff aus der heutigen Diskussion zu belegen, ist in meinen Augen großes Unrecht. Schon allein deshalb, weil er auf die Anwürfe nicht mehr selbst reagieren kann. Im Rahmen der oben genannten 30 Texte sind es neben der oben zitierten Passage nach meiner Recherche ganze 4(!) Textstellen, die – aus dem Kontext gerissen – heute als „rassistisch" eingestuft werden könnten, dies jedoch nur nach sehr weit gefassten und m. E. nicht gerechtfertigten Rassismusbegriffen (s. z. B. Wikipedia, wonach auch das Wort „Schwarzer" bereits rassistisch wäre).

In GA 190, S. 149, spricht Steiner von der „Dekadenz der Neger", und das bietet heute natürlich eine weitere Angriffsfläche. Dazu möchte ich jedoch anmerken, dass bei Steiner auch – und das völlig gleichberechtigt – von der Dekadenz der katholischen Kirche oder des europäischen Abendlandes die Rede ist. Dekadent (von lat. decedere „vergehen, verschwinden, abtreten, aufhören") heißt in unserem Sprachgebrauch üblicherweise „seinen Höhepunkt überschritten haben". Und so wie das Imperium Romanum, das Römische Reich, „dekadent" wurde, so kann das auch für andere Weltreiche, große Institutionen und vielleicht auch für die sogenannten Rassen gelten. Und auch bei dieser Begriffswahl sollten wir nicht vergessen, dass sie vor über 80 Jahren in einem anderen Bewusstsein, aber keinesfalls in herabsetzender Absicht geschah.

Steiner spricht auch von dem „großen Abstand zwischen einem afrikanischen Neger und Goethe" – unter Hinweis darauf, dass es in der Menschheit eine Höherentwicklung gebe (GA 53, S. 46). Diese Äußerung ließe sich ebenfalls als „rassistisch" auslegen, insbesondere deshalb, weil Steiner hier zum Vergleich „oben–unten" die Schwarzen herangezogen hat. Doch kommt er an Hunderten anderer Stellen ebenfalls auf die Höherentwicklung im spirituellen Sinne und auf Meister zu sprechen, von denen wir alle einen großen geistigen Abstand haben. Also ist auch diese Stelle aus heutiger Sicht zwar unschön und bedenklich – aber niemals als Ausdruck irgendeiner Menschenfeindlichkeit bei Steiner interpretierbar.

Andernorts spricht er vom „Götzendienst der afrikanischen Neger", stellt diesem jedoch im selben Satz unseren „Götzendienst des Materialismus" gegenüber (GA 34, S. 385), als Ausdruck dessen, dass die Anbetung gleich welcher Götzen nicht als menschenwürdiges

Verhalten zu betrachten ist. Auch hier handelt es sich lediglich um einen Vergleich, und der hat nichts mit Rassismus zu tun.

In GA 349, S. 58 gibt Steiner einige Erläuterungen bezüglich der menschlichen Rassen und äußert sich auch über uns Europäer. Er führt dort aus, wir seien mit unserer „Kopfzentriertheit" eben „arme Europäer", weil wir dadurch viel stärker zum Materialismus hinneigen, während die Schwarzen diesbezüglich weniger gefährdet seien, weil sie sich viel stärker innerlich spüren. Für mich ein weiterer Beweis, dass Steiner alle diese Dinge aus der Position des GEIST-WISSENSCHAFTLERS und nicht aus einem von einer bestimmten Politik, Moral, Religion oder irgendeiner Ideologie „vorbelasteten" Blickwinkel betrachtet hat. So wie er uns Männer etwa darüber aufklärt, dass wir in einem nächsten Leben sehr wohl auch als Frauen auf die Erde zurückkommen können (und die Frauen umgekehrt als Männer) und wir daher wohlweislich keinerlei Vorurteile gegenüber dem jeweils anderen Geschlecht pflegen sollten, in genau demselben Maß gilt das auch für das Thema der „Rassen": Denn jede Seele kann in einem Menschenkörper mit gelber, brauner, schwarzer oder weißer Hautfarbe inkarnieren, weshalb Rassenvorurteile sich durchaus gegen uns selbst richten.

Diese wenigen Stellen reichen meiner Ansicht nach ganz und gar nicht aus, um Steiner Rassismus zu unterstellen resp. taugen sie keinesfalls zum Beweis für einen „Rassismus Steiners". Dass sich seine Gegner hauptsächlich auf die obige Textpassage und gelegentlich auch auf die wenigen anderen als Ausdruck von Steiners angeblichem Rassismus stützen (und nur darauf stützen können!), zeugt von der mehr als mageren „Beweislage". Im oben zitierten Text geht es Steiner ausdrücklich um die Wirkung des Geistes der Mutter auf ihr ungeborenes Kind während der Schwangerschaft und nur darum.

Seine Ausführungen mögen u. U. für den ein streng materialistisches bzw. materielles Denken gewohnten Menschen zunächst befremdlich klingen, doch sein Thema ist keineswegs abwegig und längst schon Untersuchungsgegenstand der modernen Medizin (z. B. in: „Pränatale und perinatale Psychosomatik" von Hau und Schindler, 1982, „Pränatale Psychologie. Die Erforschung vorgeburtlicher Wahrnehmungen und Empfindungen" von Graber, 1993, „Botschaften aus dem Mutterleib", Henry Tietze, Ariston 1984).

Allerdings verwendet er dabei Bilder und Worte, die auch er selbst heute mit einiger Sicherheit als unpassend und diskriminierend empfände, denn er war kein Rassist! Eine Diskriminierung oder gar Verurteilung von Menschen anderer Hautfarbe gibt es bei Steiner nirgendwo, weshalb auch seine Gegner nicht fündig werden konnten.

Die Diskussion um eine entsprechende und sinnträchtige Bezeichnung für Menschen verschiedener Ethnien und Hautfarben ist seit vielen Jahren immer wieder aufgeflammt, und so sucht man auch höheren Orts schon länger ein neues Konzept und eine neue Form, mit dem Begriff „Rasse" und „Rassen" umzugehen. Auch verschiedene Wissenschaften, zu deren Forschungsgegenständen „Menschen und Rassen" gehören, benötigen diesbezüglich einen wertfreien Begriffsapparat. In einer Erklärung der UNESCO vom 9.6.1995 heißt es:

„Das Konzept der »Rasse«, das aus der Vergangenheit in das 20. Jahrhundert übernommen wurde, ist völlig obsolet geworden. Dessen ungeachtet ist dieses Konzept dazu benutzt worden, gänzlich unannehmbare Verletzungen der Menschenrechte zu rechtfertigen. Ein wichtiger Schritt, einem solchen Missbrauch genetischer Argumente vorzubeugen, besteht darin, das überholte Konzept der »Rasse« durch Vorstellungen und Schlussfolgerungen zu ersetzen, die auf einem gültigen Verständnis genetischer Variation beruhen, das für menschliche Populationen angemessen ist."

Diese Erklärung wurde auf einer internationalen wissenschaftlichen Arbeitstagung unter der Leitung des Wiener Anthropologen Prof. Dr. Horst Seidler von den dort anwesenden Fachleuten einstimmig verabschiedet. Rudolf Steiner hat sich auf seine Weise mit diesem Thema schon 88 Jahre früher beschäftigt:

„Es war eine Ungezogenheit, in der Theosophie von den Rassen so zu sprechen, als ob sie immer bleiben würden. Der Begriff der Rasse verliert schon für die nächste Zukunft... seinen Sinn." GA 99, 1907, S. 144

Die ANTHROPOSOPHIE ist nach Steiner auch wirklich gelebtes Christentum, worin der Begriff der Rasse keine Bedeutung mehr hat bzw. haben kann:

„... von dem Christus Jesus, für den es keine Unterschied gibt der Klassen, keinen Unterscheid der Völker, keine Unterschied der Rassen, für den es nur ein einziges Menschtum gibt ..." GA 202, S. 218
„Man sollte daher in der nachatlantischen Zeit nicht mehr von Rassen sprechen, sondern von Kulturen." GA 109, 1909, S. 245

Das ist der Tenor der gesamten Anthroposophie. Worte eines Rassisten? Für den an diesem Thema weiter interessierten Leser: „Anthroposophie und die Frage der Rassen", Ted A.. van Baarda, Zwischenbericht der niederländischen Untersuchungskommission „Anthroposophie und die Frage der Rassen", info3 Verlag, Frankfurt, 2000 und Flensburger Hefte, Nr. 63, 1998, „Über OTO, Rassismusvorwürfe und Angriffe auf Waldorfschulen". Hier noch eine im Zusammenhang mit dem angeblich rassistischen Text besonders interessante Tatsache: Gerade die allerübelsten Rassisten, die Nationalsozialisten mit ihrem Dritten Reich, haben jegliche Beschäftigung mit der Anthroposophie untersagt. Doch nicht nur sie, auch die christlichen Kirchen und die kommunistischen russischen Regimes haben Steiners Werke verboten, das geht aus den Berichten jener russischen Anthroposophen hervor, die das noch persönlich miterlebt haben (s. Bondarev (32)). Weshalb das? Enthält Steiners Werk irgendwelches, derart brisantes Material, dass dessen Veröffentlichung den Interessen mächtiger kirchlicher und weltlicher Instanzen zuwiderliefe? Stellt Steiner also wirklich eine Gefahr dar?

Und wenn ja, für wen? Für uns selbst? Für unsere Freiheit? Oder doch eher für jene Mächtigen, denen unsere geistige Unabhängigkeit und Entscheidungsfreiheit im Wege stünden?!

Rudolf Steiner hat sich in allen seinen Vorträgen jeder Art von Vorurteilen gegenüber Menschen entschieden in den Weg gestellt, das entspricht seiner eigenen inneren Haltung auf der Basis seiner Erkenntnisse. Wenn wir uns menschlich weiter entwickeln wollen, müssen wir uns selbst von allen Vorurteilen befreien und das Göttliche im Menschen immer deutlicher wahrnehmen. Zum bekannten Vorurteils-Repertoire gehört u. a. der Steiner auch schon unterstellte Antisemitismus, gegen den dieser sich aber explizit geäußert hat. Hierzu GA 31, darin u. a. „Idealismus gegen Antisemitismus", S. 417, Einsatz für Dreyfus, S. 277, „Und ich habe im Antisemitismsus nie etwas anderes sehen können als eine Anschauung, die bei ihren Trägern auf Inferioriät des Geistes, auf mangelhaftes ethisches Unterscheidungsvermögen und auf Abgeschmacktheit deutet", S. 379, „...wie der Antisemitismsus, dessen sich damals ein wahrhaft auf Bildung Anspruchmachender wirklich geschämt hätte", S. 404, „... und mit dem Antisemitismus als Kulturkrankheit....", S. 414.

Nun aber zum Mammutwerk Prof. Helmut Zanders. Es enthält ungeheure Mengen historischer Fakten, wofür dem Autor unbedingte Anerkennung gebührt. Allerdings hat das Buch in meinen Augen ein großes Manko: Obwohl der Autor in keiner Weise auf den Inhalt von Steiners Erkenntnissen eingeht, versucht er meines Erachtens trotzdem den Eindruck zu erwecken, sein Werk sei eine Abhandlung über die Anthroposophie. Er selbst bezeichnet es aber als Buch über die THEOSOPHIE. Tatsächlich ist es jedoch ein Buch über die Geschichte der Anthroposophie (und der Theosophie), nicht über die ANTHROPOSOPHIE selbst. Der 300-seitige Teil in Band I trägt den Titel „Steiners Theosophie". Dies erscheint zunächst nachvollziehbar, weil Steiner sein erstes spirituelles Grundlagenwerk einst „Theosophie" genannt hat. Jedoch sieht Zander in der Anthroposophie – ganz im Gegensatz zu mir – grundsätzlich nur einen „Ausläufer" der Theosophie. Hierauf möchte ich mit Hilfe eines Gleichnisses etwas näher eingehen: Stellen Sie sich dazu bitte einfach einmal vor, Jesus käme wieder und träte mit seiner gesamten Präsenz in die katholische Kirche ein, um den Menschen dort seine Lehre zu verkünden. Dann würde er vielleicht sogar binnen kurzem das Scheitern seines Vorhabens an den alten, verkrusteten Strukturen in diesem Rahmen feststellen. Also verlässt er die Kirche wieder, wobei ihm jedoch die Mehrzahl der Katholiken Folge leistet, weil sie spürt, dass er authentischer ist und ihnen Substantielles zu sagen hat. So entstünde dann eine neue „Kirche". Später käme ein Historiker und bezeichnete diese neue Kirche als Ableger der alten katholischen. Oberflächlich betrachtet hätte er damit vielleicht sogar recht, und doch träfe die Behauptung nicht zu. Denn die neue Kirche wäre unabhängig von der alten entstanden, als eine Neuschöpfung des neuen Jesu. So lässt sich m. E. auch die Anthroposophie in ihrem Bezug auf die Theosophie sehen.

Interessanterweise vertritt auch ein Artikel zu Prof. Zander in der SZ (vom 25.10.07) unter der Überschrift „Jenseits von Legende und Geheimwissenschaft" diese Sichtweise:

„Ihre Grenzen findet Zanders Methode allerdings beim Verzicht auf eine eigene systematische Auseinandersetzung mit Steiners Lehren und Anschauungen... Beim Versuch, diese [Goethes Weltanschauung] zu verstehen, lässt er den Leser aber dann doch ratlos zurück... Hier setzt eine Distanznahme des Historikers von der Aufgabe des Verstehens ein, die umso misslicher ist, als sie zwischen den Zeilen eine nicht ausgeführte Kritik von Steiners Konzeption vermuten lässt."

Denselben Vorwurf erhebe auch ich gegen Herrn Zander und sein Werk: Zwischen den Zeilen übt er permanent Kritik an Steiner, wobei er seine eigene Meinung nicht einmal als solche ausweist, und damit beim Leser den (falschen!) Eindruck von wissenschaftlicher Arbeit und Methode erweckt. Diese „Methode" kommt im gesamten Werk zur Anwendung, weshalb ich es leider nicht als eine ernsthafte

Auseinandersetzung mit Steiner anerkennen kann. Steiner wird in Zanders Buch häufig indirekt denunziert, obwohl der Autor durchaus auch immer wieder lobende Worte für ihn findet. So spricht er im Zusammenhang mit dem Wirken des jungen Steiner an der Herausgabe der naturwissenschaftlichen Schriften Goethes bei Kürschner und die lange Verzögerung der Arbeiten durch Steiner von „Gaunerstück", der „seine Partner über den Tisch zog" und „alpenländischem Bauernschwank" (S. 455). Auf der nächsten Seite hingegen heißt es:

> *„Aber hinter den Kulissen versuchte man möglicherweise Steiners kühne Träume zu stutzen, denn es scheint, dass man ihm Goethes naturwissenschaftliches opus magnum, die Farbenlehre vorenthalten wollte." (S. 456) und weiter:*
> *Am 28. Juli 1888 versprach Steiner... und ersuchte Kürschner dringend um eine Überweisung von Geld für die beiden ersten beiden Bände. (S. 457)*

Der damals erst 21-jährige Rudolf Steiner war von Kürschner auf Empfehlung des Wiener Professors Schroer mit der Aufgabe betraut worden. Ein Novum, denn obwohl Steiner damals nur einen Realschulabschluss besaß, wurde er hier zu einer Zusammenarbeit mit akademischen Gelehrten eingeladen. Dass Steiner hierbei Neider hatte, die hinter den Kulissen intrigierten, ist mehr als wahrscheinlich. Wenn nun, wie Zander berichtet, gegen Steiner gearbeitet wurde und Kürschner Steiner nach dem erfolgreichen Abschluss der Bände I und II offenkundig nicht bezahlt hatte, ergibt sich die Frage: Wer hat hier versucht, wen über den Tisch zu ziehen?! Denn Steiner leistete fraglos gute Arbeit:

> *„Kürschner dürfte mit Steiners Leistung zufrieden gewesen sein, den er bot ihm am 24.4. 1884 die Mitarbeit an seinem 'Taschen-Konversations-Lexikon' an"... Unter dieser Tätigkeit musste die Arbeit an der DNL [Deutsche National Literatur] wohl leiden, und Kürschner dürfte geahnt haben, dass er daran durch seine Bitten nach weiteren Texten nicht unschuldig war." (S. 456)*

„Kürschner scheint das Vertrauen in Steiner nicht verloren zu haben, denn am 6.2.1887 band er Steiner in die Neuauflage seines Taschen-Lexikons ein." (S. 457)

„Steiner... sagte außerdem die Register für die Goethe-Bände und Arbeiten für das ´Quart-Lexikon´ zu, in das ihn Kürschner trotz allem wieder einbezogen hatte." (S. 461)

„Blickt man zurück, sind die meisten der von Steiner versprochenen Schriften fertig geworden." (S. 462)

An diesen wenigen, von Zander gut recherchierten Aussagen lässt sich ablesen, dass Steiner in seinen jungen Jahren bereits Unglaubliches geleistet hat. Im Alter von gerade einmal 21 Jahren begann er mit Kürschner in Weimar die Arbeit, die dann letztlich doch 15 Jahre (1882-1897) dauerte und auch zu den angesprochenen Konflikten führte.

1886 wurde er mit der Herausgabe der von der Großherzogin Sophie geförderten großen Goethe-Ausgabe (die berühmte „Sophien-Ausgabe" in 143 Bänden, erschienen 1887-1919) betraut, zudem veröffentlichte er seine Schriften (heute GA 1-6) in diesen Jahren und promovierte 1891 „nebenbei" auch noch zum Dr. phil. Mir stellt sich hier die Frage: Kann man eine solche Leistung als „Gaunerstück" bezeichnen? Eine Leistung, die unter teilweise eigenartigen Umständen und über Hindernisse hinweg erbracht werden musste und an der durchaus – bei Steiner ganz klar im Philologischen liegende – Schwächen zutage treten, wie er selbst zugegeben hat, was Zander interessanterweise mit den Worten: ... dass Steiner seine Fehlleistungen an seinem Lebensende nicht beschönigt hat, ist honorig" (S. 468) anerkennt.

An zwei weiteren Beispielen möchte ich die Arbeitsweise des Autors Zander darstellen. Es geht hierbei speziell um die Qualität der Lehre der anthroposophischen Medizin. Bekanntlich bezahlen die gesetzlichen Krankenkassen nur wissenschaftlich anerkannte Heilweisen und Therapien. Zander zitiert (S. 1455) aus der Steiner-Biographie Christoph Lindenbergs, die Aussagen Steiners erschienen den Anthroposophen „ganz unsystematisch" . Im Lindenbergschen Original heißt es allerdings: „In der Tat sprach Rudolf Steiner... aus einer inneren lebendigen Anschauung scheinbar ganz unsystematisch." Was doch das Weglassen eines kleinen Wortes bewirken kann! Bei der Lektüre von Zanders Text drängt sich der Eindruck auf, Steiner wäre ganz unsystematisch gewesen. Liest man hingegen bei Lindenberg nach, sieht die Sache plötzlich anders aus: Danach ist Steiner durchaus nicht unsystematisch gewesen, vielmehr schien es nur so. Das ist ein hervorragendes Beispiel für eine Vorgehensweise, die dazu dient, jemanden herabzusetzen. Damit disqualifiziert der Autor sich und leider auch sein in gewisser Weise durchaus wertvolles Werk selbst.

Andernorts unterstellt Zander Steiner, die naturwissenschaftlichen Verfahren für die anthroposophischen Präparate wären unprofessionell gewesen und er hätte die Qualität der empirischen Ergebnisse irrigerweise für ausreichend gehalten, indem er zitiert: „Unsere Abhandlungen können bestehen vor den gegenwärtigen klinischen Anforderungen." Zitat bei Zander, S. 1468. Wenden wir uns jedoch der von Zander zitierten Originalstelle zu, bekommen wir dort zu lesen:

„Wenn wir dasjenige, was auf unserem Boden medizinisch erwächst, so beschreiben, dass wir den Ehrgeiz haben: Unsere Abhandlungen können bestehen vor den gegenwärtigen klinischen Anforderungen –, dann werden wir niemals mit den Dingen, die wir eigentlich als Aufgabe haben, zu einem bestimmten Ziele kommen, denn dann werden die anderen Menschen sagen: Nun ja, das ist ein neues Mittel; wir haben auch schon neue Mittel gemacht.
Dasjenige, um was es sich handelt, ist doch, dass tatsächlich in das anthroposophische Leben solch ein Zweig der Lebenspraxis, wie es die Medizin ist, hereingenommen werde." 260, S. 278

Steiner äußert hier das exakte Gegenteil dessen, was Zander dem Leser durch seine Art des Zitierens, durch das Weglassen des Wenn-Satzes, nahelegt. Solange mit solchen Mitteln „gearbeitet" wird und die Angriffe gegen Steiner von einem derartigen Niveau ausgehen, ist es sinnlos, darauf sachlich eingehen zu wollen. Dass die meisten Anwürfe gegen Steiner und sein Werk so und ähnlich aussehen, könnte allerdings auch nachdenklich stimmen... Um der Wahrheit näher zu kommen und sinnvoll weiterarbeiten zu können, benötigen wir eine wissenschaftliche Sachdiskussion, eine Wahrheitssuche mit Präzision und Seriosität, kurz gesagt: ernstzunehmende Wissenschaft, die aufzeigt, wo Steiner sich tatsächlich geirrt hat – dass es solche Dinge gibt, kann auch ich bei aller Verehrung für Autor und Werk gar nicht ausschließen! Für mich selbst besteht bei zahlreichen Stellen in Steiners Werk noch Klärungsbedarf.

Wenn Zander weiter schreibt: „Die Theosophie... war vermutlich die erste nichtchristliche Religionsgründung nach der Antike in Europa" (S. 2) und er gleichzeitig die Anthroposophie als Teil der Theosophie bezeichnet, dann möchte ich noch einmal in aller Deutlichkeit zum Ausdruck bringen, dass der Autor Zander hier völlig falsch unterwegs ist. Im Kern der Anthroposophie, und zwar im GEIST-WISSENSCHAFTLICHEN, nicht im religiösen Sinne, wirkt gerade das tiefste christliche Wesen, und genau das hat zur Trennung Steiners von der Theosophie geführt. Anthroposophie und Theosophie sind zwei unterschiedliche Lehren! Zudem ist die Anthroposophie keine Religion, sondern eine Wissenschaft, auch wenn das manchen Gelehrten nicht ins Konzept passen sollte, zweitens ist sie in keiner Weise unchristlich! Wer auch immer das behauptet, liegt völlig falsch. Auch hier wären einmal mehr die Gründe und Zielsetzungen interessant...

23. KAPITEL

Was machen wir mit unseren Kindern?!

„Sie wissen nicht, dass ich schon tot bin."
Ein zehnjähriger Junge | der mit Ritalin behandelt wurde,
zu einer Therapeutin über die Auswirkung des Mittels, das zur Behandlung
von ADHS eingesetzt wird.

Mit diesem Buch möchte ich Sie, liebe Leser, auch aufrütteln. Es soll nicht nur das Faszinosum von Rudolf Steiners gesamter Persönlichkeit wie auch seiner seherischen Schau darstellen und seine schier unglaublichen Erkenntnisse behandeln, sondern auch deren Seriosität und Tiefe sowie ihre möglichen Konsequenzen. Ohne auch darauf einzugehen, würde ich Rudolf Steiner niemals gerecht. Daher widme ich dieses Kapitel den Kindern dieser Welt – und zwar nicht im Zusammenhang mit der Waldorfpädagogik, denn auf deren Wert bin ich bereits in (1) eingegangen. Hier sollen die seelischen Qualen unserer Kinder, der Jugendlichen und Studenten an Schulen und Universitäten dargestellt werden. Was den jungen Menschen dort zugemutet wird, findet immer öfter und immer früher seinen Niederschlag in Drogensucht, wachsender Gewalt und anderen für die Betroffenen selbst wie auch für unsere Gesellschaft bitteren Konsequenzen. Wir dürfen eines nie vergessen: Unsere Kinder sind die Zukunft der menschlichen Gemeinschaft, und was an ihnen zerstört wird, geben sie – notgedrungen – weiter!

Mit seiner Gründung der Allgemeinen Anthroposophischen Gesellschaft am 31.12. 1923 und gleichzeitig der Freien Hochschule für Geisteswissenschaft am Goetheanum im schweizerischen Dornach läutete Steiner eine völlig neue Epoche für die ANTHROPOSOPHIE ein. So hatte er an seiner Hochschule beispielsweise eine Sektion für das Geistesstreben der Jugend eingerichtet. Zu Beginn des Jahres 1924 legte Steiner seine Pläne und Zielsetzungen dar, er veröffentlichte seine Vorstellungen in mehreren Mitteilungen der Nachrichten, dem Mitteilungsblatt der Anthroposophischen Gesellschaft an ihre Mitglieder, zunächst am 18.01.24:

Der junge Mensch studiert. Was ihm dargeboten wird, das überliefert ihm eine Summe von Kenntnissen. Diese Summe von Kenntnissen, die hat ganz besondere Eigenschaften. Und es wird nirgends so recht ausgesprochen, was diese Summe von Kenntnissen, die heute der junge Mensch an den Schulen findet – eigentlich schon an den untersten Schulen, dann in besonderem Maße an den höheren Schulen –, was diese Kenntnisse in ihrer Summe für besondere Eigenschaften haben. Sie sind durchweg von materialistischem Denken durchdrungen. Und wenn heute von manchen Seiten gesagt wird, dass der Materialismus abgewirtschaftet hat, dass die Wissenschaft wiederum zum Geistigen zurückkehre, so ist das wirklich die reine Rederei, denn es ist nur eine Illusion. Man redet vom Geistigen, hat aber nicht den geringsten Begriff vom Geistigen.

Also die Kenntnisse, die da geboten werden, sie sind im Grunde genommen eine Summe von materialistisch gedachten Kenntnissen. Aber indem sie der junge Mensch empfängt, ergießen sie sich über ihn, ohne dass er irgendeine Orientierung darinnen hat. Die einzige Orientierung ist ja diese: dass er weiß, er muss Examen machen. Das stellt ihn in einer gewissen Weise in die Welt hinein. Aber im Grunde genommen weiß er mit der ganzen Breite des wissenschaftlichen Lebens nicht sonderlich viel anzufangen. Es ergießt sich über ihn. Er bekommt nun eigentlich gar keinen anderen Eindruck, als wie jemand, der in einen furchtbaren Platzregen gekommen ist und ganz nass wird. Er wird sozusagen ganz und gar durchweicht, oder eigentlich verhärtet von dem, was ihm da geboten wird. Man kann nicht sagen, dass diese Kenntnisse, diese Notizen, die da geboten werden, an sich wertlos sind. Das sind sie gar nicht, sie sind zuweilen von dem höchsten Werte. Aber derjenige, der sie lernen muss, der weiß nichts von diesen Werten. Sie werden an ihn in einer Weise herangebracht, dass er nichts weiß von diesen Werten.

Und so kann man sagen: Wenn auch die heutigen Kenntnisse den höchsten Wert hätten, dieser Wert würde denjenigen, die nun diese Kenntnisse in sich aufnehmen müssen, gar nicht irgendwie zum Bewusstsein kommen können...

So meine ich, ist es wichtig, dass man in der Art, wie die heutige Zivilisation die Kenntnisse an den Menschen heranbringt, das eigentlich Verderbliche sieht. Und das sah oder fühlte wenigstens eine ganze Anzahl von Persönlichkeiten, wissenschaftliche Persönlichkeiten, die hereinkamen in unsere Anthroposophische Gesellschaft. Sie fühlten: Der wissenschaftliche Betrieb von heute endet in jeder einzelnen Wissenschaft an einem toten Punkte, gerade da, wo die Seele anfangen will, dasjenige, was diese Wissenschaft bietet, zu einer wirklichen Erkenntnis zu machen. Es gibt aber nichts, meine lieben Freunde, was irgendwie un- interessant sein könnte im menschlichen Wissen, wenn es in der richtigen Weise an den Menschen herangebracht und in der richtigen Weise gehört wird, es gibt nichts, was uninteressant sein könnte. Und dennoch, wie viel wird als uninteressant von den heutigen Schülern und Studenten empfunden! Heute in 260a, 18.01.24, S. 98

Wir können diese Erkenntnisse natürlich ignorieren, mit einem „Ach, was soll das denn?!" abtun oder Rudolf Steiner und seine Wissenschaft vielleicht sogar bekämpfen. Nur: Wenn wir auf dieses Wissen verzichten, was fügen wir damit unter Umständen unseren Kindern zu? Lassen wir am Ende ihre Seelen verhungern? Können wir denn wirklich noch erfühlen, was in den Seelen der Kinder und Jugendlichen vorgeht? Sind sie nicht längst im Wesentlichen zu einem Hauptziel der Werbe- und Konsumgüterindustrie herabgewürdigt worden? Haben wir als Allgemeinheit denn überhaupt noch richtigen

Kontakt zu der berühmten „jungen Generation"? Hat sie denn überhaupt noch Vertrauen zu uns? Verstehen und sprechen wir ihre Sprache? Wie soll unsere zwar chic-moderne, aber kalte Welt mit ihrem seelenlosen Materialismus, mit ihrer Wegwerf-Mentalität, ihrer fatalen Devise „Haben statt Sein", unserer „Definition von außen" über Sozialprestige, Macht, Geld und Einfluss auf die Seelen unserer Kinder wirken? Ist uns wirklich bewusst, was wir ihren Seelen mit unserer Art der Gesellschaft zumuten? Seelen, die ihre Einsamkeit, ihre Verletzungen mit Alkohol, Drogen, Gewalt zu kompensieren suchen, sich Tatoos machen lassen und mit Piercings eine Art von „Selbstverstümmelung" betreiben – Hilfeschreie nach Wahrnehmung, nach Liebe, Achtung und Zuwendung? Dazu ein weiterer Text Steiners:

Die Jugend stand in jedem Zeitalter in einem gewissen Gegensatz zum Alter. Mit dieser Zigeunerwahrheit tröstet sich gar mancher über die Lebenserscheinungen innerhalb der heutigen Jugend hinweg. Aber dieser Trost könnte leicht zum Unheil werden.
Man sollte die gegenwärtige Jugend aus dem «Geiste der Gegenwart» heraus sowohl in ihren bedenklichen Verirrungen wie in ihrem nur allzu berechtigten Streben nach anderem, als was die Alten ihnen geben, verstehen.

Da ist zunächst die Jugend, die durch die Lebenszusammenhänge in die akademische Laufbahn hinein gedrängt wird. Ihr wird «Wissenschaft» entgegengebracht. Gediegene, sichere, für das äußere Leben fruchtbare Wissenschaft. Unsinn wäre es, nach der Art vieler Laien, über diese Wissenschaft zu zetern. Aber die Jugend erfriert doch seelisch an dieser Wissenschaft, ehe sie dazu kommt, ihre Gediegenheit, ihre Sicherheit, ihre Fruchtbarkeit für das äußere Leben einzusehen. heute in 260a, 24.02.24, S. 144f.

Steiner unterstreicht hier die Wichtigkeit des Verständnisses der „Alten" für die „Jungen"; nimmt Bezug auf unsere moderne Gesellschaft mit ihrer scheinbaren Sicherheit in akademischen

Laufbahnen und „Wissenschaft", einer Wissenschaft, deren Eiseskälte die Seelen der jungen Menschen erfrieren lässt. Und was geschieht, wenn die Seelen erst einmal erfroren sind? Sie erinnern sich bestimmt noch an einige der zahlreichen Zeitungs- und Fernsehberichte über Gerichtsprozesse gegen jugendliche Straftäter, wo von „seelenlosen" und „gefühlskalten" Jugendlichen die Rede war? Sind Ihnen die geschilderten und (teilweise sogar im Internet) mit Fotos dokumentierten Grausamkeiten Jugendlicher noch präsent?

In meinen Augen ist das bereits die Quittung für unsere Versäumnisse in der Vergangenheit, für den Mangel an Verständnis und Zuwendung den Kindern und Heranwachsenden gegenüber. Wir müssen alle Kräfte mobilisieren für die große Kehrtwendung, weg vom Materiellen, weg von der Überbewertung von Geld und Besitz, hin zu einer Gesellschaft in der alle, Junge und Alte, ein menschenwürdiges Leben in Liebe und Achtung führen können. Eine solche Kehrtwendung zu menschlichen Werten erfordert auch grundsätzliche Veränderungen in den akademischen Einrichtungen, auf dem Wissenschaftssektor – vielleicht gar eine neue Welt-Anschauung und einen neuen Wissenschaftsbegriff?!

Die Wissenschaft verdankt ihre Größe einer starken Opposition, die sie von der Mitte des neunzehnten Jahrhunderts an getrieben hat. Damals wurde man gewahr, wie der Mensch leicht in die Unsicherheit der Erkenntnis hineinsegelt, wenn er sich aus den Niederungen des Forschens in die Höhen einer Weltanschauung erhebt. Man glaubte, abschreckende Beispiele eines solchen Erhebens erlebt zu haben.

Und so wollte man denn die «Wissenschaft» befreien von der Weltanschauung. Sie sollte sich an die «Tatsachen» in den Tälern der Natur halten und die Höhenwege des Geistes meiden. Man hatte, als man die Opposition gegen die Weltanschauung trieb, am Opponieren eine gewisse Seelenbefriedigung. Die Weltanschauung-Bekämpfer von der Mitte des neunzehnten Jahrhunderts waren in ihrer Kampfesstimmung beglückt.

Die gegenwärtige Jugend kann diese Beglückung nicht mehr mitmachen. Sie kann befriedigende Gefühle in der Seele nicht mehr aufrühren, indem sie den Kampf gegen die «Unsicherheit» und «Schwarmgeisterei» der Weltanschauung miterlebt. Denn es gibt heute eben nichts mehr, gegen das man kämpfen kann. Es ist unmöglich, dafür einzutreten, die «Wissenschaft» von der «Weltanschauung» zu befreien. Denn die Weltanschauung ist mittlerweile erstorben. Dagegen aber hat das Fühlen der Jugend eine Entdeckung gemacht. Durchaus nicht eine Entdeckung des Verstandes, sondern eine solche, die aus der ganzen, ungeteilten Menschennatur kommt. Die Jugend hat entdeckt, dass sich ohne Weltanschauung nicht menschenwürdig leben lässt…

Viele Alte haben die «Beweise» gegen die Weltanschauung vernommen. Sie haben sich der Kraft der Beweise gefügt. Die Jugend kümmert sich verstandesmäßig nicht mehr um diese Kraft der Beweise; aber sie empfindet instinktiv die Ohnmacht alles Verstandes-Beweisens da, wo das Menschenherz aus einem unbesieglichen Drang spricht. Die Wissenschaft tritt der Jugend gediegen entgegen; aber ihre Gediegenheit verdankt sie der Weltanschauungslosigkeit. Die Jugend verlangt nach Weltanschauung. Heute in 260a, 24.02.24, S. 145f.

Darauf folgten dann zwei Ansprachen Steiners an die Erwachsenen der Gesellschaft und an die Jugend im März 1924:

Von der Jugendsektion der Freien Hochschule für Geisteswissenschaft I. Was ich den älteren Mitgliedern in dieser Sache zu sagen habe

Unsere Jugend spricht in einem Tone, dessen Klangfarbe in der Entwicklung der Menschheit neu ist. Man fühlt, das Seelenauge ist nicht auf die Fortsetzung dessen gerichtet, was ererbt aus der vorangegangenen Zeit und vermehrt in der Gegenwart werden kann. Es ist nach dem Hereinbrechen eines neuen Lebens aus den Gebieten hin gewendet, in denen nicht die Zeit entwickelt, sondern das Ewige offenbart. 260a, 09.03.24, S. 147

Steiner verweist hier auf den Anbruch einer neuen Zeit, die sich nicht mehr an der Vergangenheit ausrichtet, sondern an der Zukunft orientiert, während die „Alten" eben am „Althergebrachten" festhalten wollen. Doch was könnten sie unternehmen, um den Kontakt mit den Jungen nicht zu verlieren?

Will der ältere Mensch heute von der Jugend verstanden werden, so muss er in seinem Verhalten zum Zeitlichen das Ewige als treibende Kraft walten lassen. – Und er muss dies auf eine Art tun, welche die Jugend versteht. heute in 260a, 09.03.24, S. 147

Den beiden im Text angesprochenen Herausforderungen haben wir uns auch heute – und heute erst recht! – zu stellen: Die materielle Orientierung, Repräsentantin des „Zeitlichen", des Vergänglichen, bedarf dringend einer Ergänzung durch die Hinwendung zum „Ewigen", zum Spirituellen. Und außerdem müssen wir den Dialog mit den jungen Menschen suchen – in einer ihnen gemäßen, von ihnen verstandenen Sprache, jedoch ohne falsche „Anbiederung" durch die Übernahme nur einiger Schlagwörter.

Man sagt, die Jugend wolle nicht eingehen auf das Alter, wolle nichts annehmen von dessen errungener Einsicht, von dessen gereifter Erfahrung. – Aus seinem Unmut über das Verhalten der Jugend spricht das heute der ältere Mensch aus.
Wahr ist es: die Jugend sondert sich von dem Alter ab; sie will unter sich sein. Sie will nicht hinhorchen auf das, was von dem Alter kommt. Man kann besorgt werden über diese Tatsache. Denn diese Jugend wird einmal alt werden. Sie wird ihr Verhalten nicht bis in das Alter fortsetzen können. Sie will richtig jung sein. Sie fragt, wie man «richtig jung» sein kann. Das wird sie nicht mehr können, wenn sie selbst in das Alter eingetreten sein wird.
Deshalb, so meint der ältere Mensch, müsste die Jugend ihre Anmaßung ablegen und wieder zum Alter emporblicken, um da das Ziel zu sehen, nach dem ihr Geistesauge gerichtet sein müsse. Indem man dies ausspricht, denkt man, es liege an der Jugend, dass sie von

dem älteren Menschen nicht angezogen wird. Aber die Jugend könnte gar nicht anders, als auf den älteren Menschen hinschauen und ihn sich zum Vorbild nehmen, wenn er wirklich «alt» wäre. Denn die menschliche Seele, und ganz besonders die junge Seele, ist so geartet, dass sie sich zu dem wendet, was ihr fremd ist, um es mit sich zu vereinigen.

Nun sieht jedoch die heutige Jugend an dem älteren Menschen nicht etwas, das ihr als Menschliches fremd zugleich und aneignungswert erscheint. Denn der gegenwärtig ältere Mensch ist nicht wirklich «alt». Er hat den Inhalt von vielem aufgenommen, er kann von vielem reden. Aber er hat das Viele nicht zur menschlichen Reife gebracht. Er ist an Jahren älter geworden; aber er ist in seiner Seele nicht mit seinen Jahren mitgekommen. heute in 260a, 09.03.24, S. 147f.

Steiner gibt hier seine Erklärung von „Alter". Alt werden bedeutet bei ihm reifen. Früher, als die Alten noch Weisheit besaßen, besaßen sie auch noch die allgemeine Wertschätzung, da war der Rat der Alten und Ältesten sehr gesucht. Doch wo ist die Weisheit des Alters geblieben? Weshalb wendet sich die Jugend vom Alter ab? Weil sie darin nur noch selten Weisheit findet! Unsere heutige Gesellschaft weist zwar einen enorm hohen Anteil alter Menschen auf, darunter jedoch verhältnismäßig wenige „Weise", denn die Seelen der Menschen können nicht mehr reifen – nur ein Resultat des Materialismus.

Er spricht aus dem alt gewordenen Gehirn noch so, wie er aus dem jungen gesprochen hat. Das fühlt die Jugend. Sie empfindet nicht «Reife», wenn sie mit den älteren Menschen zusammen ist, sondern die eigene junge Seelenverfassung in den alt gewordenen Körpern. Und da wendet sie sich ab, weil ihr das nicht als Wahrheit erscheint.

Die älteren Menschen haben durch Jahrzehnte auf dem Gebiete der Erkenntnis die Meinung ausgebildet, dass man über das Geistige in den Dingen und Vorgängen der Welt «nichts wissen könne». Wenn die Jugend das hört, so muss sie das Gefühl bekommen, dass der ältere Mensch ihr nichts zu sagen habe, denn das «Nichtwissen» kann sie sich ja doch selbst besorgen; auf den Alten wird sie nur hinhorchen,

wenn von ihm das «Wissen» kommt. Vom «Nichtwissen» zu reden, das
ist erträglich, wenn es mit Frische, mit Jugendfrische, geschieht. Vom
«Nichtwissen» aber zu hören, wenn die Rede von dem alt gewordenen
Gehirn kommt, das verödet die Seele, besonders die junge Seele. heute
in 260a, 09.03.24, S. 148

Auch dies ist in meinen Augen ein „Schlüsseltext". In Folge des
Materialismus und durch Philosophen wie etwa Immanuel Kant haben
wir Menschen glauben gelernt, die geistige Welt wäre unerforschlich
und man könnte nichts darüber in Erfahrung bringen. Doch Nicht-
Wissen ist es nicht, was eine junge Seele anzieht – sie muss dabei
veröden! Unwissenheit und Desinteresse bedeuten den Tod der Seelen.
Und wir „Erwachsenen" erleben das Seelen-Sterben bei unserer Jugend
tagtäglich, und wir schauen zu und schimpfen über die jungen Leute,
anstatt uns an die eigene Nase zu fassen und Selbsterkenntnis zu
üben. Da uns selbst oft eine bessere, sinn-vollere Orientierung fehlt,
verteidigen wir unseren Materialismus zähneknirschend und merken
erst jetzt allmählich, dass wir unsere Kinder dadurch aufregen und
hypernervös machen. Rudolf Steiner hat das Phänomen des heute
ADHS genannten Aufmerksamkeits-Defizits, der Hyperaktivität,
bereits zu seiner Zeit beschrieben, hat darauf hingewiesen, dass
diese Verhaltensauffälligkeit in der Zukunft an zahlreichen Kinder zu
beobachten sein würde und den Materialismus dafür verantwortlich
gemacht. Da, wo wir Älteren aufgerufen wären, mit Verstand und
Verständnis auf die Kinder einzugehen, stellen wir sie dann durch ein
meiner Kenntnis nach außerordentlich gefährliches Medikament wie
Ritalin ruhig. Erkennen Sie das Dilemma und unsere Verantwortung?

Die Jugend wendet sich heute von den älter gewordenen Menschen
nicht deshalb ab, weil diese «alt» geworden sind, sondern weil sie
«jung» geblieben sind, weil sie nicht verstanden haben, in rechter Art
«alt» zu werden. Dieser Selbsterkenntnis bedürfen heute die älteren
Menschen.
Man kann aber nur in rechter Art «alt» werden, wenn man den
Geist in der Seele zur Entfaltung kommen lässt. Geschieht dies,

so hat man in einem alt gewordenen Körper dasjenige, was mit diesem zusammenstimmt. Dann wird man der Jugend nicht nur das entgegenbringen können, was die Zeit an dem Körper entwickelt hat, sondern was das Ewige aus dem Geist heraus offenbart.

Wo ernstlich nach dem Geist-Erlebnis gesucht wird, da kann sich das Gebiet finden, auf dem die Jugend sich wieder mit den älteren Menschen zusammenfindet. Es ist eine inhaltlose Phrase, wenn gesagt wird: mit der Jugend muss man «jung» sein. Nein, man muss unter der Jugend als älterer Mensch in der rechten Art verstehen, «alt» zu sein.

Die Jugend kritisiert gerne das, was von älteren Menschen kommt. Das ist ihr gutes Recht. Denn sie muss dereinst das tragen, wozu es im Fortschritt der Menschheit die Alten noch nicht gebracht haben. Aber man ist kein rechter älterer Mensch, wenn man bloß mitkritisiert. Das lässt sich wohl die Jugend eine Zeitlang gefallen, weil sie sich nicht am Widerspruch zu ärgern braucht; aber zuletzt wird sie der «alten Jungen» überdrüssig, weil deren Stimme zu rauh ist, und das Kritisieren in jugendlichen Stimmen mehr Leben hat. Heute in 260a, 09.03.24, S. 147

Fortschritt und Evolution sind die Aufgaben der Jugend! Deshalb darf und kann sie niemals am Althergebrachten „hängen bleiben". Das müssen wir uns – nötigenfalls immer wieder – bewusst vor Augen führen und die jungen Menschen dabei unterstützen, sich von uns abzunabeln und von den traditionellen Vorbildern zu lösen, um die Zukunft, ihre Zukunft, neu zu gestalten. Steiner wandte sich auch selbst an die Jugend:

II. Was ich den jüngeren Mitgliedern in dieser Sache zu sagen habe
In dem Briefe, den das Komitee der Freien Anthroposophischen Gesellschaft auf meine Ankündigung einer Jugendsektion an die Mitglieder dieser Gesellschaft richtet, findet sich der Hinweis darauf, dass ich «die Angelegenheit» des «Jung-Seins für so wichtig» halte, «dass sie Gegenstand einer eigenen geisteswissenschaftlichen

Disziplin werden kann». Ich halte diese Angelegenheit wirklich für so wichtig. Wer die Schilderung meines Lebensganges in der Wochenschrift «Goetheanum» liest, wird begreifen, warum ich so denke. Als ich selber so jung war wie diejenigen, die in diesem Briefe sprechen, fühlte ich mich einsam mit der Seelenverfassung, die ich heute in weiten Kreisen der Jugend lebendig finde. Meine damaligen Jugendgenossen empfanden anders als ich. Das Zivilisationsleben, von dem in diesem Briefe gesagt wird, dass es die Jugend «durch keinen Beruf mehr zu einer Weltanschauung kommen» lasse, und dass die Jugend durch ihr «Streben nach einer Weltanschauung» zu «keinem Berufe mehr geführt werden» könne, war in jener Zeit im Aufstieg. Es wurde von der Jugend als Blüte der neuesten Stufe in der Menschheitsentwicklung empfunden. Man fühlte sich «befreit» von den Verstiegenheiten des Weltanschauungsstrebens und geborgen in der Aussicht auf Berufe, die aus den «sicheren» Grundfesten der «Wissenschaft» sich heraushoben.

Auch ich sah das «Blühen» dieser Zivilisation. Aber ich musste empfinden, dass aus dieser Blüte keine echte Menschheitsfrucht werde entstehen können. Meine Jugendgenossen empfanden das nicht. Sie waren in dem Erleben des «Blühens» mitgerissen. Sie entbehrten noch nicht die Frucht, weil sie ihre Begeisterung im Anblicke der unfruchtbaren Blüte verschwendeten.

Jetzt ist alles anders geworden. Die Blüte ist verwelkt. Statt der Frucht ist ein lebensfremdes Gebilde zum Vorschein gekommen, das im Menschen das Menschtum erfrieren lässt. Die Jugend empfindet die Kälte der weltanschauungslosen Zivilisation.

In meinen Jugendgenossen lebte eine Oberschicht des Bewusstseins. Die konnte sich freuen über die fruchtlose Blüte, weil sich ihre Fruchtlosigkeit noch nicht gezeigt hatte. Und die Blüte war «als Blüte» glänzend. Die Freude am Glanz deckte die tieferen Schichten des Bewusstseins zu; die Schichten, in denen unversiegbar im Menschen die Sehnsucht nach wahrem Menschtum lebt. An der verwelkten

Blüte kann die Jugend der Gegenwart keine Freude mehr haben. Die Oberschicht des Bewusstseins ist öde geworden, und die tieferen Schichten sind bloßgelegt; die Sehnsucht nach einer Weltanschauung ist in den Herzen offenbar, und sie droht, das seelische Leben zu verwunden.

Ich möchte der Jugend heute sagen: scheltet die «Alten» nicht zu stark, die mit mir vor vierzig Jahren jung waren. Gewiss, es gibt unter ihnen Oberflächlinge, die auch heute noch ihre Leerheit als Überlegenheit eitel zur Schau tragen. Aber es sind unter ihnen auch solche, die in Resignation ihr Schicksal tragen, das ihnen das lebendige Erfahren ihres wahren Menschtums versagt hat.

Dieses Schicksal stellte sie in die letzte Phase des «finstern» Zeitalters, durch die im Erleben der Materie das Grab des Geistes geschaufelt ward. Die Jugend aber ist an das Grab gestellt. Und das Grab ist leer. Der Geist stirbt nicht und kann nicht begraben werden. Heute in 260a, 16.03.24, S. 150f.

Wir Menschen von heute sehen uns vor eine gewaltige Herausforderung gestellt: Wir müssen zur Spiritualität finden, uns dazu bekennen, sie in die Familien, in die Freundeskreise hinein und dann in die Welt hinaustragen – nur so können wir die Macht des Materialismus brechen, Freiheit und Liebe für uns alle erlangen. Vom Gelingen dieser mission possible hängt kurz- und langfristig die Zukunft der Menschheit ab – und natürlich im Besonderen die der nachwachsenden Generationen! Mir selbst erscheint die GEIST-WISSENSCHAFT Rudolf Steiners als das geeignete Mittel, um diese bedeutende Aufgabe zu meistern, um dieses Ziel zu erreichen. Und ich hoffe sehr, dass es mir mit den ausgewählten Original-Textpassagen wie auch meinen eigenen Ausführungen gelungen ist, Ihnen, meinen Lesern, die Augen für den Wert der Erkenntnisse Rudolf Steiners zu öffnen, bei Ihnen, meinen Lesern, ein Bewusstsein für den Wert der Erkenntnisse Rudolf Steiners zu wecken.

24. KAPITEL

Die Evolution des Denkens und die Michaels-Kraft

> *„Es ist Michaels Aufgabe, den Menschen auf den Bahnen des Willens dahin wieder zu führen, woher er gekommen ist, da aber auf den Bahnen des Denkens von dem Erleben des Übersinnlichen zu dem Sinnlichen mit seinem Erdenbewusstsein heruntergestiegen ist."*
>
> **Rudolf Steiner** | 26, Leitspruch 105

In diesem letzten Kapitel möchte ich noch einmal jene Kraft ansprechen, die uns erst wirklich zu Menschen werden lässt: das Denken und seine Evolution. Biologie und Evolutionslehre machen – wenigstens bisher – keine Aussagen darüber, wie sich unser Denken entwickelt hat. Wie denn auch? Schließlich befassen sich beide nur mit der „äußeren Hülle", dem „Denkapparat", dem Gehirn. Und ebenso wenig wie der Schaltplan eines Radios Aufschluss gibt über seinen Erfinder oder seine technische Fortentwicklung, lässt sich aus dem menschlichen Gehirn etwas über die Geschichte des Denkens herauslesen!

Rudolf Steiner schildert anhand seiner geistigen Schau, wie das Denken aus höchsten Höhen herabgestiegen ist und zu unserem heutigen, in gewissem Umfang durchaus auch materialistischen Denken wurde. Denn so ganz daneben liegen die Materialisten gar nicht: Es gibt tatsächlich materialistische Gedanken! Nur ihre daraus resultierende Schlussfolgerung, es gäbe keinen Geist, ist völlig falsch. Um diesen Inhalt etwas anschaulicher zu vermitteln, kehre ich zu meinem vorigen Beispiel zurück: Früher einmal gab es nur das Radio, und das empfing sein Programm, etwa Musik, von einem oder mehreren ausstrahlenden Sendern. Das Radio stellte dabei gewissermaßen das materielle „Gehirn" dar, der jeweilige Sender den „Geist". Dann kam mit den Schallplatten ein erstes konservierendes Medium auf den Markt, und man konnte dieselbe Musik auch ohne den ausstrahlenden „Geist", den Sender, abspielen. Der Empfänger war schon materialistischer geworden, d. h. unabhängiger von der eigentlichen Quelle.

Als nächste „Entwicklungsstufe" boten Kassetten mit Magnetbändern die Möglichkeit, Musik u. a. nicht nur aufzuzeichnen, sondern darüber hinaus auch noch zu verändern. Dadurch wurde das „Gehirn" flexibler und „intelligenter". Noch eins drauf setzten die Computer und dann die Programme, mit deren Hilfe jedermann selbst Musik auf dem PC generieren kann. Nun war das „Gehirn", sprich der PC, so weit materialistisch geworden, dass es selber „denken" konnte. Doch daraus zu schließen, deswegen existierten keine Musiker oder Programmierer oder Computer-Besitzer, wäre genau der Fehlschluss, zu dem ein ausschließlich materialistisches Denken kommt!

Unser Denken hat eine der gerade beschriebenen vergleichbare Entwicklung durchlaufen: Aus rein geistigen Höhen (das sind die echten, lebendigen Musiker) ist es mutiert zum komplexen PC, der selbst „denken" kann, also das „Gehirn", den „Denk-Apparat" verkörpert. Diese spirituelle Evolution schildert Steiner neben vielem anderen in den sogenannten Michaelsbriefen. Darin erläutert er auch die Mission dieses besonderen Wesens, dem Sie bereits in Kap. 15 begegnen konnten, des Michael. Mit dem Jahr 1879 hat dieser die geistige Regentschaft über die Erde angetreten und als „Verwalter der kosmischen Intelligenz" (Steiner) zur Aufgabe, uns mit unserem Denken wieder hinauf zum Ausgangsort zurückzuführen, wie es im Zitat am Beginn dieses Kapitels anklingt.

Da dies das ganz große Mysterium unseres Mensch-Seins ist, habe ich den folgenden anspruchsvollen Text ausgewählt, worin Steiner auf die Situation des Menschen der Moderne zu sprechen kommt:

Heute empfindet der Mensch, dass Ideen in ihm durch die Tätigkeit seiner Seele ausgebildet werden. Er hat das Gefühl: Er ist der Ausbildner der Ideen, während nur die Wahrnehmungen von außen an ihn herandringen.

Dieses Gefühl hatte der Mensch nicht immer. Er empfand in älteren Zeiten den Inhalt der Ideen nicht als etwas Selbst-Gemachtes, sondern als etwas durch Eingebung aus der übersinnlichen Welt Erhaltenes.

Dieses Gefühl machte Stufen durch. Und die Stufen hingen davon ab, mit welchem Teil seines Wesens der Mensch das erlebte, was er heute seine Ideen nennt. Heute in dem Zeitalter der Entwicklung der Bewusstseinsseele gilt uneingeschränkt, was in den vorigen Leitsätzen steht: «Die Gedanken haben ihren eigentlichen Sitz im ätherischen Leib des Menschen. Aber da sind sie lebendig-wesenhafte Kräfte. Sie prägen sich dem physischen Leibe ein. Und als solche ,eingeprägte Gedanken' haben sie die schattenhafte Art, in der sie das gewöhnliche Bewusstsein kennt.

Man kann nun zurückgehen in Zeiten, in denen Gedanken unmittelbar im «Ich» erlebt wurden. Da aber waren sie nicht schattenhaft wie heute; sie waren nicht bloß lebend; sie waren beseelt und durchgeistigt. Das heißt aber: der Mensch dachte nicht Gedanken; sondern er erlebte die Wahrnehmung von konkreten geistigen Wesenheiten.

Man wird ein Bewusstsein, das so zu einer Welt von geistigen Wesenheiten aufsieht, überall in der Vorzeit der Völker finden. Was sich davon geschichtlich erhalten hat, bezeichnet man heute als mythenbildendes Bewusstsein und legt ihm keinen besonderen Wert bei für die Erfassung der wirklichen Welt. – Und doch steht der Mensch mit diesem Bewusstsein in seiner Welt, in der Welt seines Ursprunges darinnen, während er sich mit dem heutigen Bewusstsein aus dieser seiner Welt heraushebt.

Der Mensch ist Geist. Und seine Welt ist die der Geister. Eine nächste Stufe ist diejenige, wo das Gedankliche nicht mehr vom «Ich», sondern *von dem astralischen Leibe erlebt wird. Da geht die unmittelbare Geistigkeit für den seelischen Anblick verloren. Das Gedankliche erscheint als ein beseeltes Lebendiges.*

Auf der ersten Stufe, dem Erschauen des konkret geistig Wesenhaften, hat der Mensch gar nicht stark das Bedürfnis, das Erschaute an die Welt des Sinnlich-Wahrgenommenen heranzutragen. Die sinnlichen Welterscheinungen offenbaren sich zwar als die Taten des übersinnlich Erschauten; aber eine besondere Wissenschaft von dem auszubilden, was dem «geistigen Blick» unmittelbar anschaulich ist, liegt keine Nötigung vor. Außerdem ist, was als die Welt der Geistwesen erschaut wird, von solcher Fülle, dass darauf vor allem die Aufmerksamkeit ruht.

Anders wird dies bei der zweiten Bewusstseins-Etappe. Da verbergen sich die konkreten Geistwesen; ihr Abglanz, als beseeltes Leben, erscheint. Man beginnt das «Leben der Natur» an dieses «Leben der Seelen» heranzutragen. Man sucht in den Naturwesen und Naturvorgängen die wirksamen Geistwesen und deren Taten. In dem, was später als alchimistisches Suchen auftrat, ist geschichtlich der Niederschlag dieser Bewusstseins-Etappe zu sehen.

Wie der Mensch, indem er auf erster Bewusstseins-Etappe Geistwesen «dachte», ganz in seinem Wesen lebte, so steht er auf dieser zweiten sich und seinem Ursprung noch nahe.

Damit ist aber auf beiden Stufen ausgeschlossen, dass der Mensch im eigentlichen Sinne zu einem inneren eigenen Antrieb für sein Handeln komme. Geistiges, das von seiner Art ist, handelt in ihm. Was er zu tun scheint, ist Offenbarung von Vorgängen, die sich durch Geistwesen abspielen. Was der Mensch tut, ist die sinnlich-physische Erscheinung eines dahinter stehenden wirklichen göttlich-geistigen Geschehens.

Eine dritte Epoche der Bewusstseins-Entwicklung bringt die Gedanken, aber als lebendige, im ätherischen Leib zum Bewusstsein.

Als die griechische Zivilisation groß war, lebte sie in diesem Bewusstsein. Wenn der Grieche dachte, so bildete er sich nicht einen Gedanken, durch den er, als mit seinem eigenen Gebilde, die Welt ansah; sondern er fühlte in sich erregt Leben, das auch draußen in den Dingen und Vorgängen pulsierte.

Da erstand zum ersten Male die Sehnsucht nach Freiheit des eigenen Handelns. Noch nicht wirkliche Freiheit; aber die Sehnsucht darnach. Der Mensch, der das Regen der Natur in sich selber sich regend empfand, konnte die Sehnsucht ausbilden, die eigene Regsamkeit loszulösen von der als fremd wahrgenommenen Regsamkeit. Aber es wurde immerhin in der äußeren Regsamkeit noch das letzte Ergebnis der wirksamen Geist-Welt empfunden, die gleicher Art mit dem Menschen ist.

Erst als die Gedanken ihre Prägung im physischen Leibe annahmen und sich das Bewusstsein nur auf diese Prägung erstreckte, trat die Möglichkeit der Freiheit ein. Das ist der Zustand, der mit dem fünfzehnten nachchristlichen Jahrhundert gegeben ist. GA 26, S. 76ff

Damit sind wir – obwohl der Text selbst nun schon bald 100 Jahre alt ist und sich auf das 15. Jahrhundert bezieht – in der Gegenwart angekommen. Die Botschaft Steiners über dieses große, von ihm mit wenigen und sicher nicht leicht verständlichen Worten behandelte Mysterium lautet: Wir können unsere Freiheit dadurch erringen, dass wir in eine tote Gedankenwelt gelangt sind. Anders formuliert heißt das: Nur wenn die Gedanken keine eigene Lebenskraft mehr besitzen, weil sie zu reinen Spiegelbildern geworden sind, können wir sie beherrschen, und genau darin liegt unsere Freiheit. Stehen wir vor dem Spiegel, sehen wir uns darin. Doch unser Spiegelbild ist nicht lebendig, und deshalb kann es uns auch nicht zu irgendwelchen Handlungen zwingen. Die „Schatten" der Gedanken vermögen uns nicht zu beherrschen, nicht zu zwingen, weil sie in eben diesem Sinn „tot" sind. Früher war das anders, wie sich an den antiken Sagen der Griechen und anderer Völker ablesen lässt. Damals lagen die Götter den Menschen richtiggehend „in den Ohren" und die Menschen konnten nicht umhin, zu tun, wozu sie sich durch die Gedanken der Götter bestimmt sahen. Nach Steiner lässt sich das menschliche Denken in vier Stufen gliedern:

1. das Denken im Ich
2. das Denken im Astralkörper
3. das Denken im Ätherkörper
4. das Denken im physischen Körper

Je tiefer, desto freier, aber desto weniger lebendig. Und wie könnte man diese vier Ebenen veranschaulichen? Stellen Sie sich dazu Folgendes vor: Sie sitzen in einem großen Opernhaus, man spielt Mozarts „Zauberflöte". Sie hören und erleben die Künstler live und unmittelbar. Diese Situation entspricht ungefähr der ersten Ebene unseres Denkens. Seinerzeit im Paradies hatten wir die Götter sozusagen live. Nächste Stufe: Ein anderes Mal sehen Sie dieselbe Oper, jedoch als Live-Übertragung vor dem Opernhaus auf einer Riesenleinwand. Da erleben Sie die Künstler und den Schauplatz der Oper zwar zeitgleich, noch aus relativer Nähe, jedoch nicht mehr unmittelbar. Bei diesem Kunstgenuss handelt es sich bereits um ein erstes Bild der Aufführung, nicht mehr um das Original. 3. Stufe: Diesmal sitzen Sie Zuhause vor dem Fernseher und folgen dort einer Aufzeichnung der Opernübertragung von der Riesenleinwand. Der Schauplatz ist in Ihr Wohnzimmer verlegt und damit die Entfernung zwischen Ihnen und den Künstlern noch gewachsen. Jetzt haben Sie nur mehr Bilder von Bildern vor Augen. 4. Stufe: Sie kaufen sich eine DVD mit der Aufführung und schauen sich die Oper irgendwann und irgendwo einmal an. Auf diese Weise ist die Aufführung der Oper ein weiteres, großes Stück von der Wirklichkeit weggerückt, obwohl es immer noch dieselbe Aufführung ist. Ihre DVD können Sie nun überall hin mitnehmen und sie dort betrachten. Damit haben Sie eine große Freiheit und Unabhängigkeit gewonnen.

Das ist nur eine Analogie aus dem materiellen Leben mit den dafür typischen Schwächen, doch reicht sie vielleicht dazu aus, Ihnen eine

Ahnung dessen zu vermitteln, worum es Steiner hier zu tun war. Die Hauptsache ist: Nur in der Erfahrung der toten Gedanken liegt unsere Freiheit, so schmerzlich die Erfahrung dieser Trennung sein mag! Wir müssen da sozusagen durch, und deshalb haben auch unsere Seelen die Erfahrung des Materialismus zu durchlaufen. Einerseits ist der Materialismus also entwicklungs-notwendig, andererseits unser größtes Problem! Wenn wir Menschen darin steckenbleiben – und diese Gefahr besteht tatsächlich –, wird es kritisch für den Einzelnen und zugleich für die gesamte Menschheit. Folglich dürfen wir den Materialismus nicht verteufeln, müssen aber benennen, was er ist und woher er kommt. Dazu Steiner:

In der Welt-Entwicklung kommt es nicht darauf an, was für Bedeutung die Ideen der heutigen Naturanschauung zur Natur haben; denn diese Ideen haben ihre Formen nicht deshalb angenommen, um ein bestimmtes Bild der Natur zu liefern, sondern um den Menschen zu einer bestimmten Stufe seiner Entwicklung zu bringen.

Als die Gedanken den physischen Körper ergriffen, war aus ihrem unmittelbaren Inhalte Geist, Seele, Leben getilgt; und der abstrakte Schatten, der am physischen Leibe haftet, ist allein geblieben. Solche Gedanken können mir Physisch-Materielles zum Gegenstande ihrer Erkenntnis machen. Denn sie sind selbst nur wirklich an dem physisch-materiellen Leibe des Menschen.

Nicht deshalb ist der Materialismus entstanden, weil nur materielle Wesen und Vorgänge in der äußeren Natur wahrzunehmen sind; sondern weil der Mensch in seiner Entwicklung eine Etappe durchzumachen hatte, die ihn zu einem Bewusstsein führte, das zunächst nur materielle Offenbarungen zu schauen fähig ist. Die einseitige Ausgestaltung dieses menschlichen Entwicklungs-Bedürfnisses ergab die Naturanschauung der neueren Zeit. GA 26, S. 80

Hier folgt eine entscheidende Aussage, sie verweist – in Verbindung mit dem Zitat am Kapitelanfang – auf unsere Zukunft:

Michaels Sendung ist, in der Menschen Äther-Leiber die Kräfte zu bringen, durch die die Gedanken-Schatten wieder Leben gewinnen; dann werden sich den belebten Gedanken Seelen und Geister der übersinnlichen Welten neigen; es wird der befreite Mensch mit ihnen leben können, wie ehedem der Mensch mit ihnen lebte, der nur das physische Abbild ihres Wirkens war. 26, S. 80

Die FREIHEIT zu erringen, ist unsere Aufgabe und das Geschenk Gottes an uns Menschen. Und genau davon wollen uns die sogenannten „dunklen Mächte", die Wesenheiten des Luzifer, des Ahriman und der Asuras (s. Kap. 14) abhalten. Die Entwicklung dieser unserer Freiheit hat im 15. Jahrhundert mit dem Aufbruch der Bewusstseins-Seele und der Wissenschaft begonnen. Konkret bedeutet das: Alle unsere Gedanken und Handlungen sind Ergebnisse und Reflexe unseres eigenen Bewusstseins, das heißt, von uns mit Bewusstsein gedacht und ausgeführt – wir sind nicht länger fremdgesteuert. Natürlich stehen wir alle noch am Anfang dieses Weges in die vollkommene geistige Freiheit, doch war das Wort „Bewusstsein" in der Menschheit zu keiner Zeit so präsent wie heute.

Inzwischen sind wir an dem Punkt angelangt, wo uns das Denken (und damit unsere Freiheit) in die eigenen Hände gelegt, uns von Michael, dem kosmischen Verwalter der Intelligenz, überantwortet wird. Er kämpft mit seinem berühmten, aus kosmischem Eisen geschmiedeten Schwert für uns gegen die „Widersacher" aus dem Reich der Dunkelheit. Er wird uns auch eine neue Kraft zur Wiederbelebung unserer Gedanken bringen. Wir können ihm auf diesem Weg folgen, aber das ist unsere eigene, freie Entscheidung. Er zwingt uns nicht dazu. Ergreifen wir diese Kraft, die Kraft des Willens, die wir ins Denken einzubringen haben, werden wir mit unserem Denken wieder aufsteigen in die höchsten göttlichen Höhen, aus denen wir einst herabgestiegen sind. Das von unserem freien Willen durchdrungene Denken ist nach Steiner das michaelische Denken. Dadurch reichern wir unsere Gedanken über alle materiellen, sinnlichen Erfahrungen mit geistigen Bildern an – etwa so, wie ich unseren wahren Körper beschrieben habe, als eine Art „Magnetfeld", als etwas in Wahrheit Geistiges, das nur durch das Mineralische sichtbar wird. Wenn wir von jetzt an einen jeden Menschen, dem wir begegnen, mit unserem Bewusstsein und unserem Willen ansehen und das entsprechende Gefühl dazu entwickeln, nehmen wir diese Michaels-Kraft an und wachsen so in ein höheres Bewusstsein und zugleich in die Hellsichtigkeit hinein.

In diesem Buch habe ich die drei Stufen der höheren Wahrnehmung nur sehr kurz erwähnt (Kap. 13). Die 1. Stufe ist die Hellsichtigkeit der Imagination, gleichzeitig eine neue Form des Denkens, worin dieses wieder lebendig wird, ohne uns aber zu zwingen wie früher, denn jetzt begleitet uns das volle Ich-Bewusstsein. Wir erleben in diesem „Denken" u. a. die in Kap. 13 beschriebenen Bilder von den Jahreszeiten und erkennen das lebendige Weben des Geistes hinter den Kulissen der Materie. Diese 1. Stufe erreichen wir durch die bewusste Hinwendung zur Michaels-Kraft, einer Kraft des Willens. Indem wir unser Denken bewusst mit unserem eigenen Willen und dem Gefühl durchdringen, wird es wieder lebendig. Der Weg dorthin führt über die Meditation und die oben beschriebene Bewusstseins-Übung, sich bei jedem Menschen hinter dessen körper-gewordenem Ausdruck das Göttliche vorzustellen.

Wir haben die FREIHEIT nicht, wir müssen sie uns erst erringen. Wir haben die LIEBE nicht, wir müssen sie uns erst erringen. Wir haben die UNSTERBLICHKEIT nicht, wir müssen sie uns erst erringen.

So stellt sich unser kosmischer Werdegang dar – hier natürlich nur in Kurzform beschrieben. Von nun an streben wir wieder aufwärts zum Geist, jetzt jedoch mit wachem Bewusstsein und im Vollbesitz unserer geistigen Freiheit. Und jeder von uns kann selbst entscheiden, ob er sich seine Freiheit erobern will, er muss seine Entscheidung allerdings auch verantworten. Wir können die Freiheit möglicherweise auch verlieren, an eben jene dunklen Mächte. Unsere Widersacher manifestieren sich auf Erden durch die Teilhaber an den Machtstrukturen, des Großkapitals, Mitglieder der Geheimorganisationen und die schwarzmagisch arbeitenden Gruppen, sie alle kämpfen heftig um unsere Seelen. Doch stehen sämtliche Vorgänge an der Oberfläche nur als äußere Zeichen für die Vorgänge im geistigen Hintergrund. „Alles Vergängliche ist nur ein Gleichnis" heißt es in Goethes Faust II.

Niemand muss das alles glauben! Auch und schon gar nicht, weil es von Rudolf Steiner kommt. Doch Ihre Seele weiß um die Wahrheit, und durch ehrliche, intensive Prüfung werden Sie die Wahrheit für sich finden. Zum Abschluss möchte ich Ihnen eine ganz konkrete Möglichkeit an die Hand geben, durch die Michaels-Kraft der Macht Ahrimans Herr zu werden: Steiners „Dreigliederung", die er der Welt im Jahr 1919 übergeben hat. Sie ist der Schlüssel zum tieferen Verständnis! Vielen erscheint sie deshalb so genial, weil sie ein grundlegendes Lösungsmuster unserer politischen Probleme darstellt, denn erst auf der Basis dieser Dreigliederung lässt sich unsere Gesellschaft als ein sozialer Organismus begreifen. Deshalb enthält sie auch alles, was wir vom Menschen kennen: Geist, Körper, Seele, Denken, Fühlen, Wollen. In einer Gesellschaft bilden sich diese Kräfte in folgenden Formen aus:
-> Geistesleben (Bildung, Kultur)
-> Rechtsleben (Politik)
-> Wirtschaftsleben (Wirtschaft).

Diesen sind die bekannten drei Werte der französischen Revolution zugeordnet:
-> Geistesleben: FREIHEIT
-> Rechtsleben: GLEICHHEIT
-> Wirtschaftsleben: BRÜDERLICHKEIT (SOLIDARITÄT).

Ausschließlich dann, wenn diese Werte richtig zugeordnet sind, ist der Organismus, die Gesellschaft gesund! Betrachten Sie einmal den Kommunismus. Was hat er gemacht? Er hat die GLEICHHEIT in die Wirtschaft eingeführt! Die Auswirkung? Der Niedergang der Gesellschaft.

Was erkennen und erleben wir heute mit der Globalisierung? Was hat der reine Kapitalismus gemacht? Er hat die FREIHEIT in die Wirtschaft eingebracht! Die Auswirkung? Der Tod der Menschlichkeit und der Zusammenbruch aller sozialen Strukturen!

An diesen letztendlich einfachen Erkenntnissen lässt sich ablesen, wo der Schlüssel für alle politischen und sozialen Probleme liegt: Nur der Geist kann frei sein. Heute aber dirigieren Staat und Wirtschaft unser gesamtes Bildungswesen. Darin besteht das zentrale Problem unserer Welt – und in der extremen Liberalisierung der Wirtschaft. Solange wir daran nicht grundlegend etwas ändern, kann und wird es keine Lösungen für unsere globalen Probleme geben.

Die Gesellschaft in ihrer Eigenschaft als sozialer Organismus lässt sich tatsächlich in so groben Zügen und auf das Wesentliche reduziert darstellen, eine umfassende Würdigung des Themas bedürfte allerdings doch einer eigenen, nur darauf konzentrierten Abhandlung. Ich wollte Ihnen damit lediglich vor Augen führen, dass wirklich tiefgreifende positive Ansätze vorhanden sind, um unsere Welt aus der „Talsohle" zu retten und zu heilen. Dazu bedarf es nur einer ausreichenden Menge Menschen, die das verstehen (Denken) und dann in die Tat umsetzen (Handeln). Das wäre die große Michaels-Tat der Menschheit für das 21. Jahrhundert.

Die politisch-gesellschaftliche Lösung besteht darin (s. GA 23, 24 und 340), dass diese drei, Kulturleben, Rechtsleben und Wirtschaftsleben, als wirklich eigenständige Glieder realisiert werden. Das bedeutet: Als erstes müssen wir unser gesamtes Bildungswesen von politischen und wirtschaftlichen Interessen befreien, indem wir die Bildungsinhalte vollständig in die Hände der Pädagogen legen, d. h. es hat kein Kultusminister mehr darüber zu bestimmen und damit auch (direkt oder indirekt) kein Wirtschaftsboss. Der Vater der humanistischen Bildung, Wilhelm von Humboldt, hat das bereits in seinem berühmten Aufsatz von 1791/92: „Idee zu einem Versuch, die Grenzen der Wirksamkeit des Staates zu bestimmen" treffend formuliert, mit seinem Hinweis, der Mensch werde durch die Staatsbildung (Staatsschulen) nicht zum Menschen herangebildet, sondern zum Bürger! „Ganz und gar hört es auf, heilsam zu sein, wenn der Mensch dem Bürger geopfert wird", steht da zu lesen.

Steiner argumentiert ähnlich: Nur in einem freien Bildungswesen könne es die Freiheit des Geistes geben und Menschen, die auch freie Bürger seien. Auch Steiner spricht von Heilung, der „Heilung des sozialen Organismus".

Die sich durch diesen ersten Schritt ergebenden Entflechtungen zwischen Geistesleben und den beiden anderen Gliedern hätten bereits einen beträchtlichen Heilungseffekt. Die weitere Entkoppelung betrifft Politik und Wirtschaft, von denen wir heute wissen, wie eng sie miteinander „verzahnt" sind. Auch sie müssen unbedingt getrennt werden, natürlich eine enorme Herausforderung, der wir aber nicht länger ausweichen dürfen. Das zeigt die gesellschaftliche Realität unserer Tage mehr als deutlich. Dabei muss die Wirtschaft sich auch zu einer neuen Diktion der Brüderlichkeit oder Solidarität durchringen, das heißt, die Wirtschaft kann und darf nicht mehr

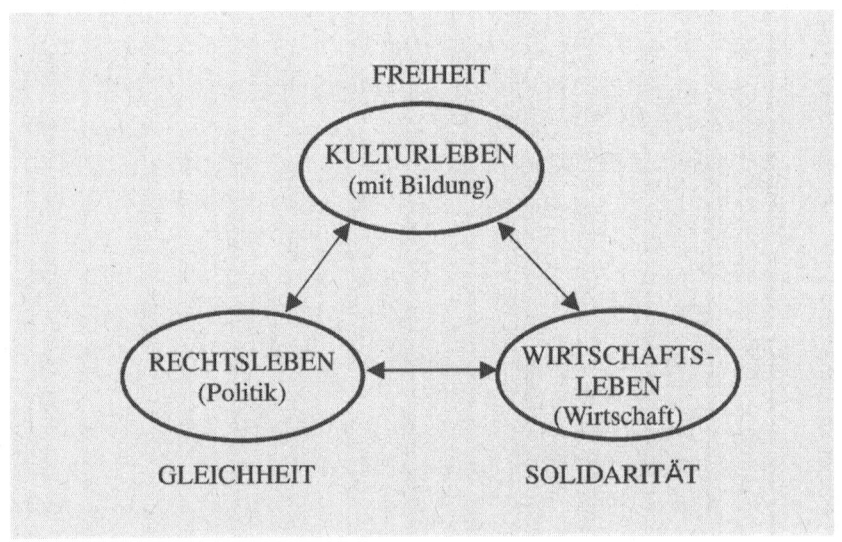

Abb. 9: Die Lösung unserer Weltprobleme durch die Dreigliederung

an der Bereicherung des Einzelnen orientiert sein, vielmehr hat sie sich ihrer eigentlichen Aufgabe bewusst zu werden, die darin besteht, alle Menschen mit den notwendigen materiellen Gütern zu versorgen und dabei jedem Einzelnen durch eine sozial gerechte Verteilung der Einkommen ein Leben in Würde zu ermöglichen. (Die Idee eines „Grundeinkommens" geht in Teilen in diese Richtung). Das hat nichts mit dem Modell des Kommunismus zu tun, denn dieser basiert auf der Gleichheit in der Wirtschaft. Doch die geistigen Fähigkeiten der Menschen können niemals gleich sein – und das reale Einkommen somit ebenfalls nicht. Gleichheit kann es nur vor dem Gesetz geben, d. h. sie kann nur im Rechtsleben gelten. Und auch der Kapitalismus ist zum Scheitern verurteilt, solange er die Freiheit der Wirtschaft predigt und realisiert. Die Wirtschaft darf nicht frei sein, denn sonst wuchert sie in alle Richtungen – wie man längst schon beobachten kann.

Das war in aller Kürze das politische Rahmenprogramm aus dem Verständnis der GEIST-WISSENSCHAFT, nach ihren/unseren Erkenntnissen der einzige Heilungsweg für die soziale Not und die katastrophalen Entwicklungen unserer Welt. Mit dem Instrumentarium der GEIST-WISSENSCHAFT werden wir in der Zukunft die Wunder unserer Erde neu entdecken und wieder einen lebendigen, seelenhaften Bezug zu „Mutter Natur" und „Vater Kosmos" bekommen.

25. KAPITEL

Ein paar persönliche Gedanken zum Schluss

> „Es ist schwieriger, ein Vorurteil zu spalten als ein Atom."
> **Albert Einstein**

Liebe Leser, zum Abschluss möchte ich gerne noch einige ganz persönliche Worte an Sie richten. In meinem Buch habe ich versucht, Sie – wenigstens gedanklich – in die Realität der geistigen Welt hineinzuführen. Ich betone ausdrücklich Realität, denn der moderne Materialismus betrachtet die geistige Welt als eine Illusion und will sie auch so betrachtet haben, weil er nur die materielle Welt als Realität gelten lassen kann. Interessanterweise sahen die Weisen des alten Indien es genau umgekehrt: Ihnen galt die materielle Welt als Illusion, als Maya, und die geistige als Realität. Die moderne Quantenphysik ist heute immerhin so weit, die materielle Welt ebenso als Illusion zu sehen, ohne aber in der Konsequenz bereits eine geistige anzuerkennen. Für mich persönlich steht eines außer Frage: Die geistige Welt ist eine Realität, ja sogar die einzige Realität, denn auch die Materie ist nichts anderes als Geist. Mit meinem Buch habe ich den Versuch unternommen, Rudolf Steiners – wie ich meine – einzigartige, auf seiner seherischen Schau und den daraus abgeleiteten Erkenntnissen beruhende Kompetenz für die geistige Welt aufzuzeigen. Der mit diesen komplexen Themen verbundenen Schwierigkeiten bin ich mir durchaus bewusst, die angesprochenen Inhalte entziehen sich nur allzu oft dem raschen Verständis und sind ausgesprochen „schwer verdaulich"! Meine Leser haben sich plötzlich mit angeblich real existierenden Geistwesen konfrontiert gesehen, mit Luzifer und Ahriman, in der christlich-katholischen Tradition auch als Satan bekannt... Und meine Behauptung, diese Kräfte wirkten in uns allen, ist natürlich ebenfalls starker Tobak. Doch was wäre, ... wenn das die Wirklichkeit wäre???

Vielleicht haben Sie sich auch gefragt, ob ein Herr Steiner und der Autor Axel Burkart Sie wieder ins Mittelalter mit seinem Aberglauben zurückversetzen wollen, obwohl wir beides doch dank der Aufklärung längst hinter uns gelassen haben (sollten)?! Doch da kann ich Sie beruhigen: Gerade die GEIST-WISSENSCHAFT, die ANTHROPOSOPHIE, die SPIRITUELLE WISSENSCHAFT zielen darauf ab, dass wir Menschen nicht wieder in irgendeinen Aberglauben oder blinden religiösen Eifer verfallen, sondern uns die geistige Welt mit unbestechlicher, klarer Logik und wissenschaftlichem Denken erobern. Wir sollen auch endlich aus dem Materialismus herausfinden, einer gerade aus wissenschaftlicher Sicht als wirklicher Aberglaube zu bezeichnenden Anschauungsweise. Das sage ich aus innerster Überzeugung und als Absolvent einer Technischen Hochschule, als diplomierter Mathematiker und Informatiker.

Und ich bin mir der Tatsache vollkommen bewusst, dass die Konfrontation mit den Erkenntnissen der GEIST-WISSENSCHAFT eine echte Herausforderung für uns alle darstellt! Auch bin ich mir sehr wohl darüber klar, was ich meinen Lesern zumute, insbesondere solchen, die nicht als Anthroposophen oder schon länger mit Spiritualität beschäftigte Menschen an die von mir ausgewählten Steiner-Texte und meine eigenen Ausführungen herangehen. Doch muss und will ich das tun, es ist mir ein echtes Anliegen, vom Herzen wie auch vom Verstand her, denn ich sehe die dringende Notwendigkeit eines tiefgreifenden gesellschaftlichen Wandels, einer Umbesinnung auf wirkliche Werte, wenn Sie so wollen, einer „neuen Ethik", für uns alle und unsere Kinder. Ihnen und uns selbst schulden wir die aufrichtige Suche nach Wahrheit – sicher kein einfaches Unterfangen, wie Albert Einstein es in seinem Zitat so brillant auf den Punkt bringt.

Ich selbst bin felsenfest davon überzeugt und sehe diese Überzeugung durch meine Lebens- und Alltags-Erfahrung bestätigt, dass unsere ganze Gesellschaft um den „unbequemen" Gelehrten und Mahner Rudolf Steiner nicht herumkommen wird. Weshalb sollte sie auch, wo doch sein Werk zahllose für jeden von uns nutzbringende Erkenntnisse und Erläuterungen birgt! Natürlich bin ich ganz unverhohlen ein bekennender „Steinerianer" – mit aller Bewunderung und Verehrung für diesen großen Mann, die dazu gehört – jedoch nicht ohne die von ihm selbst immer wieder auf Neue eingeforderte eigene geistige Freiheit, nicht ohne kritische Distanz, nicht ohne seine Texte und meine Interpretationen immer aufs Neue zu hinterfragen. Ziel meiner Bestrebungen ist, mit meinen Arbeiten und Seminaren über Rudolf Steiner Bauteile zur Brücke zwischen der akademischen Welt von heute und der GEIST-WISSENSCHAFT einerseits, wie auch zwischen Gesellschaft und Politik in ihrer starken materiellen Ausrichtung und der spirituellen Welt andererseits, zu liefern. In unserer Welt mit ihren schon in den kleinen Zusammenhängen wachsenden Spannungen und den sich durch die Globalisierung offenbarenden Konflikten sind wir Menschen aufgerufen, uns gegen unsere eigenen Ängste und gegen Beschwichtigungsversuche irgendwelcher Lobbyisten zu erheben, Herz und Verstand zu aktivieren, um FREIHEIT, LIEBE und unser wahres GÖTTLICH FUNDIERTES MENSCH-SEIN zu erringen – könnte dieses Buch ein wenig zu einer solchen (Bewusstseins-)Veränderung beitragen, wäre sein Sinn erfüllt und niemand glücklicher darüber als ich.

Literaturverzeichnis

Bücher des Autors:

1) *Axel Burkart, Das Große Rudolf Steiner Buch, Hugendubel Verlag, München 2003*
2) *Axel Burkart, Hauptsache Liebe, Wu Wei Verlag, Schondorf 2007*
3) *Axel Burkart, Jungbrunnen Ayurveda, Verlagsgruppe Lübbe, Bergisch-Gladbach 2001*

Bücher Rudolf Steiners:
(Wenn nicht anders angegeben, aus der Gesamtausgabe (GA) des Rudolf Steiner Verlages)

4) *GA 114, Das Lukas-Evangelium, Verlag der Rudolf Steiner Nachlassverwaltung, Dornach 1968*
5) *Die Geheimnisse der biblischen Schöpfungsgeschichte, Philosophisch-Anthroposophischer Verlag, Dornach 1932 (heute GA 122)*
6) *GA 13, Die Geheimwissenschaft im Umriss*
7) *GA 9, Theosophie*
8) *GA 10, Wie erlangt man Erkenntnisse der höheren Welten?*
9) *GA 2, Grundlinien einer Erkenntnistheorie der Goetheschen Weltanschauung, 1999*
10) *GA 3, Wahrheit und Wissenschaft, 1989*
11) *GA 4, Die Philosophie der Freiheit, 1985*
12) *GA 222, Die Impulsierung des weltgeschichtlichen Geschehens durch geistige Mächte, Verlag der Rudolf Steiner Nachlassverwaltung, Dornach 1966*

13) GA 176, *Menschliche und menschheitliche Entwicklungswahrheiten*, Verlag der Rudolf Steiner Nachlassverwaltung, Dornach 1964

14) GA 28, *Mein Lebensgang*, 1983

15) GA 110, *Geistige Hierarchien und ihre Widerspiegelung in der physischen Welt*, Verlag der Rudolf Steiner Nachlassverwaltung, Dornach 1960

16) GA 348, *Über Gesundheit und Krankheit – Grundlagen einer geisteswissenschaftlichen Sinneslehre*, 2003

17) *Die Sendung Michaels, die Offenbarung der eigentlichen Geheimnisse des Menschenwesens*, Phil. Anthroposophischer Verlag, Dornach 1934, heute: GA 194, 1997

18) GA, 116, 1982

19) GA 11, *Aus der Akasha-Chronik*, 1979

20) GA 52, *Spirituelle Seelenlehre und Weltbetrachtung*, Verlag der Rudolf Steiner Nachlassverwaltung, Dornach 1972

21) GA 107, *Geisteswissenschaftliche Menschenkunde*, Rudolf Steiner Verlag, Dornach 1973

22) GA 223, 229, *Der Jahreskreislauf als Atmungsvorgang der Erde*, Verlag der Rudolf Steiner Nachlassverwaltung, Dornach 1966

23) GA 26, *Anthroposophische Leitsätze*, 1998

24) *Der Sturz der Geister der Finsternis*, GA 177, Verlag der Rudolf Steiner Nachlassverwaltung, 1966

25) GA 191, *Soziales Verständnis aus geisteswissenschaftlicher Erkenntnis*

26) GA 193, *Der innere Aspekt des sozialen Rätsels*, 1989

27) GA 198, *Heilfaktoren für den sozialen Organismus*, Verlag der Rudolf Steiner Nachlassverwaltung, Dornach 1969

28) GA 260, *Die Weihnachtstagung*, Verlag der Rudolf Steiner Nachlassverwaltung, Dornach 1963

29) GA 260a, *Die Konstitution der Allgemeinen Anthroposophischen Gesellschaft*, Verlag der Rudolf Steiner Nachlassverwaltung, Dornach 1966

30) *Nachrichten, Was in der Anthroposophischen Gesellschaft vorgeht*, 1. Jahrgang 1924

Sekundärliteratur zu Rudolf Steiner und der Anthroposophie:

31) Marie Steiner, Gesammelte Schriften I, Verlag der Rudolf Steiner Nachlassverwaltung, Dornach 1967

32) Bondarev, Genrikh, Die Weihnachtstagung in geänderter Zeitlage, Freie Philosophische Assoziation, Basel 2005

33) Bondarev, Genrikh, Die Philosophie der Freiheit von Rudolf Steiner, Freie Philosophische Assoziation, Basel 2004

34) Archiati, Pietro, Aus meinem Leben, Archiati Verlag, Münche, 2003

35) Rudolf Steiner, Ahriman kommt, Archiati Verlag, München 2004

36) Bosse, Dankmar, Die gemeinsame Evolution von Erde und Mensch, Verlag Freies Geistesleben, Stuttgart 2002

37) Ramm, Hartmut, Der Sonne dunkle Flecken, Verlag am Goetheanum, Dornach 1998

38) McLean, Penny, Das Geheimnis der Schicksalsrhythmen. Wie 7-Jahres-Schritte unser Leben bestimmen, Droemersche Verlagsanstalt, München 2007

Weiterführende Literatur:

39) Singh, Simon, Fermats Letzter Satz, dtv/Klett-Cotta, München 2000

40) Koch, Dieter u. Rindgen, Bernhard, Lilith und Priapus, Verlag der Häretischen Blätter, Frankfurt 2000

41) Blumrich, J. F., Kasskara und die sieben Welten, Droemersche Verlagsanstalt, München, München 1985

42) Keller, Werner, Und die Bibel hat doch recht, Econ Verlag, Düsseldorf 1989

43) Scherer, Siegfried, Evolution – Ein kritisches Lehrbuch, Weyel Lehrmittel Verlag, Gießen 2006

44) Die Welt, in der wir leben, Droemersche Verlagsanstalt, München 1957

45) Gelb, Michael J., Das Leonardo-Prinzip, Ullstein Verlag, Berlin 2004

46) Hapgood, Charles H., Maps of the Ancient Sea Kings, Adventures Unlimited Press, Kempton 1996

47) Zander, Helmut, Anthroposophie in Deutschland, Vandenhoeck &
    Ruprecht, Göttingen 2007
48) Die launische Sonne, Nigel Calder, Böttiger Verlag, Wiesbaden, 1997
49) Calder, Nigel, Die launische Sonne, Böttiger Verlag, Wiesbaden
    1997
50) Lazarev, S. N., Karma-Diagnostik, Karma-Verlag, Berlin 2006
51) Olfers, Sibylle von, Etwas von den Wurzelkindern, 1906, RP Esslinger
    Verlag, Esslingen